Vorwort

Liebe Leserin, lieber Leser,

das vorliegende Buch behandelt den Bereich Leistungsabrechnung.

Es gibt einen Überblick über die Grundzüge der vertragsärztlichen und privatärztlichen Abrechnung mit den unterschiedlichen gesetzlichen, privaten und sonstigen Kostenträgern, indem abrechnungsrelevante Zusammenhänge und Begrifflichkeiten verständnisförderlich dargestellt werden. Hierbei findet auch die Einführung in die Gebührenordnungen (EBM, GOÄ, UV-GOÄ) Berücksichtigung.

Ein weiterer Schwerpunkt ist die Darstellung der Abrechnungsmodalitäten für verschiedene Leistungen nach den Gebührenordnungen anhand von Beispielen. Dieses Buch kann den Gebrauch der aktuellen amtlichen Gebührenordnungen nicht ersetzen, doch unterstützt die Bezugnahme auf die betreffenden Gebührenziffern das Verständnis ihrer Inhalte und den „kompetenten" Umgang mit den Gebührenordnungen.

In gleicher Weise werden die in der Praxis gängigen vertragsärztlichen und weiteren Formulare vorgestellt und ihre Verwendung erläutert, was den Überblick über die Grundzüge der Leistungsabrechnung abrundet.

Verbesserungsvorschläge und Anregungen senden Sie bitte an:

service@cornelsen.de

Hinweis: Im Buch werden überwiegend geschlechtsneutrale Pluralformen verwendet. Finden Sie im Text eine geschlechtsspezifische Form (z. B. die Medizinische Fachangestellte), so ist auch das andere Geschlecht gemeint.

Zum Inhalt des Buches

Lernfelder für den Ausbildungsberuf Medizinische Fachangestellte und Inhaltsverzeichnis des Buchs

Die markierten Lernfelder enthalten die für die Leistungsabrechnung relevanten Inhalte und geben die Gliederung dieses Bandes wieder. Die genauen Inhaltsangaben finden Sie jeweils vor dem entsprechenden Lernfeld.

Hinweise zu den Lernfeldern

»Lernen in Lernfeldern ist immer exemplarisch angelegt. Lernprozesse sollen initiiert, begleitet und abgeschlossen werden. Die dabei erworbenen Kompetenzen, auch Methoden- und Lernkompetenz, bilden die Basis für Transferleistungen.«

Rahmenlehrplan für den Ausbildungsberuf Medizinische Fachangestellte

Entsprechend dieser Forderung des Rahmenlehrplans werden in den einzelnen Lernfeldern an Beispielen für die Leistungsabrechnung relevante Grundlagen vorgestellt. Die Abrechnung bei gesetzlich Versicherten (EBM) und die Abrechnung bei Privatpatienten (GOÄ) werden ebenfalls anhand zahlreicher Beispiele erläutert.

LF 1

Im Beruf und Gesundheitswesen orientieren

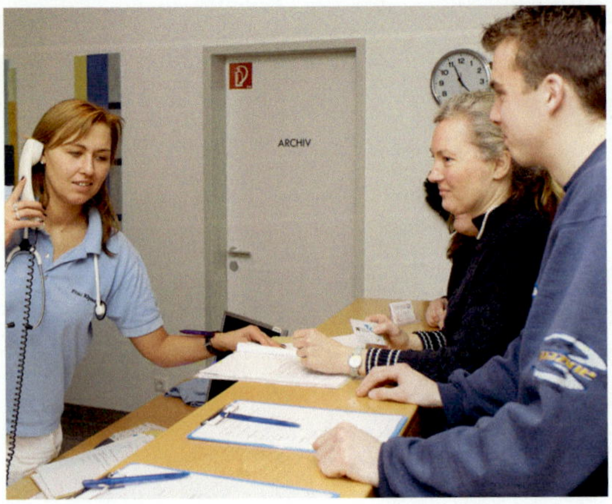

Die neue Auszubildende Serap Pala darf heute der MFA Stella Miller im Empfang über die Schulter schauen. Sie ist ganz verwirrt: Geben nicht alle Patienten beim Betreten der Praxis ihre Versichertenkarte zum Einlesen ab? Gerade musste ein anderer Patient etwas für seine Behandlung bezahlen. Stella Miller erklärt ihr, dass die gesetzliche Krankenversicherung zum System der gesetzlichen Sozialversicherungen gehört. Die Versichertenkarte, die Serap meint, weist dabei die Mitgliedschaft von Patienten zu einer bestimmten gesetzlichen Krankenkasse nach. Außerdem muss diese Karte in das Computersystem der Praxis eingelesen werden, damit die ärztlichen Leistungen später korrekt abgerechnet werden können. Das ist ganz schön kompliziert, denkt sich Serap. Und was versteht man überhaupt unter dem „System der gesetzlichen Sozialversicherungen"?

1 Das System der gesetzlichen Sozialversicherungen

1.1 Grundlagen

Das Gesundheitswesen in Deutschland, also die gesundheitliche Versorgung der Bevölkerung, ist eingebunden in ein System von inzwischen fünf Sozialversicherungen. Man nennt sie **„Die fünf Zweige der Sozialversicherung"**:

- die gesetzliche Krankenversicherung (seit dem Jahr 1883)
- die gesetzliche Unfallversicherung (seit dem Jahr 1884)
- die gesetzliche Rentenversicherung (seit dem Jahr 1889)
- die Arbeitslosenversicherung (seit dem Jahr 1927)
- die gesetzliche Pflegeversicherung (seit dem Jahr 1995)

Alle zu Grunde liegenden Sozialgesetze finden sich heute in den **Sozialgesetzbüchern (SGB)**. Den Sozialversicherungen sind wichtige Kennzeichen gemeinsam:

- **Versicherungspflicht:** Für die meisten Menschen in Deutschland besteht eine Versicherungspflicht in den Sozialversicherungen.
- **Beiträge:** Arbeitnehmer und Arbeitgeber bringen die Beiträge gemeinsam auf. Außerdem erhalten die Sozialversicherungen zusätzlich staatliche Zuschüsse. Ausnahme: Die Beiträge zur gesetzlichen Unfallversicherung trägt allein der Arbeitgeber.
- **Rechtsanspruch:** Durch ihre Mitgliedschaft in den Sozialversicherungen haben die Versicherten einen Rechtsanspruch auf die Versicherungsleistungen.

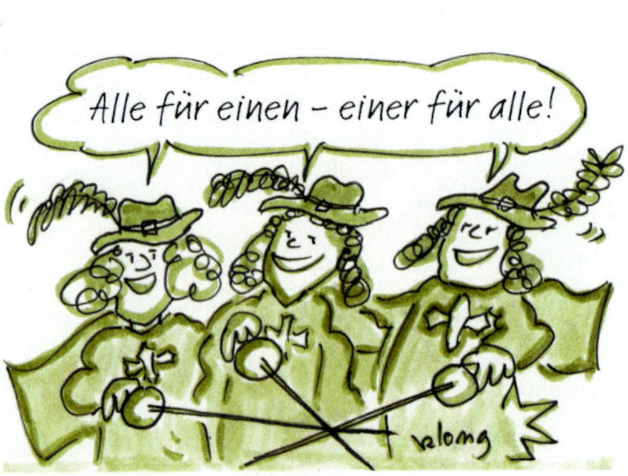

Die deutschen Sozialversicherungen beruhen alle auf dem Prinzip der Solidarität. Dieses **Solidaritätsprinzip** bedeutet, dass der Umfang des Leistungsanspruchs in der Regel nicht von der Höhe der geleisteten Beiträge oder dem individuellen Krankheitsrisiko abhängt, sondern von dem Bedarf des Versicherten. Charakteristisch ist hier der Grundsatz: „Einer für alle, alle für einen." Es findet also ein Ausgleich zwischen sozial schwächeren Versicherten und sozial stärkeren Versicherten statt. Da der Versicherungsbetrag aus einem festen Prozentsatz des beitragspflichtigen Einkommens berechnet wird, zahlen besser verdienende Angestellte zwar entsprechend ihrem Einkommen höhere Beiträge als z. B. Rentner und Auszubildende, erhalten aber die gleichen Leistungen wie die finanziell Schwächeren.

BEISPIEL

Die Angestellte Susanne Günther erhält ein monatliches Bruttogehalt von 2380,00 €. Ihr Krankenkassenbeitrag beträgt 15,5 %, wovon sie 8,2 % selbst trägt und somit 195,16 € von ihrem Gehalt abgezogen werden. Dagegen erhält der Auszubildende Mark Böhm 640,00 € Ausbildungsvergütung, von der ihm nur 52,48 € Krankenkassenbeitrag abgezogen werden. Beide haben jedoch Anspruch auf die gleichen ärztlichen Leistungen.

Da sie an die Sozialgesetze gebunden sind, sind die **Träger der Sozialversicherungen**, d. h. die Organisationen, die die Versicherungen verwalten, **öffentlich-rechtliche Körperschaften**. Sie stehen also unter Staatsaufsicht. Private Versicherungen sind dagegen hiervon unabhängig.
Für die Abrechnung von ärztlichen Leistung ist insbesondere die Zusammenarbeit der Ärzte mit den **Trägern der Krankenversicherung**, nämlich die Primär- und die Ersatzkassen, und den **Trägern der Unfallversicherung**, die Berufsgenossenschaften und die Unfallversicherungsträger der öffentlichen Hand, wichtig.

1.2 Gesetzliche Krankenversicherung als Teil der Sozialversicherung

1.2.1 Aufgaben der gesetzlichen Krankenversicherung (GKV)

Die wichtigen gesetzlichen Grundlagen der gesetzlichen Krankenversicherung finden sich im Fünften Buch Sozialgesetzbuch (SGB V). Daneben sind einzelne Rechtsgrundlagen über die Reichsversicherungsordnung (RVO) geregelt.
Der § 1 des SGB V legt dar, welche Aufgaben der Krankenversicherung zukommen:

§

§ 1 Solidarität und Eigenverantwortung
Die Krankenversicherung als Solidargemeinschaft hat die Aufgabe, die Gesundheit der Versicherten zu erhalten, wiederherzustellen oder ihren Gesundheitszustand zu bessern. Die Versicherten sind für ihre Gesundheit mitverantwortlich; sie sollen durch eine gesundheitsbewusste Lebensführung, durch frühzeitige Beteiligung an gesundheitlichen Vorsorgemaßnahmen sowie durch aktive Mitwirkung an Krankenbehandlung und Rehabilitation dazu beitragen, den Eintritt von Krankheit und Behinderung zu vermeiden oder ihre Folgen zu überwinden. Die Krankenkassen haben den Versicherten dabei durch Aufklärung, Beratung und Leistungen zu helfen und auf gesunde Lebensverhältnisse hinzuwirken. (§ 1 SGB V)

Das Sozialgesetz macht hier den solidarischen Charakter der Versicherung deutlich: Der Gesetzgeber nennt die Aufgaben der gesetzlichen Krankenversicherung – **Erhalt**, **Wiederherstellung** und **Verbesserung des Gesundheitszustands** durch Aufklärung, Beratung und Gesundheitsleistungen –, stellt aber gleichzeitig die Eigenverantwortung jedes Einzelnen zum Erhalt der eigenen Gesundheit in den Vordergrund.

1.2.2 Leistungen der gesetzlichen Krankenversicherung

Alle Versicherten haben grundsätzlich Anspruch auf Pflichtleistungen der gesetzlichen Krankenversicherung: auf **Leistungen zur Verhütung, Früherkennung und Behandlung von Krankheiten**.

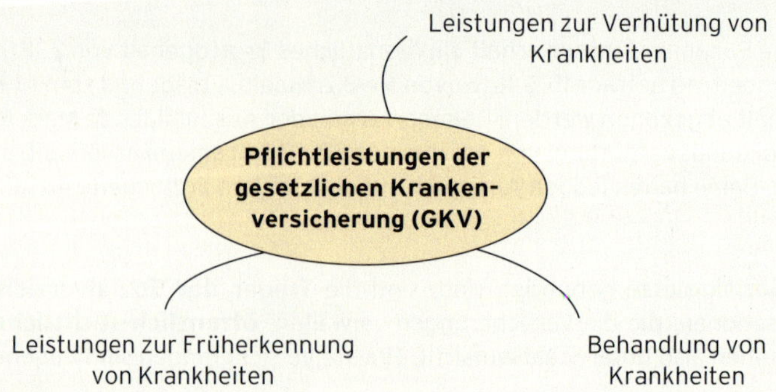

BEISPIEL

Familie Klein erhält in dieser Woche Leistungen aus der gesetzlichen Krankenversicherung: Die 6 Jahre alte Charlotte erhält beim Kinderarzt die erste Auffrischimpfung für Diphtherie, Tetanus und Pertussis (Leistung zur Verhütung von Krankheiten), ihre Mutter Sabine, 35 Jahre alt, nimmt die Möglichkeit zur Hautkrebsfrüherkennungsuntersuchung wahr (Leistung zur Früherkennung von Krankheiten) und ihr Vater Michael lässt sich von seinem Hausarzt wegen seiner Angina behandeln (Behandlung von Krankheiten).

Tetanus Wundstarrkrampf

Pertussis Keuchhusten

Angina Halsentzündung

Nach § 2 und § 12 des SGB V müssen diese Leistungen zweckmäßig und ausreichend sein, dürfen aber nicht mehr als (zur Heilung) notwendig erbracht werden **(Wirtschaftlichkeitsgebot)**. Hiervon ausgenommen sind Leistungen, die der Eigenverantwortung des Versicherten zugerechnet werden.
Vom Wirtschaftlichkeitsgebot z. T. nicht betroffen sind die Leistungen für Behinderte und chronisch Kranke (§ 2a SGB V).

MERKE

Wirtschaftlichkeitsgebot: Die Leistungen sind zweckmäßig und ausreichend, dürfen aber das Maß des Notwendigen nicht übersteigen.

In der Regel erhalten die Versicherten die Leistungen als Sachleistungen (z. B. Verordnung von Arzneimitteln) und Dienstleistungen (z. B. ärztliche Behandlungen). Durch dieses **Sachleistungsprinzip** muss der Versicherte die Behandlung durch den Arzt nicht durch Vorkasse bezahlen, sofern die genannten Grundsätze eingehalten sind. Beim **Kostenerstattungsprinzip** beteiligen sich im Gegensatz dazu die Krankenkassen an den Krankheitskosten, wie z. B. beim Zahnersatz, die zunächst aber vom Patienten selbst bezahlt werden müssen.
Neben den Sach- und Dienstleistungen erhalten die Versicherten in wenigen Fällen auch **Geldleistungen**. Dies betrifft das Mutterschaftsgeld und das Krankengeld.

Mutterschaftsgeld → LF 2, S. 35

Krankengeld → LF 2, S. 33

MERKE

Sachleistungsprinzip: Bereitstellung von Leistungen durch die gesetzliche Krankenkasse in Form von Dienstleistungen und Sachleistungen
Kostenerstattungsprinzip: Zahlung des ärztlichen Honorars durch den Patienten und Erstattung des erstattungsfähigen Anteils durch die Krankenkasse

Der § 11 SGB V gibt einen Überblick über die Leistungsarten der gesetzlichen Krankenversicherung, deren Inhalte in den folgenden Abschnitten des SGB V genauer aufgezählt werden.

Gesetzliche Leistungen der Krankenversicherung	
Leistungen zur Verhütung von Krankheiten	Aufklärung der Bevölkerung, Zusammenarbeit mit den Berufsgenossenschaften, Gruppenprophylaxe bei Zahnerkrankungen (Kindergärten und Schulen), Individualprophylaxe und Früherkennungsuntersuchungen bei Zahnerkrankungen, Kuren (unter Kostenbeteiligung der Versicherten)
Leistungen zur Früherkennung von Krankheiten	Vorsorgeuntersuchungen für Kinder bis zur Vollendung des sechsten Lebensjahres sowie nach Vollendung des zehnten Lebensjahres und für Jugendliche im Alter von 13 bis 14 Jahren, Krebsfrüherkennung bei Frauen ab dem vollendeten 20. und bei Männern ab dem vollendeten 35. Lebensjahr
Leistungen bei Krankheit	Ärztliche Behandlung einschließlich Psychotherapie, zahnärztliche Behandlung, Versorgung mit Zahnersatz einschließlich Zahnkronen und Suprakonstruktionen, Versorgung mit Arznei-, Verband-, Heil- und Hilfsmitteln, häusliche Krankenpflege und Haushaltshilfe, Krankenhausbehandlung, Leistungen zur medizinischen Rehabilitation und ergänzende Leistungen, Krankengeld
Sonstige Leistungen	Betreuung während der Schwangerschaft, Entbindungskosten, Mutterschaftshilfe und Mutterschaftsgeld, Mitversicherung von Familienangehörigen, Fahrtkosten

1.3 Grundlagen der gesetzlichen Unfallversicherung

1.3.1 Aufgaben der gesetzlichen Unfallversicherung

Die wichtigen gesetzlichen Grundlagen der gesetzlichen Unfallversicherung finden sich im Siebten Buch Sozialgesetzbuch (SGB VII). Aufgaben der gesetzlichen Unfallversicherung sind nach § 1 die **Prävention, Rehabilitation** und **Entschädigung**. Es sollen

- Arbeitsunfälle und Berufskrankheiten sowie durch die Arbeit verursachte Gesundheitsgefahren verhütet werden und
- die Gesundheit und Leistungsfähigkeit der Versicherten wiederhergestellt oder die Hinterbliebenen durch Geldleistungen entschädigt werden.

Die | Unfallversicherung regelt also die Versorgung nach | Arbeitsunfällen, | Wegeunfällen und | Berufskrankheiten. Hiervon zu unterscheiden sind Unfälle, die bei privaten Aktivitäten entstanden sind; für die Behandlung nach privaten Unfällen ist die private Unfallversicherung des Patienten zuständig.

Sonstige Kostenträger: Unfallversicherungsträger
→ LF 2, S. 49

Arbeitsunfall
→ LF 2, S. 49

Wegeunfall
→ LF 2, S. 49

Berufskrankheiten
→ LF 2, S. 50

1.3.2 Leistungen der gesetzlichen Unfallversicherung

Das dritte Kapitel des SGB VII gibt einen Überblick über die Leistungen nach Eintritt eines Versicherungsfalls. Hierzu gehören z. B. folgende Maßnahmen und Leistungen:

Gesetzliche Leistungen der Unfallversicherung	
Sach- und Dienstleistungen	
Ambulante und stationäre Heilbehandlung	Ärztliche und zahnärztliche Behandlung in ambulanten Praxen oder Krankenhäusern
Heil- und Hilfsmittel	Heilmittel sind ärztlich verordnete Dienstleistungen, die dem Heilzweck dienen oder einen Heilerfolg sichern; Hilfsmittel sind ärztlich verordneten Sachen, die den Erfolg der Heilbehandlung sichern oder die Folgen von Gesundheitsschäden mildern oder ausgleichen.
Häusliche Krankenpflege	Häusliche Krankenpflege kann verordnet werden, wenn Krankenhausbehandlung geboten, aber nicht ausführbar ist oder wenn sie durch die häusliche Krankenpflege vermieden wird.
Leistungen zur Teilhabe am Arbeitsleben	Es werden Hilfen zur Wiedereingliederung in das Arbeitsleben, z. B. durch Umschulung, gegeben.

Geldleistungen	
Verletztengeld	Das Verletztengeld stellt für die Zeit der Arbeitsunfähigkeit die Lohnfortzahlung sicher.
Verletztenrente	Ist die Erwerbsfähigkeit des Versicherten um wenigstens 20 Prozent gemindert, hat er Anspruch auf Verletztenrente.
Pflegegeld	Bei Hilfebedürftigkeit im Ablauf des täglichen Lebens wird Pflegegeld gezahlt, eine Pflegekraft gestellt oder Heimpflege gewährt.
Übergangsgeld	Das Übergangsgeld wird z. B. während der Umschulungsmaßnahmen gezahlt.
Hinterbliebenenrente	Stirbt der Versicherte an den Unfallfolgen, erhalten Witwen, Witwer und Waisen eine Hinterbliebenenrente.
Sterbegeld	Das Sterbegeld wird als Zuschuss zu den Beisetzungskosten gezahlt.

2 Grundlagen der vertragsärztlichen Versorgung

Mit der Einführung einer allgemeinen Krankenversicherungspflicht 1883 wandelte sich auch das System der gesundheitlichen Versorgung: Zuvor bestand eine unmittelbare Beziehung zwischen Arzt und Patient, in der der Arzt eine ärztliche Leistung erbrachte und der Patient das mit dem Arzt ausgehandelte Honorar direkt bezahlte. Eine vergleichbare Beziehung besteht noch heute zwischen dem Arzt und dem Privatpatienten.

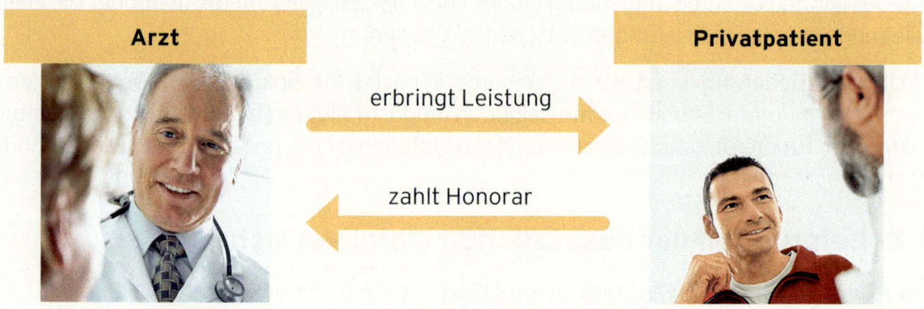

Mit der Krankenversicherungspflicht wurden gesetzliche **Krankenkassen** eingeführt, die das Honorar für ärztliche Behandlungen ihrer Krankenversicherten festlegten.

Demgegenüber ist heute die ärztliche Behandlung innerhalb der gesetzlichen Krankenversicherung eingebunden in ein **System der vertragsärztlichen Versorgung**.
Neben die gesetzliche Krankenkasse, die den Behandlungsanspruch des Patienten gewährt und das Behandlungshonorar an den Arzt zahlt, trat 1933 die **Kassenärztliche Vereinigung (KV)**.
Die Kassenärztliche Vereinigung ist eine Interessensorganisation der Ärzte, die als Körperschaft öffentlichen Rechts den gleichen Status und die gleichen Privilegien wie die gesetzlichen Krankenkassen besitzt. Über die KV rechnen die Ärzte die Behandlungskosten für gesetzlich Versicherte ab.

Die Kassenärztliche Vereinigung **gewährleistet** gegenüber den Krankenkassen unter Beachtung der gesetzlichen Vorgaben und Verträge die ordnungsgemäße Erbringung der ärztlichen Leistungen. Außerdem übernimmt sie die Verteilung der Honorare: Alle Beiträge, die die Krankenkassen für ihre Versicherten zahlen, gehen zuerst als **Gesamtvergütung** an die KV. Diese verteilt das Geld dann an ihre Mitglieder, die niedergelassenen Ärzte und Psychotherapeuten.
Alle Ärzte, die gesetzlich Krankenversicherte (also „Kassenpatienten") behandeln wollen, benötigen hierfür die Zulassung als Vertragsarzt durch die KV, in deren Zuständigkeitsbereich sie tätig sind.

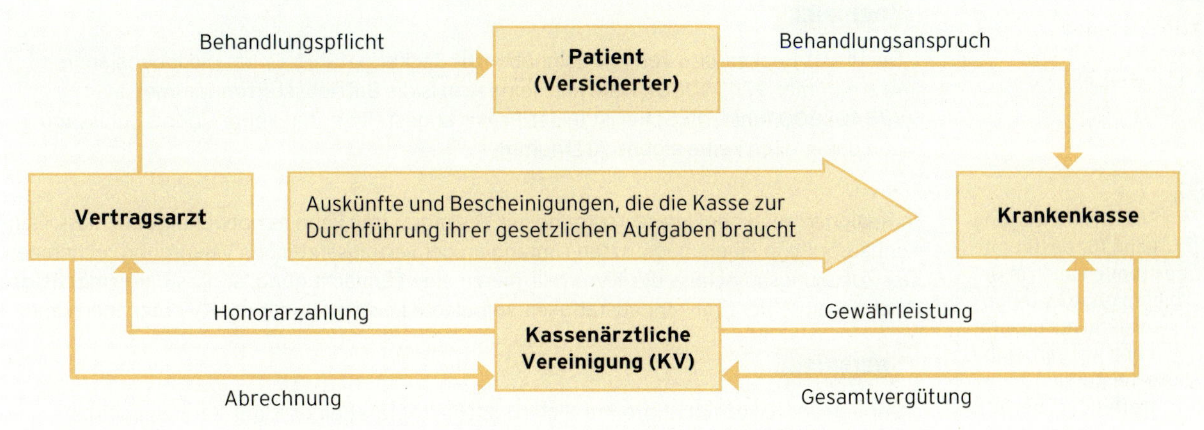

2.1 Der Vertragsarzt

Innerhalb des Gesundheitswesens in Deutschland wird die ambulante Versorgung in der Regel von **niedergelassenen Ärzten** geleistet: Hierbei handelt es sich um freiberuflich tätige Ärzte, die sich nach ihrer ärztlichen Ausbildung und Erteilung der ❙ Approbation in einer Praxis niederlassen. Der Arzt darf nun privatärztlich tätig sein: Er ist **Privatarzt**, und behandelt nur Privatpatienten und rechnet seine Leistungen direkt mit diesen ab.

Approbation
staatliche Erlaubnis, den Beruf als Arzt auszuüben

Für die Abrechnung von Leistungen bei gesetzlich Krankenversicherten ist die **Zulassung** als **Vertragsarzt** notwendig. Als Vertragsarzt darf der Arzt dann an der vertragsärztlichen Versorgung teilnehmen und die Behandlungskosten über die Kassenärztliche Vereinigung (KV) abrechnen. Er ist hierdurch Pflichtmitglied der zuständigen KV.
Über die Zulassung entscheidet der Zulassungsausschuss der jeweiligen KV. Die Zulassung ist an verschiedene Voraussetzungen gebunden:

- nach Approbation erfolgreiche Weiterbildung: Berechtigung zum Führen einer Facharztbezeichnung
- Eintrag in das Arztregister (eine Computerdatei der KV)
- eigene Praxis in einem offenen Planungsbereich der Bedarfsplanung (regionaler Bereich ohne Zulassungsbeschränkung für eine bestimmte Facharztgruppe)
- polizeiliches Führungszeugnis
- Antrag an den Zulassungsausschuss der KV

2.1.1 Rahmen der Berufsausübung

Die Praxis des nun zugelassenen Vertragsarztes bezeichnet man nach der Zulassung als **Vertragsarztsitz** oder auch als **Betriebsstätte**.
Jeder Vertragsarzt erhält wie jeder angestellte Arzt eine **lebenslange Arztnummer (LANR)**, ebenso wie auch seine Betriebsstätte eine **Betriebsstättennummer (BSNR)** erhält. Existiert noch eine Nebenbetriebsstätte, z. B. wenn seine Praxis eine Filiale in einem Nachbarort hat, so erhält auch diese eine eigene **Nebenbetriebsstättennummer (NBSNR)**. Alle diese Nummern sind neunstellig und werden immer im Personalienfeld von vertragsärztlichen Formularen eingetragen. Auch im **Vertragsarztstempel** des Arztes ist die lebenslange Arztnummer anzugeben.

Neben dem Vertragsarzt können in den Vertragsarztpraxen auch Ärzte als **angestellte Ärzte** arbeiten. Diese müssen keine eigene Zulassung besitzen.

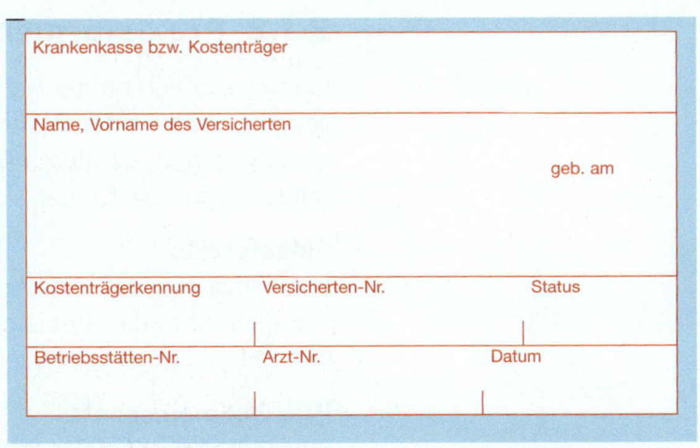
Krankenkasse bzw. Kostenträger
Name, Vorname des Versicherten
geb. am
Kostenträgerkennung | Versicherten-Nr. | Status
Betriebsstätten-Nr. | Arzt-Nr. | Datum

Abb. 1 In das Personalienfeld von vertragsärztlichen Formularen werden auch die lebenslange Arztnummer und die Betriebsstättennummer eingetragen.

BEISPIEL

Die Praxis Becker wird von Praxisinhaber Dr. Becker geführt. Er hat die lebenslange Arztnummer 974940801, während seine Praxis die Betriebsstättennummer 728402800 führt. Dr. Schel ist in der Praxis angestellt; er hat keine eigene Zulassung und daher auch keine eigene Arztnummer.

Eine **Ermächtigung** kann für bestimmte Leistungen auch in Gebieten ohne Unterversorgung ausgesprochen werden, wenn diese Leistungen im betreffenden Bereich nicht ausreichend erbracht werden.

In Regionen mit einer Unterversorgung mit Vertragsärzten kann es notwendig sein, dass Krankenhausärzte in einem begrenzten Umfang an der vertragsärztlichen Versorgung teilnehmen. Der Zulassungsausschuss der KV erteilt hierzu eine Ermächtigung, sodass der **ermächtigte Arzt** neben seiner Krankenhaustätigkeit ambulante Leistungen mit der KV abrechnen kann.

BEISPIEL

Der von der KV ermächtigte unfallchirugische Chefarzt einer Klinik kann mit seinen Assistenzärzten in seiner Poliklinik ambulant die Wunden gesetzlich Krankenversicherter behandeln und dies mit der KV abrechnen.

Eine weitere Ausnahme in der vertragsärztlichen Versorgung stellen die **Belegärzte** dar: Dies sind Vertragsärzte, die sowohl in der eigenen Praxis ambulant tätig sind als auch stationär-belegärztliche Behandlungen im Krankenhaus durchführen. Beide Leistungsarten rechnen sie über die KV ab.

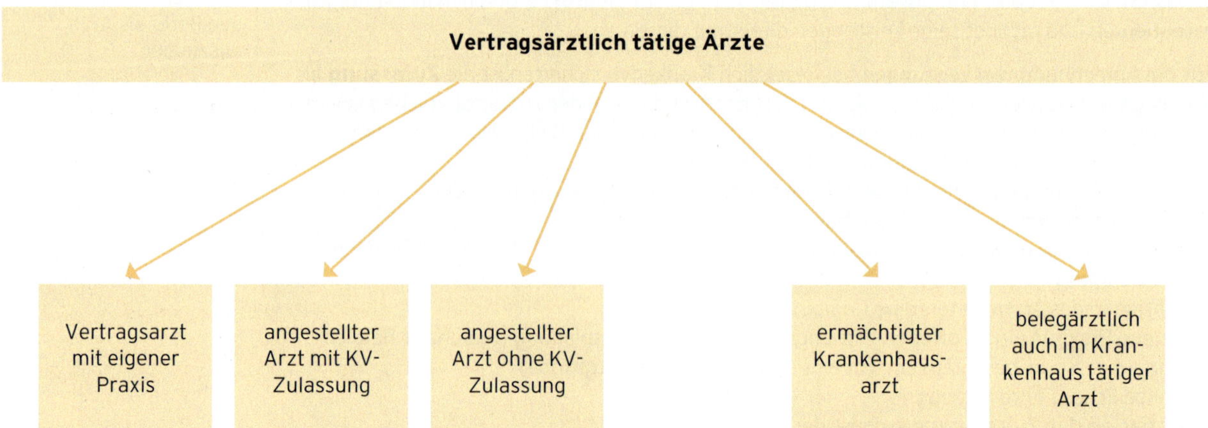
Vertragsärztlich tätige Ärzte
Vertragsarzt mit eigener Praxis
angestellter Arzt mit KV-Zulassung
angestellter Arzt ohne KV-Zulassung
ermächtigter Krankenhausarzt
belegärztlich auch im Krankenhaus tätiger Arzt

2.1.2 Praxisformen

Ein freiberuflich tätiger Arzt kann seine Praxis allein und eigenständig führen. Aus wirtschaftlichen Gründen oder Gründen der Optimierung der Patientenversorgung kann es aber auch günstig sein, mit anderen Ärzten gemeinsam zu arbeiten. Ein Vertragsarzt kann daher in verschiedenen Praxisformen tätig sein.

Einzelpraxis

Eine Einzelpraxis ist eine Arztpraxis, die nur von einem einzelnen Vertragsarzt betrieben wird, der allein über das medizinische Angebot der Praxis, ihre Ausstattung und ihre Organisation entscheidet. Er rechnet allein mit der KV ab und trägt finanzielle Risiken allein.

Praxisgemeinschaft

Bei einer Praxisgemeinschaft haben sich die teilnehmenden Ärzte zusammengeschlossen, um die Praxisräume, die Apparate und das Personal gemeinsam zu nutzen. Sie teilen also die Fixkosten der Praxis, rechnen aber unabhängig voneinander mit der KV ab. Sie führen daher jeweils eine eigene Patientenkartei.

Ist die Kooperation auf die gemeinsame Nutzung von technischen Einrichtungen begrenzt, nennt man dies Apparategemeinschaft. Laborgemeinschaften sind Gemeinschaften, in denen Ärzte aus wirtschaftlichen Gründen ein gemeinsames Labor betreiben. Das Labor rechnet direkt mit der KV ab.

Berufsausübungsgemeinschaft (bis 2006: Gemeinschaftspraxis)
Zwei oder mehr Ärzte können sich auch zur gemeinsamen Berufsausübung zusammenschließen. Sie stellen neben der gemeinsamen Nutzung der Praxisräume nicht nur eine organisatorische, sondern auch eine wirtschaftliche Gemeinschaft dar. Diese Ärzte haben deshalb eine gemeinsame Kartei und rechnen nur gemeinsam mit der KV ab. Die KV muss diese Praxisform über den Zulassungsausschuss genehmigen. Es ist auch möglich, dass die Berufsausübungsgemeinschaft zusätzlich Zweigpraxen (Nebenbetriebsstätten) betreibt. Ist der wirtschaftliche und organisatorische Zusammenschluss nur auf einen Teil der medizinischen Leistungen bezogen, spricht man von Teilberufsausübungsgemeinschaft.

Medizinisches Versorgungszentrum
Das medizinische Versorgungszentrum ist eine fachübergreifende, ärztlich geleitete Einrichtung mit mindestens zwei Ärzten unterschiedlicher Fachrichtungen sowie ggf. Psychologen, Physiotherapeuten, Krankenhäuser und Apotheker. Es darf nur von bereits tätigen Leistungserbringern gegründet werden. Hier können in das Arztregister eingetragene Ärzte als Angestellte oder Vertragsärzte tätig sein. Das MVZ hat einen gemeinsamen Praxissitz, ggf. mit Zweigstellen, und muss von der KV genehmigt werden. Daher rechnet das MVZ für alle dort tätigen Ärzte unter einer gemeinsamen Abrechnungsnummer ab.

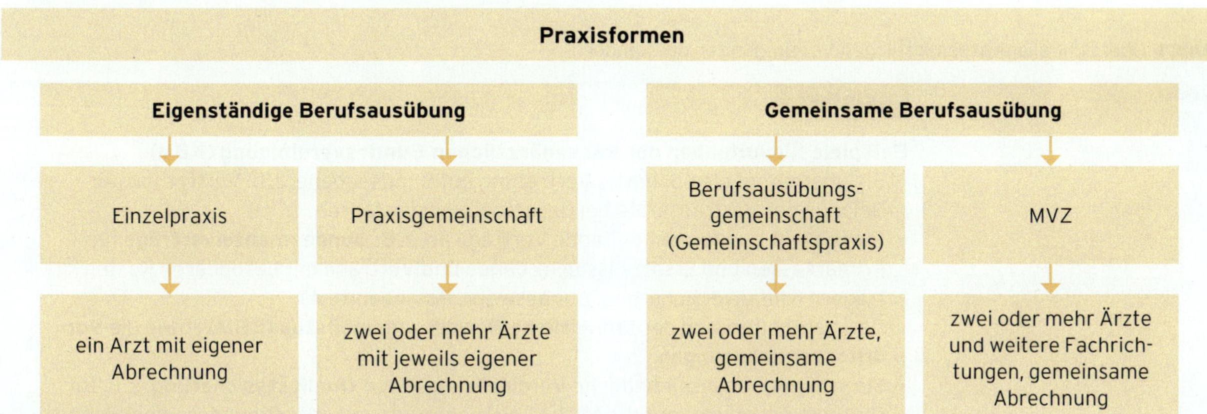

2.2 Kassenärztliche Vereinigung und Ärztekammer

2.2.1 Kassenärztliche Vereinigung

Die Rechtsgrundlage für die **Kassenärztlichen Vereinigungen (KV)** findet sich im § 77 des Sozialgesetzbuchs V. Hier ist festgelegt, dass die Vertragsärzte zur Erfüllung der vertragsärztlichen Versorgung für den Bereich jedes Bundeslandes eine Kassenärztliche Vereinigung bilden (Ausnahme Nordrhein-Westfalen: Hier bestehen die KV Nordrhein und die KV Westfalen-Lippe).
Alle für diesen Bereich zugelassenen Vertragsärzte, Vertragspsychotherapeuten, ermächtigten Krankenhausärzte und angestellten Ärzte in medizinischen Versorgungszentren gelten jeweils als ordentliche Mitglieder des betreffenden KV-Bereichs.
Alle Kassenärztlichen Vereinigungen auf Landesebene bilden die **Kassenärztliche Bundesvereinigung (KBV)**, ihren Dachverband.
Innerhalb der Länder untergliedern sich die Kassenärztlichen Vereinigungen in Bezirks-, Verwaltungs- und Abrechnungsstellen. Sie arbeiten weisungsgebunden; das bedeutet, dass sie z. B. Vereinbarungen gegenüber Ärzten und Krankenkassen umsetzen müssen.
Sowohl die Kassenärztlichen Vereinigungen als auch die Kassenärztliche Bundesvereinigung sind Körperschaften öffentlichen Rechts.

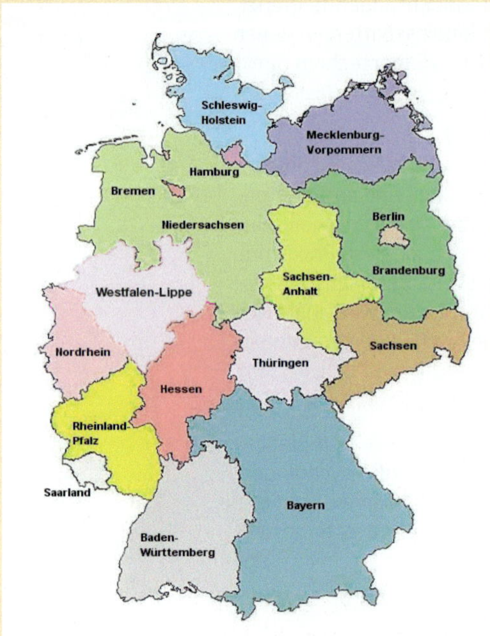

Kassenärztliche Bundesvereinigung (KBV)

↓

untergliedert sich in

↓

17 Kassenärztliche Vereinigungen auf Landesebene

↓

untergliedern sich in

↓

Bezirks-, Verwaltungs- und Abrechnungsstellen

Abb. 1 Übersicht aller Kassenärztlichen Vereinigungen der Länder

BEISPIEL

Beispiele für Aufgaben der Kassenärztlichen Bundesvereinigung (KBV)

- Sie übernimmt die politische Vertretung auf Bundesebene, z. B. Vertretung der Belange der Vertragsärzte bei Gesetzgebungsverfahren.
- Sie schließt bundesweit geltende Verträge ab, z. B. **Bundesmantelverträge** für Primärkassen und Ersatzkassenverbände und Verträge mit besonderen Kostenträgern (Unfallversicherung, Bundeswehr, Postbeamte A).
  Darin enthalten sind der **Einheitliche Bewertungsmaßstab (EBM)** sowie die **Vordruckvereinbarungen**.
- Sie schließt bundeseinheitliche Vereinbarungen zur **Qualitätssicherung**, z. B. für röntgen- und nuklearmedizinische Leistungen, ab und erlässt bundeseinheitliche Richtlinien über Verfahren der Qualitätssicherung, z. B. die Organisation von Qualitätszirkeln.
- Sie wirkt mit im **Gemeinsamen Bundesausschuss (G-BA)** der Ärzte und Krankenkassen, z. B. bei der Bewertung von Nutzen, Notwendigkeit und Wirtschaftlichkeit medizinischer Leistungen.
- Sie führt das Bundesarztregister und speichert sämtliche Arztregistereinträge aller KVen.

MERKE

Eine wichtige Aufgabe der KBV ist die Entsendung von Mitgliedern in den **Gemeinsamen Bundesausschuss (G-BA)** der Ärzte und Krankenkassen. Der G-BA ist das zentrale Entscheidungsgremium der gemeinsamen Selbstverwaltung von Ärzten, Zahnärzten, Psychotherapeuten, Krankenhäusern und Krankenkassen in Deutschland.
Ausgehend von den gesetzlichen Vorgaben zur medizinischen Notwendigkeit und Wirtschaftlichkeit aus dem SGB V legt der Ausschuss fest, welche Leistungen der medizinischen Versorgung von der gesetzlichen Krankenversicherung übernommen werden. Die von ihm entwickelten Richtlinien werden dem Bundesministerium für Gesundheit zur Prüfung vorgelegt und sind im Gesundheitswesen für alle Beteiligten bindend.

Aufgaben der Kassenärztlichen Vereinigungen

- **Sicherstellungsauftrag:** Die KVen sind zur Sicherstellung der vertragsärztlichen Versorgung der Bevölkerung verpflichtet.
  - Die KV sorgt für ein ausreichendes ambulant-ärztliches Behandlungsangebot. Dazu werden **Bedarfsplanungen** durchgeführt, die feststellen, ob in einem regionalen Bereich eine Über- oder Unterversorgung mit niedergelassenen Vertragsärzten besteht, und entsprechend die Zulassung von Vertragsärzten gesteuert.
  - Die KV beschließt die **Zulassung** oder Ermächtigung von Ärzten und führt das **Arztregister**.
  - Ebenso sorgt die KV für einen ausreichenden **Notfalldienst** in sprechstundenfreien Zeiten.

- **Gewährleistungsauftrag:** Die KVen sorgen für die ordnungsgemäße Durchführung der vertragsärztlichen Tätigkeit.
  - **Kontrolle über die Beachtung der gesetzlichen und vertraglichen Regelungen:** Die KV kontrolliert die Abrechnung des Vertragsarztes auf Plausibilität (Passt die abgerechnete Leistung zur gestellten Diagnose?).
  - **Wirtschaftlichkeitsprüfung:** Die KV kontrolliert die Abrechnung des Vertragsarztes auf Wirtschaftlichkeit (Z. B. ist die abgerechnete Leistung die kostengünstigste Maßnahme? Wird sie überdurchschnittlich häufig erbracht?).
  - **Genehmigung besonderer Tätigkeiten:** Die KV erteilt bei entsprechendem Qualifikationsnachweis die Erlaubnis, bestimmte Tätigkeiten, wie die Erbringung von Röntgenleistungen oder Ultraschalluntersuchungen, durchzuführen und diese abzurechnen.

- **Interessensvertretung:** Die KVen wahren die Interessen der Vertragsärzte gegenüber den Krankenkassen.
  - **Vertretung gegenüber Krankenkassen:** Es sollen Interessensgegensätze zwischen Krankenkassen, KV und niedergelassenen Ärzten ausgeglichen werden.
  - **Berufspolitische Vertretung:** Die KV setzt sich z. B. für die Wahrung der Freiberuflichkeit und der freien Arztwahl ein.
  - **Weiterentwicklung des Systems der sozialen Sicherung:** Die KV trägt dazu bei, dass die gesetzlichen Krankenkassen erhalten und finanzierbar bleiben.
  - **Weiterentwicklung der vertragsärztlichen Versorgung:** Die KV initiiert z. B. die Erprobung von Versorgungsmodellen und die Verbesserung der Gebührenordnungsstruktur.
  - **Wirtschaftliche Existenzsicherung:** Die KV sorgt z. B. für die Sicherung eines angemessenen Arzthonorars.
  - **Beratung und Information der Ärzte:** Die KV berät z. B. bei Fragen der Wirtschaftlichkeitsprüfung und informiert durch Veröffentlichungen im Deutschen Ärzteblatt.

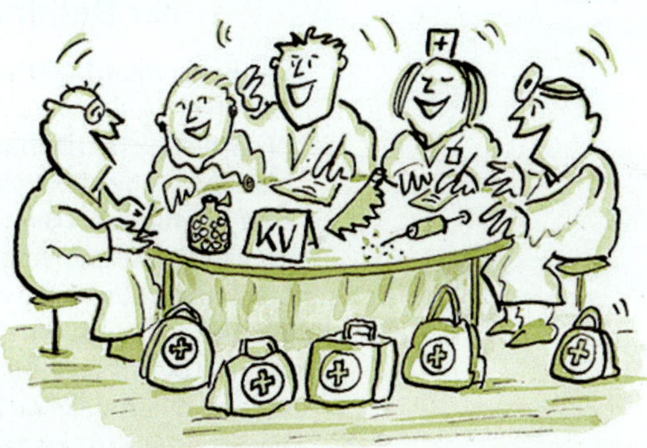

2.2.2 Ärztekammer

Neben die Kassenärztliche Vereinigung als ärztliche Organisation tritt die Ärztekammer. Jeder Arzt ist mit seiner Approbation Pflichtmitglied der Landesärztekammer seines Bundeslands. Es gibt 17 Landesärztekammern, die Körperschaften öffentlichen Rechts sind. Sie sind in der Bundesärztekammer zusammengeschlossen, die selbst jedoch kein rechtsfähiger Verein ist und als Arbeitsgemeinschaft nur Empfehlungen ausspricht.
Die Aufgaben der Landesärztekammern sind nach den Kammergesetzen der Länder z. B.:

- Entwicklung der Berufsordnung
- Abnahme von Prüfungen (beispielsweise Facharztprüfungen)
- Überwachung der ärztlichen Berufsausübung
- ärztliche Fort- und Weiterbildung
- Förderung von Qualitätssicherungsmaßnahmen
- Einrichtung von Ethikkommissionen

- Vertretung der Berufsinteressen der Ärzte, Mitwirkung im öffentlichen Gesundheitsdienst und bei der Gesetzgebung
- Gutachterkommission: Vermittlung bei Streitigkeiten unter Ärzten sowie zwischen Arzt und Patient
- Schlichtungskommission: Gutachter- und Schlichtungsstellen zur Klärung von Behandlungsfehlern im Bereich der Arzthaftung
- Organisation der MFA-Ausbildung
- Herausgabe eines offiziellen Mitteilungsorgans (Ärzteblatt)

In der Abrechnung von privatärztlichen Leistungen spielt die Ärztekammer vor allem bei der Schlichtung von Honorarstreitigkeiten zwischen Patient und Arzt eine Rolle: Hier kann sich der Patient an die zuständige Landesärztekammer wenden.

2.3 Rechtsbeziehungen in der vertragsärztlichen Versorgung

Kommt ein Patient zum Arzt und wird von diesem behandelt, dann basiert diese medizinische Behandlung und die Abrechnung der ärztlichen Leistungen auf verschiedenen Rechtsbeziehungen. Der vertragsärztlichen Versorgung liegen Rechtsbeziehungen zwischen

- Arzt und Patient,
- Kassenärztlichen Vereinigungen (KV) und Krankenkassen und zwischen
- Krankenkassen und Patienten (Mitgliedern)

zu Grunde, die im Sozialgesetzbuch SGB V festgelegt sind.

2.3.1 Verträge zwischen Arzt und Patient: der Behandlungsvertrag

Der Behandlungsvertrag stellt die Rechtsbeziehung zwischen Arzt und Patient dar.
Unabhängig davon, ob es sich um einen Kassen- oder Privatpatienten handelt, entsteht ein privatrechtlicher **Behandlungsvertrag**, sobald sich ein Patient in ärztliche, zahnärztliche, stationäre oder belegärztliche Behandlung begibt. Es handelt sich im juristischen Sinne um einen **Dienstvertrag**. Er legt auf Seiten des Arztes eine ordnungsgemäße medizinische Behandlung fest und verpflichtet den Patienten, dafür ein Entgelt zu leisten. Dieser Vertrag entsteht meist durch stillschweigendes Handeln.
Ein Behandlungsvertrag kommt erst dadurch zu Stande, dass der Patient das Behandlungszimmer betritt und seine Beschwerden schildert. Dagegen entsteht noch kein Behandlungsvertrag durch das Warten im Wartezimmer oder durch die Anmeldung und das Einlesen der Versichertenkarte oder die Abgabe eines gleichwertigen Behandlungsscheines. Zu diesem Zeitpunkt können die Patienten jederzeit die Arztpraxis wieder verlassen.
Als Antrag auf einen Behandlungsvertrag von Seiten des Patienten ist die Vereinbarung eines Termins (auch telefonisch) zu verstehen.
Im Fall von Kassenpatienten mit Wunsch nach privatärztlicher Behandlung müssen schriftliche Verträge abgeschlossen werden.

Ärztliche Pflichten
Durch das Eingehen eines Behandlungsvertrags entstehen Verpflichtungen auf beiden Seiten. Auf der Seite des Arztes handelt es sich hierbei z. B. um die Sorgfaltspflicht, Schweigepflicht, Meldepflicht, Dokumentationspflicht, Aufbewahrungspflicht, Aufklärungs- und Einwilligungspflicht, Haftpflicht, Pflichten zur persönlichen Leistungserbringung, Pflicht zum Aushang amtlicher Texte, Präsenz- und Residenzpflicht.

- **Sorgfaltspflicht**
  Der Arzt ist verpflichtet, alle seine ärztlichen Aufgaben entsprechend seiner Ausbildung sorgfältig zu erfüllen und sich darüber hinaus fortzubilden.

- **Aufklärungs- und Einwilligungspflicht**
  Alle Ärzte müssen ihre Patienten vor ärztlichen Maßnahmen, wie z. B. Operationen, darüber aufklären. Dazu gehören nicht nur die Beschreibung der geplanten Maßnahme und ihrer Erfolgsaussichten, sondern auch Informationen über die damit verbundenen Risiken. Erst nach der Einwilligung des Patienten darf die ärztliche Maßnahme durchgeführt werden.
- **Schweigepflicht**
  Nach verschiedenen Gesetzen und Verordnungen, wie der Berufsordnung, dem Strafgesetzbuch und den Datenschutzgesetzen, ist der Arzt zu Verschwiegenheit verpflichtet. Dies betrifft nicht nur ein Schweigen über die **medizinischen Diagnosen**, sondern z. B. auch über die **persönlichen Lebensumstände** des Patienten. Neben dem Arzt unterliegen auch **alle in seiner Praxis tätigen Mitarbeiter** der Schweigepflicht. Eine **Aufhebung der Schweigepflicht** ist z. B. möglich, wenn der Patient den Arzt ausdrücklich oder durch schlüssiges Handeln hiervon entbindet oder im Falle einer Gefährdung höherwertiger Rechtsgüter, d. h., wenn der Arzt hierdurch z. B. schwere Verbrechen verhindern kann. Die Schweigepflicht gilt auch über den Tod des Patienten hinaus.
- **Meldepflicht**
  Verschiedene ansteckende Erkrankungen, z. B. Masern, Virushepatitis und Salmonellose, unterliegen nach dem **Infektionsschutzgesetz** der Meldepflicht: Diagnostiziert der Arzt eine dieser Krankheiten, ist dies (je nach Erkrankung auch namentlich) an das Gesundheitsamt zu melden. Ebenso sind z. B. Geburten und Todesfälle an das Standesamt zu melden.
- **Dokumentationspflicht**
  Die Berufsordnung und der Behandlungsvertrag verpflichten den Arzt, alle **Behandlungsdaten** aufzuzeichnen. Dies ist nicht nur für die Abrechnung der ärztlichen Leistungen notwendig, sondern dient auch dem Nachweis über genaue Behandlungsmethoden und -verläufe.
- **Aufbewahrungspflicht**
  Die Berufsordnung sieht eine Aufbewahrungspflicht für ärztliche Aufzeichnungen von **zehn Jahren** nach Abschluss der Behandlung vor (→ S. 20, Tab.). Die Aufbewahrungspflicht besteht auch nach dem Tod oder der Praxisaufgabe des Praxisinhabers fort. Die Erben sind verpflichtet, die Krankenunterlagen aufzubewahren. Bei einer Praxisübernahme darf der Arzt alte Aufzeichnungen über Patienten nur mit deren Einwilligung einsehen oder weitergeben.

Infektionsschutzgesetz
www.gesetze-im-internet.de/bundesrecht/ifsg/gesamt.pdf

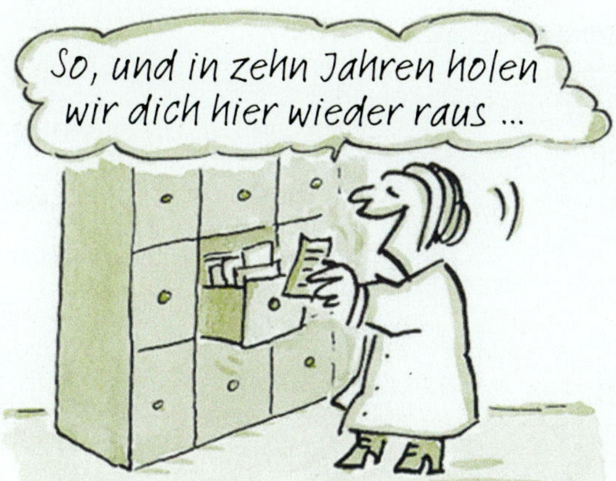
So, und in zehn Jahren holen wir dich hier wieder raus ...

Abweichende Aufbewahrungsfristen gibt die folgende Tabelle wieder.

Aufbewahrungsfristen für ärztliche Unterlagen*	
Strahlentherapie – Aufzeichnungen, Berechnungen	30 Jahre
Aufzeichnungen über ein Durchgangsarztverfahren einschließlich Röntgenbilder	15 Jahre
Ambulante Operationen (Basisdokumentation)	10 Jahre
Arztbriefe (eigene und fremde)	10 Jahre
Befundmitteilungen	10 Jahre
DMP-Unterlagen	15 Jahre
EEG – Aufzeichnungen	10 Jahre
EKG-Streifen, auch Langzeit-EKG	10 Jahre
Heilmittelverordnungen	10 Jahre
Jugendarbeitsschutzuntersuchung – dreiteiliger Untersuchungsbogen	10 Jahre
Karteikarten und andere ärztliche Aufzeichnungen einschl. gesonderter Untersuchungsbefunde	10 Jahre
Kinderfrüherkennungsuntersuchungen – Durchschrift ärztlicher Aufzeichnungen	10 Jahre
Krankenkassenanfragen (Durchschläge)	10 Jahre
Krankenhausberichte	10 Jahre
Laborbefunde	10 Jahre
Langzeit-EKG – Computerauswertungen (keine Tapes)	10 Jahre
Notfall-/Vertretungsschein (Muster 19 c) – Durchschlag für vertretenden Arzt	10 Jahre
Sonografische Untersuchungen – Aufzeichnungen, Fotos oder Disketten, Tapes, Prints	10 Jahre
Strahlendiagnostik Erwachsene – Aufzeichnungen, Filme	10 Jahre
Zytologische Präparate und Befunde im Rahmen der Krebsfrüherkennung	10 Jahre
Früherkennungsuntersuchungen (Gesundheitsuntersuchung/Jugendgesundheitsuntersuchung/Krebsfrüherkennung) – Dokumentationsbogen	5 Jahre
Kontrollkarte – Laborqualitätssicherung	5 Jahre
Zertifikate – von Ringversuchen (externe Qualitätssicherung)	5 Jahre
Sicherungskopie der Abrechnungsdatei	2 oder 4 Jahre (regional unterschiedlich)
Betäubungsmittel – BtM-Rezeptdurchschrift und -Kartei	3 Jahre
Abrechnungs- und Überweisungsscheine auch Notfall-/Vertretungsscheine (Deckblatt 19 a)	1 Jahr
Arbeitsunfähigkeitsbescheinigungen – Durchschrift des gelben Dreifachsatzes	1 Jahr
Strahlendiagnostik Kinder/Jugendliche (bis zur Erreichung des 18. Lebensjahres)	bis zur Vollendung des 28. Lebensjahres

* Aufbewahrungsfristen der KV Westfalen-Lippe. Regionale Unterschiede sind möglich.

2.3.2 Verträge zwischen Kassenärztlicher Vereinigung und Krankenkassen

Die Durchführung der vertragsärztlichen Versorgung ist rechtlich durch verschiedene Verträge geregelt. Diese werden von

- der Kassenärztlichen Bundesvereinigung (KBV) und den Dachverbänden der gesetzlichen Krankenkassen auf Bundesebene oder
- den Kassenärztlichen Vereinigungen (KVen) und den Krankenkassenverbänden auf Landesebene abgeschlossen.

Darüber hinaus werden auch einzelne Verträge zwischen Ärzten und Krankenkassen geschlossen. Im Rahmen des Gesundheitssystemmodernisierungsgesetzes (GMG) sind das z. B. Verträge über die | Hausarztmodelle der unterschiedlichen Krankenkassen.

Hausarztmodelle
→ LF 1, S. 22

Bundesmantelverträge
Mit den Bundesverbänden von Primär- und Ersatzkassen hat die KBV zwei Bundesmantelverträge abgeschlossen: den **Bundesmantelvertrag – Ärzte (BMV-Ä)** und den **Bundesmantelvertrag – Ärzte/Ersatzkassen (EKV)**.

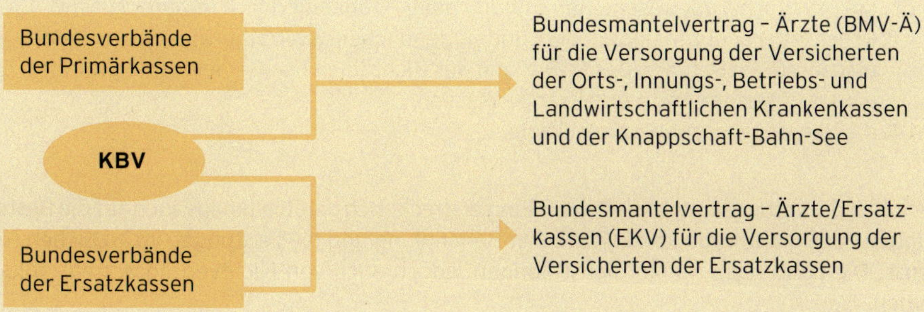

In den Bundesmantelverträgen sind die Art, der Umfang und die Abwicklung der vertragsärztlichen Versorgung geregelt. Beide Verträge sind inhaltlich ähnlich.
Den zentralen Bestandteil der Bundesmantelverträge stellen die **Gebührenordnung EBM** (Einheitlicher Bewertungsmaßstab) sowie die **Vordruckvereinbarungen** dar. Außerdem sind dort auch die Richtlinien des Gemeinsamen Bundesausschusses (G-BA) verankert.

MERKE

Bundesmantelverträge enthalten
- den Einheitlichen Bewertungsmaßstab (EBM) und
- die Vordruckvereinbarungen.

Eine genaue Aufgliederung des **Leistungsumfangs** der vertragsärztlichen Versorgung findet sich im § 2 des Bundesmantelvertrags – Ärzte:

§

§ 2 Bundesmantelvertrag - Ärzte: Umfang der vertragsärztlichen Versorgung
Die vertragsärztliche Versorgung umfasst
1. die ärztliche Versorgung,
2. die ärztliche Betreuung bei Schwangerschaft und Mutterschaft,
3. die ärztlichen Maßnahmen zur Früherkennung von Krankheiten,
4. die ärztlichen Maßnahmen zur Empfängnisregelung, Sterilisation und zum Schwangerschaftsabbruch,
5. die ärztlichen Leistungen zur Herstellung der Zeugungs- oder Empfängnisfähigkeit sowie die medizinischen Maßnahmen zur Herbeiführung einer Schwangerschaft,

§

6. die Verordnung von Arznei-, Verband-, Heil- und Hilfsmitteln, von Krankentransporten, von Krankenhausbehandlung, von Behandlung in Vorsorge- oder Rehabilitationseinrichtungen sowie die Veranlassung von ambulanten Operationen, auch soweit sie im Krankenhaus durchgeführt werden sollen,
7. die Beurteilung der Arbeitsunfähigkeit,
8. die ärztliche Verordnung von ambulanten Vorsorgeleistungen in anerkannten Kurorten,
9. die Ausstellung von Bescheinigungen und Erstellung von Berichten, welche die Krankenkassen oder der Medizinische Dienst zur Durchführung ihrer gesetzlichen Aufgaben oder welche die Versicherten für den Anspruch auf Fortzahlung des Arbeitsentgelts benötigen,
10. die Verordnung von häuslicher Krankenpflege,
11. die Verordnung von medizinischen Leistungen der Rehabilitation, Belastungserprobung und Arbeitstherapie,
12. die vom Arzt angeordneten und unter seiner Verantwortung erbrachten Hilfeleistungen anderer Personen,
13. die psychotherapeutische Behandlung einer Krankheit durch psychologische Psychotherapeuten und Kinder- und Jugendlichenpsychotherapeuten und Vertragsärzte im Rahmen des SGB V und der Richtlinien des Gemeinsamen Bundesausschusses der Ärzte und Krankenkassen,
14. die Verordnung von Soziotherapie.

Der Inhalt der vertragsärztlichen Behandlung erstreckt sich darüber hinaus auch auf die Bestimmungen zur Durchführung belegärztlicher Behandlung und die Leistungen im ärztlichen Notdienst. Die Leistungen im Notdienst können jedoch auch von Nichtvertragsärzten erbracht werden.

Der **Bundesmantelvertrag – Ärzte/Ersatzkassen (EKV)** enthält zusätzlich Abschnitte über
- Diabetes-Vereinbarungen,
- Schmerztherapievereinbarungen (ambulant) und die
- Vereinbarung zur Verbesserung der onkologischen Versorgung.

onkologische Versorgung
Versorgung von Krebspatienten

Diese Aspekte sind bei den Primärkassen auf Landesebene vertraglich geregelt.

Wichtige Regelungen finden sich auch in den **Anlagen** der Bundesmantelverträge, z. B.:
- Vordruckvereinbarungen
- Versichertenkarte (elektronische Gesundheitskarte)
- hausärztliche Versorgung
- Vereinbarung zur Anwendung der europäischen Krankenversichertenkarte

Gesamtverträge
Die Landesverbände der Krankenkassen und Ersatzkassen schließen mit den Kassenärztlichen Vereinigungen und den Landeskrankenhausgesellschaften Gesamtverträge (auch **Kollektivverträge** genannt) ab, die über die dort enthaltenen Bestimmungen der Mantelverträge hinaus weitere Einzelheiten der vertragsärztlichen Versorgung auf Landesebene regeln. Bedeutsam ist hier vor allem die Vereinbarung zur **Gesamtvergütung**.

Gesamtvergütung
→ LF 2, S. 36

2.3.3 Verträge zwischen Arzt, Patient und Krankenkasse

Nach § 73b des SGB V sind die Krankenkassen verpflichtet, den Versicherten eine besondere hausärztliche Versorgung **(hausarztzentrierte Versorgung, HZV)** anzubieten. Hierbei verpflichten sich die Teilnehmer freiwillig, nur einen Hausarzt in Anspruch zu nehmen, der bestimmte Voraussetzungen erfüllt (z. B. Behandlung nach anerkannten Leitlinien, Teilnahme an Qualitätszirkeln zur Arzneimitteltherapie). Der Patient bindet sich hierbei für mindestens ein Jahr an die Behandlung durch den betreffenden Hausarzt, der für ihn stets die erste Anlaufstation darstellt. Weitere ambulante fachärztliche Leistungen können nur auf Überweisung durch den Hausarzt in Anspruch genommen werden.

Die Krankenkassen schließen für diese hausarztzentrierte Versorgung Direktverträge mit den Ärzten ab, wobei das ärztliche Honorar vom Modell der anbietenden Krankenkasse abhängig ist und entweder direkt mit der Krankenkasse oder mit der KV abgerechnet wird.
Chronisch kranke Patienten haben außerdem die Möglichkeit, an einem **Disease-Management-Programm (DMP)** teilzunehmen. Hierbei handelt es sich um ein systematisches Behandlungsprogramm, das es für verschiedene chronische Erkrankungen, wie z.B. Diabetes mellitus, Asthma oder KHK, gibt. Oftmals werden diese Programme auch als **strukturierte Behandlungsprogramme** oder **Chronikerprogramme** bezeichnet. Ziel der Programme ist die Verbesserung der Behandlung chronisch Kranker und die Vermeidung von Spätfolgen der Erkrankung. Möchte ein Arzt an einem DMP teilnehmen, muss er bestimmte Voraussetzungen erfüllen und von der KV hierfür zugelassen werden. Der Patient, der an einer der Krankheiten, für die ein DMP angeboten wird, erkrankt, kann sich freiwillig zur Teilnahme am DMP entscheiden; meist profitiert er durch Bonusmaßnahmen von seiner Teilnahme. Hierfür muss er zusammen mit seinem Arzt eine Teilnahmeerklärung und die Erstdokumentation ausfüllen, die an die zuständige KV geschickt werden.

Disease-Management-Programm
→ LF 9, S. 187

Teilnahmeerklärung und Erstdokumentation
→ LF 9, S. 187

In einem **Beziehungsfünfeck** lassen sich die rechtlichen Beziehungen zwischen Vertragsärzten, Kassenärztlichen Vereinigungen sowie Versicherten und Krankenkassen darstellen:

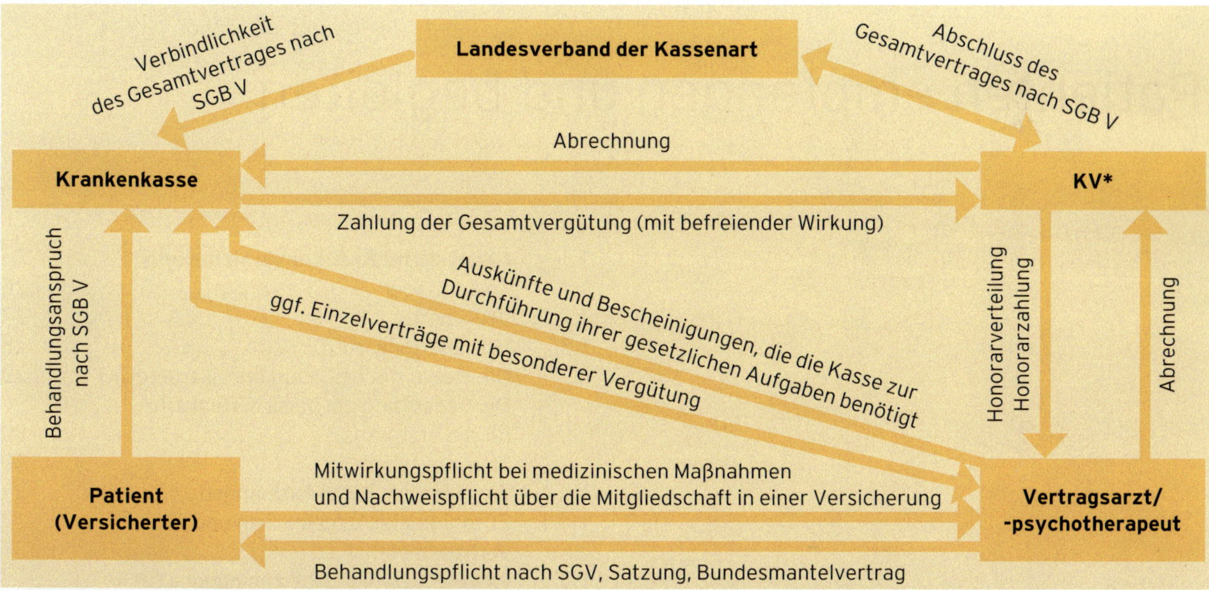

*Für einige überbereichliche Krankenkassen bestehen auf Grund ihrer abweichenden Organisationsstruktur Besonderheiten beim Abschluss der Gesamtverträge.

AUFGABEN

1 Nennen Sie den Sozialversicherungszweig, zu dem allein der Arbeitgeber Versicherungsbeiträge zahlt.

2 Welche Bedingungen muss eine ärztliche Leistung, wie z.B. die Verordnung von Massagen, erfüllen, damit sie dem Wirtschaftlichkeitsgebot entspricht?

3 Definieren Sie die Begriffe Praxisgemeinschaft, Berufsausübungsgemeinschaft und medizinisches Versorgungszentrum. Nennen Sie jeweils mindestens zwei Merkmale.

4 Nennen Sie sieben Aufgaben der KV.

5 Wodurch unterscheidet sich die hausarztzentrierte Versorgung (HZV) vom Disease-Management-Programm (DMP)?

LF 2

Patienten empfangen und begleiten

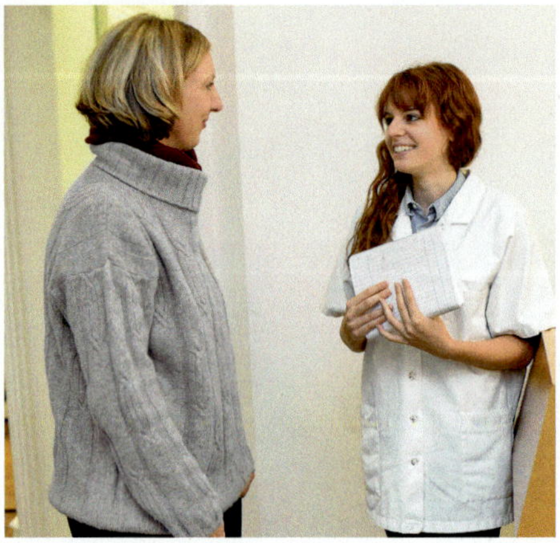

Die Auszubildende Serap ist erleichtert: Nun hätte sie wieder fast vergessen, von der letzten Patientin die Versichertenkarte zu verlangen. Clara Wolf, die gerade an der Anmeldung arbeitet, erklärt ihr noch einmal in Ruhe: „Du bist als Medizinische Fachangestellte an der Anmeldung der Praxis die erste Kontaktperson für die Patienten. Du musst bei der Vorlage des Versichertenausweises oder bei Angaben zur privatärztlichen Behandlung immer daran denken, sofort die richtigen Schritte einzuleiten, die für die Abrechnung notwendig sind:
Gibt es eine Befreiung von der Zuzahlung?
Sind Besonderheiten bei der vertragsärztlichen Abrechnung zu beachten?
Müssen reduzierte Gebührensätze bei der Privatrechnung berücksichtigt werden?"

1 Gesetzliche Krankenversicherung

1.1 Kostenträger

Unter Kostenträgern der Krankenversicherung versteht man die Stellen, die ganz oder zum Teil für die Krankheitskosten der Patienten aufkommen. Diese Kostenträger teilt man in drei Gruppen ein:

- gesetzliche Krankenversicherung
- private Krankenversicherung
- Sonstige Kostenträger

Träger der gesetzlichen Krankenversicherung sind die **gesetzlichen Krankenkassen**, deren gesetzliche Aufgabe es ist, die Gesundheit der Versicherten zu erhalten, wiederherzustellen oder den Gesundheitszustand zu bessern.
Seit 1996 haben die gesetzlich Krankenversicherten die Möglichkeit, ihre Krankenkasse frei zu wählen; Einschränkungen bestehen nur dort, wo Kassen ausschließlich bestimmten Berufsgruppen offenstehen (z. B. Landwirtschaftliche Krankenkassen) oder regional arbeiten (z. B. AOK).
Die gesetzlichen Krankenkassen werden in zwei Kassenarten untergliedert: die Primärkassen und die Ersatzkassen.

Krankenversicherung

Gesetzliche Krankenkassen	**Private Krankenversicherung**	**Sonstige Kostenträger**

Primärkassen		**Ersatzkassen**			
Primärkassen		Verband der Ersatzkassen	vdek		
Allgemeine Ortskrankenkassen	AOK	Barmer GEK		Techniker Krankenkasse	TK
Landwirtschaftliche Krankenkassen	LKK	Deutsche Angestellten-Krankenkasse	DAK-Gesundheit	Hanseatische Krankenkasse	HEK
Innungskrankenkassen	IKK	Kaufmännische Krankenkasse	KKH	Handelskrankenkasse	HKK
Betriebskrankenkassen	BKK				
Knappschaft-Bahn-See	KBS				

Die **Primärkassen** waren früher die ersten Krankenkassen; sie gehörten zu den gesetzlichen Krankenversicherungen, die wegen regionaler, berufsständischer und branchenspezifischer Zugehörigkeit **primär**, also in erster Linie, zuständig sind, z. B. AOK Nordost, BKK Essanelle.
Die **Ersatzkassen** erhielten ihren Namen nach der Entstehung der Sozialversicherungen, als Versicherungspflichtige als Ersatz für eine berufsständische Pflichtversicherung eine Ersatzkasse wählen konnten. Diese Kassen haben sich heute zum Verband der Ersatzkassen (vdek) zusammengeschlossen.
Alle Versicherten der Primär- und Ersatzkassen besitzen eine elektronische Gesundheitskarte (eGK) als Behandlungsausweis zum Einlesen in die Praxis-EDV. Die bisherige Krankenversichertenkarte (KVK) wurde zum 1.1.2015 ungültig. Die ärztlichen Leistungen für die Versicherten aller Primär- und Ersatzkassen werden am Ende jedes Kalendervierteljahres, also am Ende jedes Quartals, von der Praxis nach der Gebührenordnung EBM (Einheitlicher Bewertungsmaßstab) über die Kassenärztliche Vereinigung (KV) abgerechnet.

Informationen zum Verband der Ersatzkassen finden Sie unter www.vdek.de

Kostenträger	Behandlungsausweis	Gebührenordnung	Abrechnung an	Zuzahlung bei Verordnungen
Primärkassen				
Allgemeine Ortskrankenkassen (AOK)	eGK	BMÄ[1]/EBM	KV	ja
Landwirtschaftliche Krankenkassen ~~(LKK)~~ SVLFG	eGK	BMÄ/EBM	KV	ja
Innungskrankenkassen (IKK)	eGK	BMÄ/EBM	KV	ja
Betriebskrankenkassen (BKK)	eGK	BMÄ/EBM	KV	ja
Knappschaft-Bahn-See (KBS)	eGK	BMÄ/EBM	KV	ja
Ersatzkassen				
Barmer Ersatzkasse (Barmer GEK)	eGK	E-GO[2]/EBM	KV	ja
Deutsche Angestellten-Krankenkasse (DAK-Gesundheit)	eGK	E-GO/EBM	KV	ja
Kaufmännische Krankenkasse (KKH)	eGK	E-GO/EBM	KV	ja
Techniker Krankenkasse (TK)	eGK	E-GO/EBM	KV	ja
Hanseatische Krankenkasse (HEK)	eGK	E-GO/EBM	KV	ja
Handelskrankenkasse (HKK)	eGK	E-GO/EBM	KV	ja

1 BMÄ: Bewertungsmaßstab - Ärzte
2 E-GO: Ersatzkassen-Gebührenordnung

1.2 Versicherte

Seit dem 01.01.2009 ist nach dem Gesundheitsmodernisierungsgesetz (GMG) jeder in Deutschland Lebende in der Kranken- und Pflegeversicherung **versicherungspflichtig**.
Grundsätzlich ist also jeder Arbeitnehmer und Auszubildende verpflichtet, sich in einer frei wählbaren gesetzlichen Krankenkasse zu versichern. Der § 5 SGB V nennt darüber hinaus Personengruppen, die ebenfalls versicherungspflichtig sind, z. B.

- Personen, die Arbeitslosengeld oder Arbeitslosengeld II beziehen,
- Landwirte und ihre mitarbeitenden Familienangehörigen,
- Künstler und Publizisten,
- behinderte Menschen,
- Praktikanten und Studenten,
- Rentner und Rentenantragsteller.

Übersteigt das Jahreseinkommen eines Arbeitnehmers die Pflichtversicherungsgrenze, dann ist er ebenso wie Selbstständige, Freiberufler und Beamte von der Pflichtmitgliedschaft in der gesetzlichen Krankenversicherung ausgenommen. Diese Personengruppen können sich als **freiwillige Mitglieder** in der GKV versichern oder aber in eine private Krankenversicherung wechseln.

Die gesetzliche Krankenversicherung erlaubt es außerdem, die Familienangehörigen eines Versicherten ohne eigenen Beitrag, d.h. kostenfrei, mitzuversichern. Diese **Familienversicherung** gilt für Ehepartner ohne oder mit geringfügigem Einkommen (unter der Geringfügigkeitsgrenze) und Kinder bis zum vollendeten 18. Lebensjahr. Sofern sie nicht erwerbstätig sind oder sich in einer (Hoch-)Schulausbildung befinden, verlängert sich deren Versicherung bis zum vollendeten 23. bzw. 25. Lebensjahr.

Gesetzlich Krankenversicherte

→ versicherungspflichtig, z.B. Norbert Meier, Angestellter mit einem monatlichen Bruttoeinkommen von 2600€

→ freiwillig versichert, z.B. Edith Schnidertüns, selbstständige Ergotherapeutin

→ familienversichert, z.B. Anna Blau, geringfügig als Floristin beschäftigt mit einem Einkommen von 450€ und bei ihrem Ehemann Klaus Blau mitversichert

1.3 Versichertenkarte

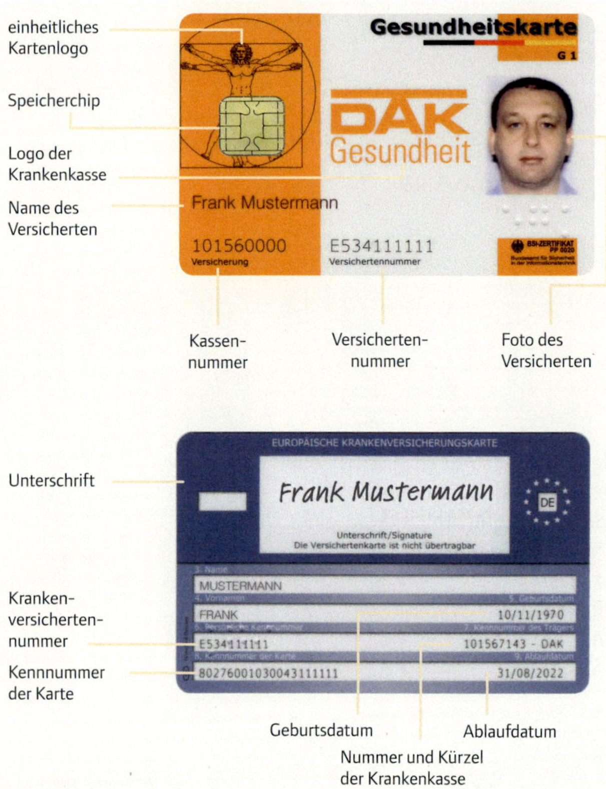

Abb.1 Elektronische Gesundheitskarte (Vorder- und Rückseite)

Vor Beginn der Behandlung weisen sich alle Versicherten der gesetzlichen Krankenversicherung (GKV) sowie einige Vertreter der Sonstigen Kostenträger in den Arztpraxen mit der **elektronischen Gesundheitskarte (eGK)** aus (früher: Krankenversichertenkarte KVK).

Diese Karte hat die Größe einer Scheckkarte und trägt einen auf der Vorderseite eingelassenen Speicherchip, der gesetzlich vorgegebene Daten enthält:

1. Name und Ort der Krankenkasse
2. WOP-Kennzeichen (Zuordnung zum KV-Bereich des Versicherten, zweistellig)
3. Kostenträgerkennung (neunstellig)
4. Name und Vorname des Versicherten
5. Geburtsdatum des Versicherten
6. Anschrift des Versicherten
7. Versichertennummer (zehnstellig)
8. Versichertenstatus
9. eventuell eingeschränkte Gültigkeitsdauer der Versichertenkarte

Der **Versicherungsstatus** hat bis zu drei Stellen, von denen die erste Stelle die Statusziffer enthält:

1 = Mitglied
3 = Familienangehöriger
5 = Rentner

Die zweite und dritte Stelle des Versichertenstatus wird optional besetzt.
Die zweite Stelle zeigt folgende Informationen an:
4 Sozialhilfeempfänger
6 Leistungsanspruch des Versicherten nach BVG (| Bundesversorgungsgesetz)
7 Leistungsanspruch des Versicherten mit Wohnsitz im Inland nach zwischenstaatlichen Sozialversicherungsabkommen (SVA), Abrechnung nach Aufwand
8 Leistungsanspruch des Versicherten nach SVA, pauschal

Die dritte Stelle gibt das DMP-Kennzeichen an. Bei Patienten, die an einem Disease-Management-Programm für chronisch kranke Menschen teilnehmen, können folgende Ziffern vermerkt sein:
1 Diabetes mellitus Typ 2
2 Brustkrebs
3 Koronare Herzkrankheit
4 Diabetes mellitus Typ 1
5 Asthma bronchiale
6 COPD

Die elektronische Gesundheitskarte enthält das Lichtbild des/der Versicherten; ausgenommen sind hiervon Kinder unter 15 Jahren sowie Versicherte mit einem Pflegegrad. Außerdem sind eine Kennzeichnung der Geschlechtszugehörigkeit und der Zuzahlungsstatus auf der Karte gespeichert.
Auf der Rückseite muss die Versichertenkarte vom Versicherten oder (bei Versicherten bis zur Vollendung des 15. Lebensjahres) von dessen gesetzlichem Vertreter unterschrieben werden.

Die **europäische Krankenversichertenkarte (European Health Insurance Card, EHIC)** für die ärztliche Behandlung im europäischen Ausland enthält auf der blauen Rückseite weitere Angaben: Hier finden sich neben der Angabe der Nationalität weitere Kennnummern zum Inhaber der Karte und zum jeweiligen Krankenversicherungsträger.

Die gespeicherten Daten können aus Datenschutzgründen in den Arztpraxen lediglich eingelesen, nicht aber verändert werden: Dies darf ausschließlich von den Krankenkassen vorgenommen werden.

Die elektronische Gesundheitskarte (eGK) hat seit dem Jahr 2011 die bisherige Krankenversichertenkarte schrittweise ersetzt. Seit dem 1.1.2015 dürfen die Arztpraxen nur noch die eGK als Krankenversicherungsnachweis akzeptieren. Die Funktionen der elektronischen Gesundheitskarte werden dabei nach und nach erweitert. Derzeit sind noch die bisherigen Daten gespeichert, wie Name, Adresse und Versicherungsangaben.
Diesen Verwaltungsfunktionen wird später die freiwillige Speicherung von medizinischen Funktionen hinzugefügt, wie z. B. die Speicherung ärztlicher Verordnungen (eRezept), die Dokumentation eingenommener Arzneimittel oder Notfallinformationen über Blutgruppe, Allergien und chronische Erkrankungen.

Bundesversorgungsgesetz
→ LF 2, S. 42
Disease-Management-Programm
→ LF 9, S. 187

Die Bedeutung der Versichertenkarte für die Arztpraxis

HINWEIS

Die eGK wird in der Regel in das EDV-System der Praxis eingelesen, da die Praxis zur EDV-Abrechnung mit der KV verpflichtet ist und eine manuelle Abrechnung nur unter Honorareinbußen möglich ist.

Jeder Versicherte sollte grundsätzlich bei jedem Arztbesuch seine Versichertenkarte vorlegen. Sie dient so als **Behandlungsausweis**: Der Patient weist damit seine Mitgliedschaft in einer gesetzlichen Krankenkasse und seine Berechtigung zur Inanspruchnahme vertragsärztlicher Leistungen nach.

Mittels eines Kartenlesegeräts wird die eGK in den Arztpraxen bei jedem Arztbesuch im Quartal (Kalendervierteljahr) in die Stammdatenverwaltung eingelesen: Auf diese Weise werden die **Patientendaten übertragen**. Beim Einlesen speichert das EDV-System das Einlesedatum der Karte, sodass dieses bei der Abrechnung der KV übermittelt werden kann und somit der Arztbesuch des Patienten in der Praxis dokumentiert ist.

Die eingelesenen Daten dienen nicht nur der Abrechnung der ärztlichen Leistungen, sondern können auch maschinell auf vertragsärztliche Formulare und andere Vordrucke eingetragen werden.

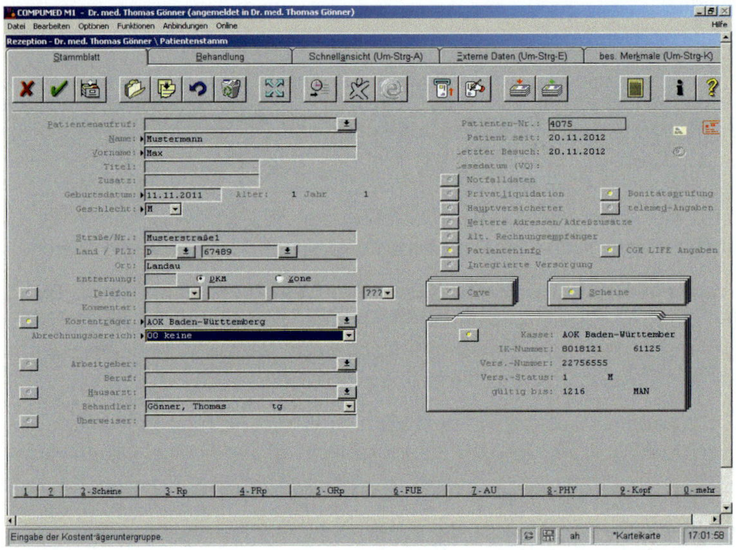

Abb. 1 Im Praxis-EDV-System wird für jeden Patienten eine eigene digitale Karteikarte angelegt, die die Patientendaten von der Versichertenkarte speichert.

Ersatzverfahren

Das **Ersatzverfahren** muss angewendet werden, wenn der Praxis ausnahmsweise keine Versichertenkarte des Patienten vorliegt, z. B. bei vergessener eGK, bei einer Notfallbehandlung des Patienten, bei beschädigter Karte oder defektem Kartenlesegerät. In diesem Fall müssen alle Patientendaten handschriftlich auf Muster 5, den Abrechnungsschein, sowie auf alle weiteren, ggf. benötigten Vordrucke übertragen werden. Durch seine Unterschrift bestätigt der Patient dann die Richtigkeit der Angaben auf dem Abrechnungsschein. Bei einer Behandlung im organisierten ärztlichen Notdienst mit Anwendung des Ersatzverfahrens auf dem Notfall-/Vertretungsschein (Muster 19) ist eine Unterschrift des Patienten dagegen nicht erforderlich. Fährt der Arzt zu Hausbesuchen, hat er die Möglichkeit, entweder bereits vorbereitete Formulare mitzunehmen oder das Ersatzverfahren anzuwenden, z. B. bei Rezepten oder Überweisungen.

Muster 5
→ LF 4, S. 114

Muster 19
→ LF 5, S. 144

BEISPIEL

Trotz wiederholten Versuchs lässt sich die Versichertenkarte von Else Bock nicht einlesen; die Karte scheint beschädigt. Wegen einer akuten Blasenentzündung ist die Behandlung jedoch nicht aufschiebbar. Die MFA verwendet das Muster 5 und trägt mindestens folgende Daten handschriftlich im Personalienfeld des Formulars ein: Name der Krankenkasse, Name, Geburtsdatum und Wohnort der Versicherten, Versichertenstatus sowie wenn möglich Krankenversichertennummer und Kostenträgerkennung.

1.4 Zuzahlungen bei Verordnungen

Bei Verordnungen von Arznei-, Verband- und Hilfsmitteln sowie bei der Verordnung von Krankenbeförderung muss der gesetzlich Versicherte in der Regel innerhalb bestimmter Belastungsgrenzen Zuzahlungen leisten.
Befreiungen von der Zuzahlung gelten für
- Patienten unter 18 Jahren,
- Patienten mit gültiger Befreiungsbescheinigung ihrer Krankenkasse und
- Schwangere (bei Verordnungen im Zusammenhang mit der Schwangerschaft und bei Leistungen im Zusammenhang mit der Schwangerenvorsorge nach den Mutterschaftsrichtlinien).

Von der Zuzahlung ausgenommen sind auch die Versicherten verschiedener | Sonstiger Kostenträger, z. B. Sozialhilfeträger, Unfallversicherungsträger.
Die Zuzahlung bei Verordnungen beträgt nach § 61 SGB V stets 10 % des Preises, jedoch mindestens 5,00 und höchstens 10,00 €. Sie umfasst nie mehr als die tatsächlichen Kosten. Bei verschiedenen Verordnungen kommen weitere Bestimmungen hinzu.

Sonstige Kostenträger
→ LF 2, S. 41

1.4.1 Zuzahlung zu Arzneimitteln und Verbandmaterial

Die **Zuzahlung**, die in den Apotheken zu den Verordnungen von Arzneimitteln und Verbandmaterial zu leisten ist, beträgt 10 % des Preises, jedoch mindestens 5,00 und höchstens 10,00 € pro Medikament. Nie fallen mehr als die tatsächlichen Kosten an.

BEISPIEL

1. Medikament / Verbandstoff kostet 3,55 € → Zuzahlung 3,55 €
2. Medikament / Verbandstoff kostet 32,95 € → Zuzahlung 5,00 €
3. Medikament / Verbandstoff kostet 87,50 € → Zuzahlung 10 % des Preises = 8,75 €
4. Medikament / Verbandstoff kostet 125,33 € → Zuzahlung 10,00 €

Da es auf dem Arzneimittelmarkt viele Arzneimittel gibt, die zwar eine vergleichbare Wirkung oder sogar identische Zusammensetzung haben, aber preislich sehr unterschiedlich sind, gibt es seit 1989 Arzneimittelfestbeträge. Diese **Festbeträge** sind die Höchstbeträge, die eine gesetzliche Krankenkasse für die Erstattung von Arzneimitteln zahlt. Dies bedeutet, dass die Krankenkassen nicht jeden Arzneimittelpreis zahlen, sondern nur einen Festbetrag, der jeweils für Gruppen vergleichbarer Medikamente gilt. Wenn also der Arzt ein Arzneimittel verordnet, dessen Preis über dem Festbetrag liegt, muss der Patient den Differenzbetrag **und** die Zuzahlung leisten. In einem solchen Fall hat der Arzt den Patienten darüber zu informieren. Dies betrifft auch Patienten, die sonst von der Zuzahlung befreit sind. Liegt jedoch der Preis des verordneten Arzneimittels mindestens 30 % unter dem Festbetrag, muss der Patient gar nichts zuzahlen. Daneben können die Krankenkassen mit den Arzneimittelherstellern **Rabattverträge** abschließen, wodurch die Patienten nur noch von diesen Herstellern ihre Medikamente erhalten. Nicht verschreibungspflichtige Medikamente werden von der gesetzlichen Krankenkasse mit sehr wenigen Ausnahmen nicht erstattet.

Die Zuzahlungsbefreiungsliste des GKV-Spitzenverbandes finden Sie unter www.gkv-spitzenverband.de
→ Versichterten-Service
→ Zuzahlungen und Befreiungen
→ Befreiungsliste Arzneimittel

MERKE

Zuzahlung zu Verordnungen von Arznei- und Verbandmitteln
- 10 % der Kosten
- mindestens 5,00 €, höchstens 10,00 €
- Medikamentenpreis unter 5,00 €: nur Medikamentenpreis als Zuzahlung
- bei Arzneimittelpreisen über dem Festbetrag zusätzlich den Differenzbetrag zum Festbetrag
- bei Arzneimittelpreisen von mindestens 30 % unter dem Festbetrag: keine Zuzahlung
- bei Arzneimitteln mit | Rabattvertrag: keine Zuzahlung, wenn das Arzneimittel in der Zuzahlungsbefreiungsliste des GKV-Spitzenverbandes vermerkt ist oder wenn eine einzelne gesetzliche Krankenkasse dies so beschließt

Bei Arzneimitteln mit **Rabattvertrag** kann jede gesetzliche Krankenkasse für ihre Mitglieder die Zuzahlung halbieren oder ganz aufheben, wenn dadurch Einsparungen zu erwarten sind.

BEISPIEL

Die Patientin Martina Mahl bekommt ein Medikament für 6,99 € verordnet. Der Festbetrag für dieses Medikament beträgt 10,00 €; Frau Mahl muss nichts dazubezahlen. Der Preis für das Asthmamedikament von Sascha Reiser liegt 11,50 € über dem Festbetrag. Er bezahlt in der Apotheke zusätzlich zur Zuzahlung von 10,00 € den Differenzbetrag, also insgesamt 21,50 €.

1.4.2 Weitere Zuzahlungsbestimmungen für Verordnungen

Zuzahlungen zu Heilmitteln

Heilmittel sind persönlich zu erbringende medizinische Leistungen, die dazu dienen, eine Krankheit zu heilen, die Beschwerden zu lindern oder ihre Verschlimmerung zu verhüten. Verordnet der Arzt Heilmittel, also Maßnahmen der physikalischen oder podologischen Therapie, Maßnahmen der Stimm-, Sprech- und Sprachtherapie oder Maßnahmen der Ergotherapie, z. B. Krankengymnastik, dann beträgt die Zuzahlung des Patienten **10 % der Kosten der Anwendung bzw. Leistung plus 10,00 Euro je Verordnung.**

Zuzahlungen zu Hilfsmitteln

Hilfsmittel stellen sächliche oder technische Produkte dar. Bei Verordnung von Hilfsmitteln, wie Rollstühle, Hörgeräte und Kompressionsstrümpfe, muss der Patient **10 % für jedes Hilfsmittel, mindestens 5,00 und höchstens 10,00 €** dazubezahlen. Er zahlt jedoch nicht mehr als die Kosten des Mittels.
Eine Ausnahme stellen Hilfsmittel dar, die zum Verbrauch bestimmt sind, z. B. Windeln bei Inkontinenz: Auch hier beträgt die Zuzahlung 10 %, maximal jedoch 10,00 € pro Monat.
In manchen Fällen ist zusätzlich ein Differenzbetrag zu zahlen, wenn für das betreffende Hilfsmittel Festbeträge bestehen.

Zuzahlungen zu häuslicher Krankenpflege

Häusliche Krankenpflege umfasst Maßnahmen der ärztlichen Behandlung, Grundverrichtungen des täglichen Lebens und Maßnahmen zur hauswirtschaftlichen Versorgung. Der Patient trägt die Zuzahlung von **10 % der Kosten der Anwendung für die ersten 28 Tage pro Kalenderjahr und zusätzlich 10,00 € je Verordnung**.

HINWEIS

Den Antrag auf Feststellung des Vorliegens einer schwerwiegenden chronischen Erkrankung erhält der Patient bei seiner gesetzlichen Krankenkasse: Diese lässt dem behandelnden Arzt ein Muster 55 (Bescheinigung zum Erreichen der Belastungsgrenze zur Feststellung einer schwerwiegenden chronischen Krankheit im Sinne des § 62 SGB V) zum Ausfüllen zukommen und entscheidet nach dessen Rücksendung über den Antrag.

Zuzahlungen zu stationärem Aufenthalt

Eine stationäre Krankenhausbehandlung kann verordnet werden, wenn dies medizinisch notwendig ist und das Behandlungsziel ambulant nicht erreicht werden kann. Als Zuzahlung werden **je Kalendertag 10,00 € erhoben, längstens jedoch 28 Tage pro Kalenderjahr**.

Zuzahlungen zur Krankenbeförderung

Der Arzt darf eine Krankenbeförderung verordnen, wenn die Fahrt im Zusammenhang mit einer Leistung der Krankenkasse medizinisch zwingend notwendig ist. Bei genehmigten Fahrten müssen **10 % der Kosten** zugezahlt werden. Diese liegen mindestens **bei 5,00 und höchstens bei 10,00 €**.

1.5 Belastungsgrenzen bei Zuzahlungen

Das SGB V § 62 sieht vor, dass Versicherte Zuzahlungen je Kalenderjahr nur bis zu einer bestimmten **Belastungsgrenze** leisten müssen. Patienten zahlen daher nicht mehr als 2 % ihrer jährlichen Bruttoeinnahmen bei Zuzahlungen für Verordnungen. Bei chronisch Kranken, die wegen derselben schwerwiegenden Krankheit in Dauerbehandlung sind, und bei Versicherten, die an einem für ihre Krankheit bestehenden strukturierten Behandlungsprogramm teilnehmen, liegt die Belastungsgrenze bei 1 % des Bruttojahreseinkommens **(Chronikerregelung)**. Als **schwerwiegend chronisch krank** gilt nach den Richtlinien des G-BA jeder, der seit mindestens einem Jahr wenigstens einmal pro Quartal wegen derselben Krankheit ärztlich behandelt wurde und auf den mindestens eines der folgenden Kriterien zutrifft:

- Pflegebedürftigkeit mit Pflegegrad 3, 4 oder 5 (nach den Richtlinien der Pflegeversicherung)
- Behinderung (ab einem Grad der Behinderung von 60) oder Erwerbsminderung (ab einer Minderung der Erwerbsfähigkeit von 60 %)
- Eine kontinuierliche medizinische Versorgung ist aus ärztlicher Sicht notwendig, um eine lebensbedrohliche Verschlimmerung der Krankheit, eine Verminderung der Lebenserwartung oder eine dauerhafte Beeinträchtigung der Lebensqualität zu vermeiden.

MERKE

Belastungsgrenzen für Zuzahlungen
- 2 % des Bruttojahreseinkommens
- 1% des Bruttojahreseinkommens bei schwerwiegend chronisch Kranken

Bei der Ermittlung der Belastungsgrenzen werden die Zuzahlungen und die Bruttoeinnahmen aller mit dem Versicherten im gemeinsamen Haushalt lebenden Angehörigen (Ehepartner, Lebenspartner und Kinder) jeweils zusammengerechnet. Für die Angehörigen ergeben sich somit bestimmte Freibeträge.
Wird die Belastungsgrenze im Laufe eines Kalenderjahres überschritten, stellt die betreffende Krankenkasse dem Versicherten eine Befreiungsbescheinigung aus, mit welcher für den Rest des Jahres keine Zuzahlungen mehr erbracht werden müssen. Hierfür müssen alle Belege über Zuzahlungen gesammelt und der Krankenkasse vorgelegt werden. Die Befreiungsbescheinigung gilt jedoch nur für das laufende Kalenderjahr.
Alternativ können gesetzlich Krankenversicherte mit Dauermedikationsbedarf oberhalb der Zuzahlungsgrenze 1 bzw. 2 % ihrer Bruttoeinkünfte vorab an die Krankenkasse überweisen und erhalten so bereits in den ersten Wochen des Jahres ihre Zuzahlungsbefreiungsbescheinigung für das laufende Jahr.

1.6 Leistungen der GKV: Pflichtleistungen und Ermessensleistungen

Grundsätzlich ist es die gesetzliche Aufgabe der gesetzlichen Krankenversicherung, die Gesundheit der Versicherten zu erhalten, wiederherzustellen oder ihren Gesundheitszustand zu bessern. Auch die Linderung von Krankheitsbeschwerden gehört dazu.
Alle Versicherten der GKV haben daher nach § 2 des Sozialgesetzbuchs V unabhängig von ihrem Alter und ihrem Einkommen Anspruch auf eine medizinische Grundversorgung, die ausreichend, zweckmäßig und **wirtschaftlich** sein muss. Der Gesetzgeber legt dabei in § 11 SGB V den allgemeinen Rahmen der **Pflichtleistungen** fest. Diese umfassen **präventive**, d. h. vorbeugende, sowie **kurative**, d. h. heilende, Leistungsarten:

Wirtschaftlichkeitsgebot
→ LF 1, S. 10

Leistungen der GKV
→ LF 1, S. 9

- Leistungen, die der Vermeidung und Linderung von Krankheiten dienen, sowie Leistungen zur Empfängnisverhütung und zum Schwangerschaftsabbruch
- Leistungen zur Früherkennung von Krankheiten
- Leistungen zur Behandlung von Krankheiten

MERKE

Präventive Leistungen: Vorsorge- und Früherkennungsleistungen, z. B. Schutzimpfungen, Krebsfrüherkennungsuntersuchungen
Kurative Leistungen: Leistungen zur Diagnostik und Behandlung von Krankheiten, z. B. ärztliche Behandlung, Verordnung von Arzneimitteln

Daneben werden als Pflichtleistung auch **Geldleistungen** gezahlt, wie Krankengeld und Mutterschaftsgeld. Das **Krankengeld** ist eine Geldleistung, die von der Krankenkasse gezahlt wird, wenn der Versicherte wegen Krankheit arbeitsunfähig ist oder auf Kosten der Krankenkasse stationär in einem Krankenhaus behandelt wird. Der Anspruch auf Krankengeld muss vom Arzt seit 1.1.2016 auf Muster 1 (Arbeitsunfähigkeitsbescheinigung) bestätigt und bei der Krankenkasse vorgelegt werden.

Muster 1
→ LF 4, S. 119

Der Anspruch auf das Krankengeld ruht, solange der Arbeitgeber im Krankheitsfall das Arbeitsentgelt fortzahlt (in der Regel sechs Wochen). Danach erhält der Versicherte für dieselbe Erkrankung längstens für 78 Wochen in drei Jahren Krankengeld in Höhe von 70 % des Bruttoverdienstes. Frühestens nach einer kumulativen Zeitdauer der Arbeitsunfähigkeit eines Erkrankungsfalls von 21 Tagen darf die Krankenkasse beim behandelnden Arzt einen Bericht über das Fortbestehen der Arbeitsunfähigkeit (Muster 52: Bericht für die Krankenkasse bei Fortbestehen der Arbeitsunfähigkeit; → Abb. 1) anfordern, den der Arzt innerhalb von drei Werktagen ausstellt.

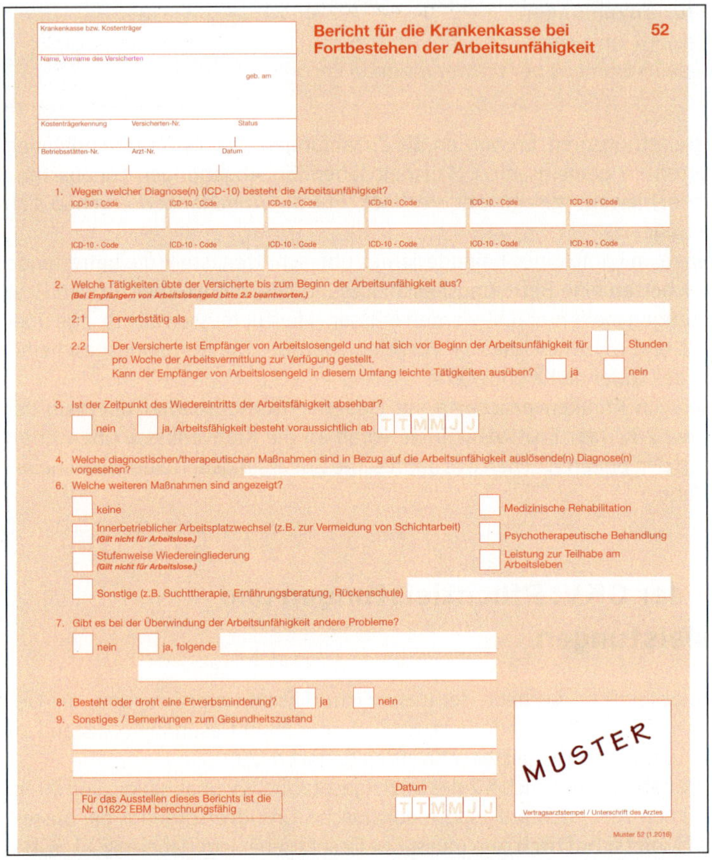

Krankenkasse bzw. Kostenträger

Name, Vorname des Versicherten

geb. am

Kostenträgerkennung | Versicherten-Nr. | Status

Betriebsstätten-Nr. | Arzt-Nr. | Datum

Bericht für die Krankenkasse bei Fortbestehen der Arbeitsunfähigkeit 52

1. Wegen welcher Diagnose(n) (ICD-10) besteht die Arbeitsunfähigkeit?
   ICD-10 - Code | ICD-10 - Code | ICD-10 - Code | ICD-10 - Code | ICD-10 - Code | ICD-10 - Code
   ICD-10 - Code | ICD-10 - Code | ICD-10 - Code | ICD-10 - Code | ICD-10 - Code | ICD-10 - Code
2. Welche Tätigkeiten übte der Versicherte bis zum Beginn der Arbeitsunfähigkeit aus?
   (Bei Empfängern von Arbeitslosengeld bitte 2.2 beantworten.)
   2.1 ☐ erwerbstätig als
   2.2 ☐ Der Versicherte ist Empfänger von Arbeitslosengeld und hat sich vor Beginn der Arbeitsunfähigkeit für ☐☐ Stunden pro Woche der Arbeitsvermittlung zur Verfügung gestellt.
   Kann der Empfänger von Arbeitslosengeld in diesem Umfang leichte Tätigkeiten ausüben? ☐ ja ☐ nein
3. Ist der Zeitpunkt des Wiedereintritts der Arbeitsfähigkeit absehbar?
   ☐ nein ☐ ja, Arbeitsfähigkeit besteht voraussichtlich ab T T M M J J
4. Welche diagnostischen/therapeutischen Maßnahmen sind in Bezug auf die Arbeitsunfähigkeit auslösende(n) Diagnose(n) vorgesehen?
6. Welche weiteren Maßnahmen sind angezeigt?
   ☐ keine
   ☐ Innerbetrieblicher Arbeitsplatzwechsel (z.B. zur Vermeidung von Schichtarbeit) *(Gilt nicht für Arbeitslose.)*
   ☐ Stufenweise Wiedereingliederung *(Gilt nicht für Arbeitslose.)*
   ☐ Sonstige (z.B. Suchttherapie, Ernährungsberatung, Rückenschule)
   ☐ Medizinische Rehabilitation
   ☐ Psychotherapeutische Behandlung
   ☐ Leistung zur Teilhabe am Arbeitsleben
7. Gibt es bei der Überwindung der Arbeitsunfähigkeit andere Probleme?
   ☐ nein ☐ ja, folgende
8. Besteht oder droht eine Erwerbsminderung? ☐ ja ☐ nein
9. Sonstiges / Bemerkungen zum Gesundheitszustand

Für das Ausstellen dieses Berichts ist die Nr. 01622 EBM berechnungsfähig

Datum T T M M J J

MUSTER

Vertragsarztstempel / Unterschrift des Arztes

Muster 52 (1.2016)

Abb. 1 Bericht für die Krankenkasse bei Fortbestehen der Arbeitsunfähigkeit, gültig ab 1.1.2016

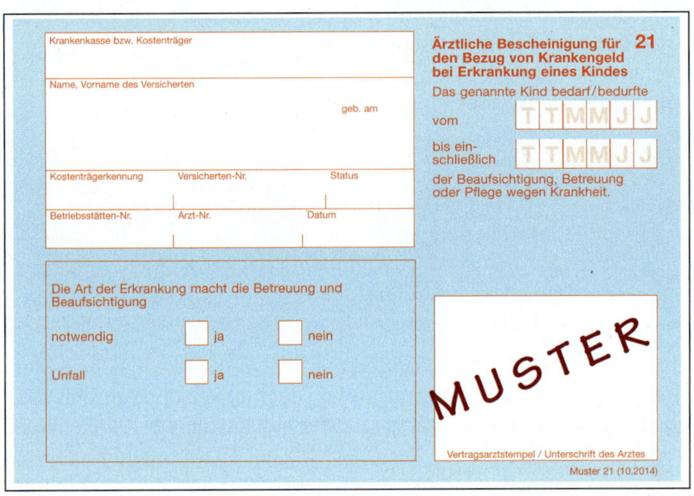

Krankenkasse bzw. Kostenträger

Name, Vorname des Versicherten

geb. am

Kostenträgerkennung | Versicherten-Nr. | Status

Betriebsstätten-Nr. | Arzt-Nr. | Datum

Ärztliche Bescheinigung für den Bezug von Krankengeld bei Erkrankung eines Kindes 21

Das genannte Kind bedarf/bedurfte

vom T T M M J J

bis einschließlich T T M M J J

der Beaufsichtigung, Betreuung oder Pflege wegen Krankheit.

Die Art der Erkrankung macht die Betreuung und Beaufsichtigung

notwendig ☐ ja ☐ nein

Unfall ☐ ja ☐ nein

MUSTER

Vertragsarztstempel / Unterschrift des Arztes

Muster 21 (10.2014)

Abb. 2 Bescheinigung für den Bezug von Krankengeld bei Erkrankung eines Kindes

Krankengeld kann außerdem unter bestimmten Voraussetzungen gezahlt werden, wenn der Versicherte zur Beaufsichtigung, Betreuung oder Pflege des eigenen erkrankten und versicherten Kindes der Arbeit fernbleibt und der Krankenkasse die ärztliche Bescheinigung für den Bezug von Krankengeld bei Erkrankung eines Kindes (Muster 21; → Abb. 2, S. 34) vorlegt.

Das **Mutterschaftsgeld** erhalten gesetzlich versicherte Schwangere in der Zeit des Mutterschutzes. Der Mutterschutz beginnt sechs Wochen vor dem mittels ❙ Naegele-Regel errechneten Geburtstermin und dauert nach der Geburt weitere acht Wochen (bei Früh- und Mehrlingsgeburten zwölf Wochen) an.

Naegele-Regel
→ LF 4, S. 115

Das Mutterschaftsgeld wird mit der Bescheinigung des Arztes oder der Hebamme über den voraussichtlichen Geburtstermin (Muster 3: Bescheinigung über den mutmaßlichen Tag der Entbindung; → Abb. 1) bei der Krankenkasse beantragt.

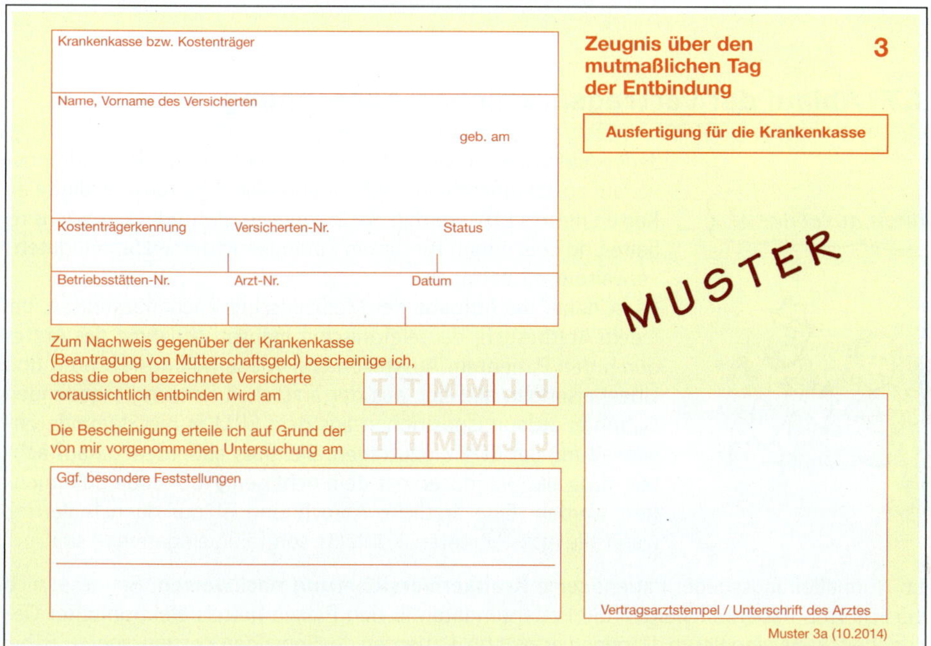
Krankenkasse bzw. Kostenträger
Name, Vorname des Versicherten
geb. am
Kostenträgerkennung | Versicherten-Nr. | Status
Betriebsstätten-Nr. | Arzt-Nr. | Datum

Zeugnis über den mutmaßlichen Tag der Entbindung 3

Ausfertigung für die Krankenkasse

MUSTER

Zum Nachweis gegenüber der Krankenkasse (Beantragung von Mutterschaftsgeld) bescheinige ich, dass die oben bezeichnete Versicherte voraussichtlich entbinden wird am T T M M J J

Die Bescheinigung erteile ich auf Grund der von mir vorgenommenen Untersuchung am T T M M J J

Ggf. besondere Feststellungen

Vertragsarztstempel / Unterschrift des Arztes

Muster 3a (10.2014)

Abb. 1 Formular für die Bescheinigung über den mutmaßlichen Tag der Entbindung: Die Krankenkasse benötigt diese Bescheinigung zur Errechnung der Mutterschutzfrist und zur Auszahlung des Mutterschaftsgeldes.

Der gesamte Leistungskatalog ist für alle gesetzlichen Krankenkassen identisch. Darüber hinaus haben alle Krankenkassen aber die Möglichkeit, in ihren Satzungen weitere Leistungsverpflichtungen festzuschreiben **(Satzungsleistungen)**. Diese Mehrleistungen können die Krankenkassen im Rahmen ihres gesetzlich eingeräumten Ermessensspielraumes selbst festlegen: Der Gesetzgeber regelt die Zulässigkeit der Zusatzleistungen, die Krankenkassen das Ausmaß dieser Zusatzleistungen. Daher nennt man sie auch **Ermessensleistungen**.

Beispiele für diese Satzungs- oder Ermessensleistungen sind z. B. (ergänzende) Leistungen zur häuslichen Krankenpflege, Kostenübernahme alternativer Heilmethoden oder Reiseimpfungen. Durch die Zunahme des Leistungswettbewerbs unter den Krankenkassen wird es zu einer weiteren Ausweitung von Satzungsleistungen kommen.

Von den Leistungen der GKV zu unterscheiden sind diejenigen medizinischen Leistungen, die vom Patienten gewünscht werden, aber das Maß des Notwendigen überschreiten und damit nicht zum gesetzlichen Leistungsanspruch gehören. Diese Leistungen dürfen von der GKV nicht übernommen werden.
Sie werden als ❙ **Individuelle Gesundheitsleistungen (IGeL)** bezeichnet und müssen privat bezahlt werden. Hierzu gehören z. B. ästhetische Operationen aus dem Bereich der Schönheitschirurgie und Leistungen zur Früherkennung eines erhöhten Augeninnendruckes (Glaukom), bevor verschiedene Symptome darauf hinweisen.

Individuelle Gesundheitsleistungen
→ LF 11, S. 239

Nachfolgende Übersicht fasst die Leistungen der GKV zusammen:

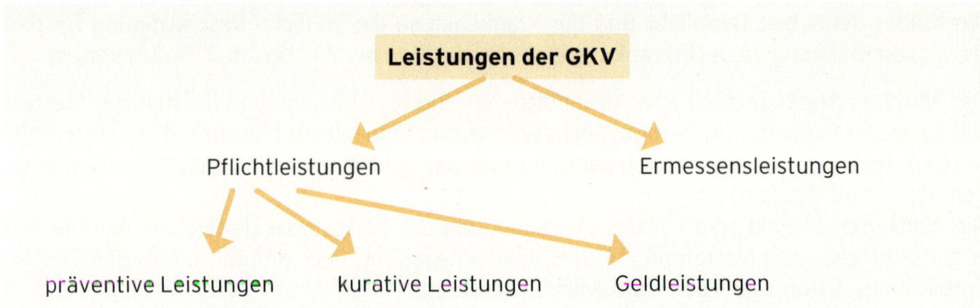

1.7 Ablauf der vertragsärztlichen Abrechnung

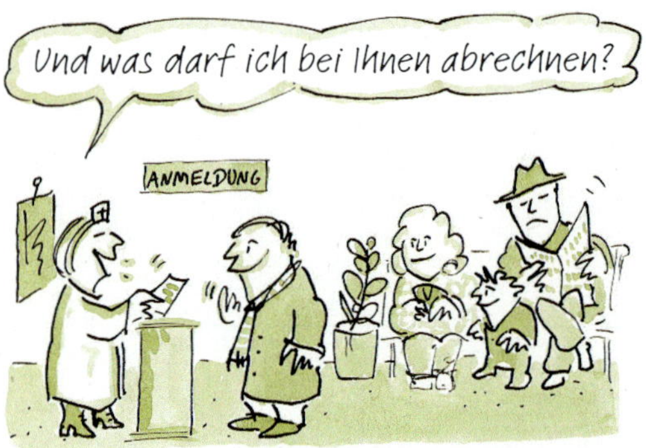

Jeder Arzt ist verpflichtet, für jeden Patienten den Behandlungsverlauf zu dokumentieren. Auf Patientenkarteikarten oder digitalen Karten mittels EDV werden die Diagnosen, Befunde, Gesprächsinhalte und Leistungen für diesen Patienten in dessen Stammdatenverwaltung eingetragen.

Es ist daher die Aufgabe der Medizinischen Fachangestellten, bei jedem Arztbesuch, bei telefonischer Inanspruchnahme des Arztes durch den Patienten, Ausstellen von Wiederholungsrezepten und Überweisungen alle sich aus der ärztlichen Leistung ergebenden Gebührenordnungspositionen aus dem EBM in die Stammdatenverwaltung der EDV einzutragen. Sie muss außerdem darauf achten, dass alle Diagnosen mit dem richtigen ICD-Code dokumentiert werden. Eine ärztliche Abrechnung ist nur dann fehlerfrei, wenn alle Arzt-Patienten-Kontakte sorgfältig eingetragen sind.

ICD-Code
→ LF 4, S. 114

Im Normalfall muss jeder Patient seine **Krankenversicherung nachweisen**: Bei gesetzlich versicherten Patienten werden die Patientendaten in den Praxen mittels elektronischer Gesundheitskarte eingelesen. Dagegen erfolgt bei Patienten der Sonstigen Kostenträger, z. B. bei Arbeitsunfällen (berufsgenossenschaftlichen/BG-Unfällen) und Schulunfällen, die Aufnahme auch ohne Versichertenkarten. Werden Originalscheine abgegeben (z. B. Formulare des Sozialamts), müssen diese bis zur Quartalsabrechnung aufbewahrt (blanko, ohne Eintragungen aus der Praxis) und mit der Abrechnung der KV übermittelt werden.

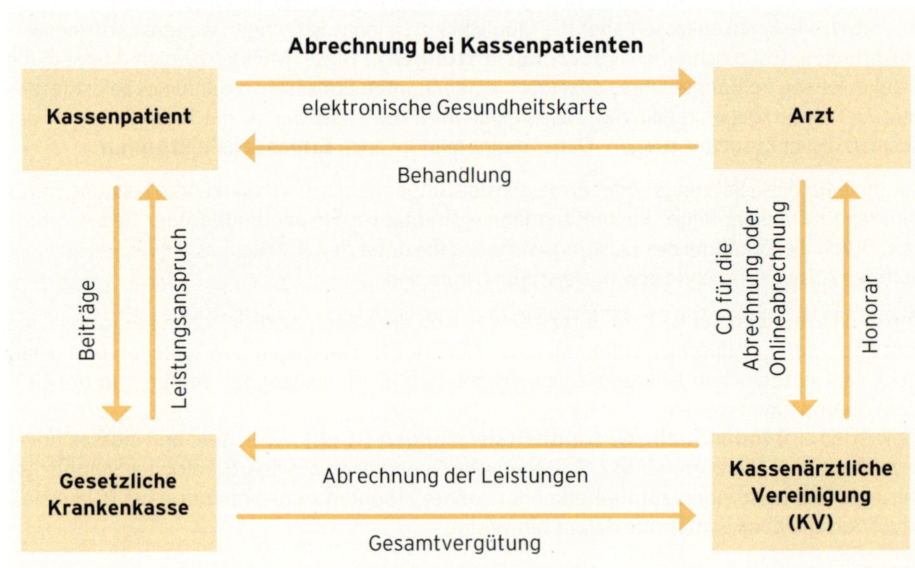

Die Regelungen für Patienten, die mit einem Überweisungsschein kommen, sind KV-abhängig unterschiedlich. In einigen KV-Gebieten sind die Überweisungsscheine – nur mit Arztstempel versehen – der Quartalsabrechnung beizufügen, in anderen KV-Gebieten müssen die Überweisungsscheine nach dem aktuellen Quartal noch weitere vier Quartale in den Praxen aufbewahrt werden.

Abrechnungsscheine müssen nach Wegfall der manuellen Abrechnung nur noch im Ersatzverfahren ausgefüllt werden.

Abrechnungsschein
→ LF 4, S. 114

Quartalsabrechnung

Die Abrechnung der vertragsärztlichen Leistungen erfolgt über die jeweils für den Vertragsarztsitz zuständige Kassenärztliche Vereinigung. Die Krankenkassen zahlen entsprechend § 85 SGB V zunächst die Beiträge für alle ihre Versicherten und deren mitversicherte Familienangehörige als Gesamtvergütung an die KV des betreffenden Bezirks. Anschließend verteilt die KV die Gesamtvergütung an die Vertragsärzte.

Der Honorarverteilungsvertrag (HVV) (früher Honorarverteilungsmaßstab HVM) regelt diese Verteilung. Hier werden arztgruppenspezifische Grenzwerte festgelegt, bis zu denen die von der Arztpraxis erbrachten Leistungen mit einem festen Eurobetrag zu vergüten sind (Regelleistungsvolumina RLV). Erbringt der Arzt mehr Leistungen, überschreitet er also den Grenzwert, führt dies zur Vergütung der überschreitenden Leistungsmenge mit abgestaffelten Eurobeträgen. Das Regelleistungsvolumen eines Arztes bezieht auch das unterschiedliche Alter der Patienten mit ein.

MERKE

Die Abrechnung erfolgt quartalsweise. Ein Kalenderjahr teilt sich für die ärztliche Abrechnung in **vier Quartale** auf:
1. Quartal vom 1. Januar bis 31. März
2. Quartal vom 1. April bis 30. Juni
3. Quartal vom 1. Juli bis 30. September
4. Quartal vom 1. Oktober bis 31. Dezember

Nach Ende eines Quartals muss die Arztpraxis alle Abrechnungsdaten ihrer gesetzlich versicherten Patienten an die KV übermitteln. In Arztpraxen, die über EDV gesteuert werden, geschieht die Quartalsabrechnung
- mittels Ausdruck der Abrechnungsscheine,
- als Datenträger-Abrechnung (DTA), bei der eine CD an die KV übermittelt wird, oder
- online direkt an die KV. Seit dem dritten Quartal 2013 darf nur noch ausschließlich online abgerechnet werden.

Neben den digitalen Daten werden zusätzlich noch folgende Unterlagen bei der KV eingereicht:
- Abrechnungsscheine, die im Ersatzverfahren ausgefüllt wurden sowie Notfall-/Vertretungsscheine
- Abrechnungsscheine für Patienten der Sonstigen Kostenträger
- je nach KV evtl. Überweisungsscheine
- Fallzahlmeldung, gegliedert nach M (= Mitglied), F (= Familienangehöriger), R (= Rentner) und G (= Gesamt)
- Erklärung des Arztes über die ordnungsgemäße Durchführung der Abrechnung

Fallzahl
Anzahl aller abgerechneten (vertragsärztlichen) Krankenbehandlungen im Quartal

Das EDV-System der Praxis übernimmt heute das Sortieren und Zählen der Behandlungsfälle und die Prüfung der Eintragungen auf Plausibilität automatisch. Es ist außerdem möglich, täglich die aktuelle Abrechnungssituation der Praxis darstellen zu lassen, um Regelleistungsvolumen zu beachten.

plausibel
glaubhaft

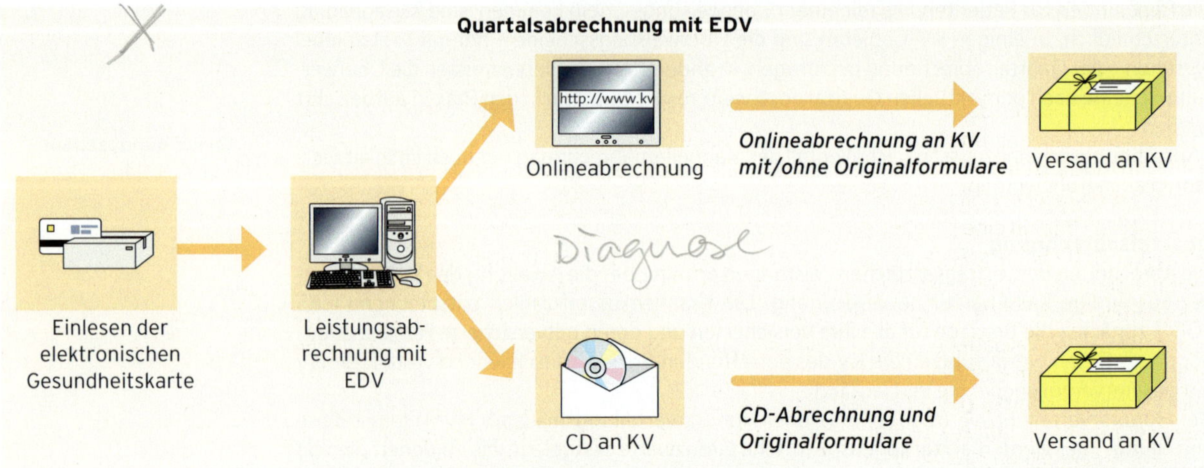

Ist die Abrechnung bei der KV eingegangen, finden dort verschiedene Prüfungen der Abrechnung statt. Die KV ist zu folgenden Kontrollen der vertragsärztlichen Abrechnung verpflichtet:

- **Prüfung auf sachlich-rechnerische Richtigkeit**
- **Plausibilitätskontrolle:** Kontrolle, ob die Diagnosen zu den abgerechneten Gebührenordnungspositionen passen, ob der Arzt überhaupt die Berechtigung besitzt, bestimmte Leistungen, z. B. Ultraschalluntersuchungen, zu erbringen, und ob die Abrechnungsgrundsätze des EBM beachtet worden sind
- **Wirtschaftlichkeitsprüfung:** Prüfung, ob die erbrachten Leistungen kostengünstig gewählt wurden

Entdeckt die EDV der KV Abrechnungsfehler, streicht diese automatisch die betreffenden abgerechneten Gebührenordnungspositionen. Bei einer solchen nachgewiesenen Falschabrechnung muss der Arzt das Honorar zurückzahlen und wird bestraft. Die eingesetzten Disziplinarmaßnahmen reichen von einer Verwarnung über einen Verweis, über Geldbußen bis 10 000,00 € bis zum Ruhen der Zulassung bis zu zwei Jahren. In schweren Fällen wird ein Zulassungsentziehungsverfahren beantragt und Anzeige erstattet.

Die hier dargestellten Bestimmungen der Abrechnung gelten nur für Leistungen, die über die Kassenärztlichen Vereinigungen abgerechnet werden. Privatliquidationen sind hiervon nicht betroffen. Diese können jederzeit an den Patienten verschickt werden. Auch z. B. Arbeitsunfälle über die Unfallversicherungsträger werden separat abgerechnet sowie in manchen Bundesländern auch Leistungen über die entsprechenden Träger der Sonstigen Kostenträger.

AUFGABEN

1 Nennen Sie die Gruppen, in die sich die Kostenträger einteilen lassen.

2 In welche unterschiedlichen Kassenarten lässt sich die gesetzliche Krankenversicherung einteilen?

3 Welche Daten sind auf einer elektronischen Gesundheitskarte gespeichert?

4 Nennen Sie zuzahlungsbefreite Personengruppen und die Bedingungen, unter denen sie von Zuzahlungen befreit werden.

5 Geben Sie an, wie lange Ihre Praxis den Regelungen Ihrer zuständigen KV entsprechend die Abrechnungsunterlagen nach der Abrechnung aufbewahren muss.

2 Private Krankenversicherung

Für Angestellte, deren Jahresgehalt dauerhaft oberhalb der Versicherungspflichtgrenze liegt, besteht keine Versicherungspflicht mehr in der gesetzlichen Krankenversicherung. Wegen der allgemeinen Krankenversicherungspflicht müssen sie jedoch kranken- (und pflege)versichert sein. Sie können jetzt weiter als freiwillig Versicherte in ihrer bisherigen gesetzlichen Krankenkasse bleiben oder in eine private Krankenkasse wechseln.
Dies gilt auch für Selbstständige, Freiberufler und Beamte: Diese Personengruppen unterliegen zwar der allgemeinen Krankenversicherungspflicht, können sich aber in einer **privaten Krankenversicherung (PKV)** gegen die Risiken durch Krankheit versichern. Sie gelten in den Arztpraxen als Privatpatienten; die ärztlichen Leistungen für diese Versicherten rechnet der Arzt nicht nach dem Einheitlichen Bewertungsmaßstab (EBM) ab, sondern nach der **Gebührenordnung für Ärzte (GOÄ)**.
Neben diesen privat Vollversicherten gibt es Versicherte der GKV, die in der gesetzlichen Krankenversicherung einen Grundschutz gegen das finanzielle Risiko Krankheit haben. Zusätzlich haben diese aber verschiedene Leistungen privat zusatzversichert. Dies betrifft z. B. **Zusatzversicherungen** für Zahnersatz.
Daneben gibt es gesetzlich Versicherte, die sich bei ihrer gesetzlichen Krankenkasse für den Wahltarif **„Kostenerstattung"** entschieden haben. Hierbei werden sie in der Arztpraxis wie Privatpatienten behandelt: Ihre Leistungen werden nach GOÄ abgerechnet und die Patienten zahlen am Behandlungsende die Rechnung des Arztes selbst. Diese Rechnung reichen sie dann zur Erstattung der Kosten bei ihrer gesetzlichen Krankenkasse ein. Diese erstattet jedoch nur die Leistungen, die allen GKV-Patienten zustehen, verwendet dafür die im Vergleich zu einer Privatrechnung nach GOÄ niedrigeren EBM-Eurobeträge und kann zusätzlich noch eine Verwaltungsgebühr vom Erstattungsbetrag abziehen. So ist der Wahltarif „Kostenerstattung" mit erheblichen zusätzlichen Kosten für den Versicherten verbunden.
Auch Individuelle Gesundheitsleistungen (IGeL), also Leistungen außerhalb des Leistungskatalogs der GKV, muss ein gesetzlich Versicherter als Privatpatient begleichen.
Außerdem können auch einige Sonstige Kostenträger (z. B. Postbeamtenkrankenkasse B, KVB) je nach vertraglichen Bestimmungen nach der GOÄ abrechnen und somit auch den privaten Kostenträgern zugerechnet werden.

In der Regel weisen sich Privatpatienten mit dem Mitgliedsausweis ihrer Privatversicherung aus. Zum Teil sind Privatpatienten auch mit einer Versichertenkarte ihrer privaten Krankenversicherung ausgestattet oder benennen einfach auf die Frage der MFA ihre private Krankenversicherung und etwaige Spezialtarife.
Gleich ist immer das Prinzip der **Kosten-** oder **Rückerstattung**: Die Patienten bezahlen die ärztliche Leistung zunächst selbst und bekommen später die Kosten von der Versicherung erstattet. Beamte und ihre Angehörigen haben außerdem die Möglichkeit, sich über die **Beihilfe** ca. 50 bis 80 % der Behandlungskosten von ihrer Dienststelle erstatten zu lassen. Für den restlichen Anteil schließen sie oft eine private Krankenversicherung mit oder ohne Selbstbehalt ab.
Privatpatienten erhalten ihre Verordnungen über ein Privatrezept und müssen diese in der Apotheke vollständig selbst bezahlen. Ihre von den Apotheken abgestempelten Rezepte reichen Privatpatienten dann zusammen mit ihren Arztrechnungen bei ihrer Privatkasse ein und bekommen sie teilweise oder ganz zurückerstattet.

Mit der Einführung der Krankenversicherungspflicht 2009 muss die PKV auch diejenigen versichern, die zuvor freiwillig gesetzlich versichert oder nicht gesetzlich pflichtversichert waren, sich aber z. B. als Rentner oder Selbstständiger mit geringem Einkommen die private Versicherung nicht leisten können. Diese Versicherten werden ohne vorherige ärztliche Untersuchung und ohne Risikozuschläge im **Basistarif** versichert. Sie müssen sich mit einem entsprechenden Nachweis in der Praxis ausweisen, um nach diesem Tarif behandelt zu werden. Der Leistungsumfang hiervon orientiert sich am Leistungskatalog der GKV. Die Behandlung der Basistarif-Versicherten wird durch die KV sichergestellt, d. h., sie dürfen nur von Vertragsärzten behandelt werden, ihre Leistungen werden aber mit geringeren | Steigerungssätzen als in der privaten

Steigerungssätze
→ LF 2, S. 82

„Vollversicherung" nach GOÄ abgerechnet. Der Beitrag für den Basistarif darf den Höchstbeitrag zur gesetzlichen Krankenversicherung nicht überschreiten.

Eine **Privatrechnung nach GOÄ** erhalten:

- privat Vollversicherte
  - mit Gehalt oberhalb der Versicherungspflichtgrenze
  - Selbstständige
  - Freiberufler
  - Beamte
  - Basis- oder Standardtarifversicherte
  - gesetzlich Versicherte mit dem Wahltarif Kostenerstattung
  - Versicherte einiger Sonstiger Kostenträger
- gesetzlich Versicherte, die eine private Zusatzversicherung abgeschlossen haben
- gesetzlich Versicherte, die IGeL-Leistungen in Anspruch nehmen

Der Vorläufer des Basistarifs ist der **Standardtarif**, dem nur noch privat Krankenversicherte angehören können, die bereits vor dem 01. 07. 2007 in ihm versichert waren. Auch hier können nur begrenzte Steigerungssätze abgerechnet werden.

Steigerungssätze der verschiedenen privaten Kostenträger
→ LF 2, S. 82

Für die private Krankenversicherung gilt nicht das Solidaritätsprinzip der GKV (der Leistungsanspruch des Versicherten orientiert sich nicht an der Höhe des Beitrags oder dem Alter des Patienten). Bei der PKV ergeben sich die einkommensunabhängigen Versicherungsbeiträge aus dem Risiko- und dem Äquivalenzprinzip.
Das **Risikoprinzip** besagt, dass sich die Beiträge der privat Versicherten an ihrem individuellen Krankheitsrisiko orientieren. So ist bei älteren Patienten eher mit Erkrankungen zu rechnen, wodurch ihr Beitrag höher angesetzt wird. Daneben müssen Patienten mit Vorerkrankungen bei Eintritt in die private Krankenversicherung höhere Beiträge bzw. Risikozuschläge in Kauf nehmen.
Der Beitrag des Versicherten wird außerdem bestimmt durch das **Äquivalenzprinzip**: Der Versicherte hat die Möglichkeit, die Art und den Umfang der Versicherungsleistungen selbst zu bestimmen. Wählt er Wahlleistungen zum Zahnersatz oder alternative Behandlungsmethoden, zahlt er auch höhere Beiträge.

MERKE

Risikoprinzip: Die Beiträge des privat Krankenversicherten orientieren sich an seinem individuellen Krankheitsrisiko.
Äquivalenzprinzip: Die Beiträge des privat Krankenversicherten orientieren sich am von ihm gewünschten Umfang der Versicherungsleistungen.

Im Gegensatz zur gesetzlichen Krankenversicherung besteht bei der privaten Krankenversicherung keine kostenfreie Mitversicherung der Familienangehörigen (Familienversicherung), auch das Krankengeld und das Mutterschaftsgeld müssen zusätzlich versichert werden.

BEISPIEL

Sind beide Ehepartner erwerbstätig, müssen Kinder über den besserverdienenden Elternteil versichert werden. Ist dieser gesetzlich krankenversichert, dann sind die Kinder beitragsfrei familienversichert; ist der besserverdienende Elternteil privat krankenversichert, dann muss auch jedes der Kinder einzeln und beitragspflichtig privat krankenversichert werden.

AUFGABEN

1 Nennen Sie Arten von Privatpatienten.

2 Erläutern Sie die unterschiedliche Art der Festlegung der Beitragshöhe in der gesetzlichen und in der privaten Krankenversicherung.

3 Geben Sie die Gebührenordnung an, nach der Leistungen für Privatpatienten abgerechnet werden.

3 Sonstige Kostenträger

Neben den Patienten der gesetzlichen oder privaten Krankenversicherungen gibt es auch Patienten, die Leistungsansprüche an andere Kostenträger haben, die sogenannten „Sonstigen Kostenträger". Patienten der Sonstigen Kostenträger sind meist Personengruppen, die auf Grund von gesetzlichen Bestimmungen bzw. Vorschriften Anspruch auf ärztliche Versorgung haben, z. B. Postbeamte A oder Bundeswehrsoldaten. Zum Teil besteht der Leistungsanspruch auch nur für einen bestimmten Zeitraum, z. B. bei Unfallverletzungen, die nicht im privaten Bereich entstanden sind (❙ Arbeits- und Schulunfälle).

Arbeitsunfälle
→ LF 10, S. 209

Da jeder dieser Sonstigen Kostenträger eigene Verträge mit der Kassenärztlichen Bundesvereinigung oder der KV des betreffenden Landes abgeschlossen hat, gibt es keine einheitliche Regelung für den Umfang des Leistungsanspruchs, die Ausweise der Versicherung und die Zuzahlungen.

Außerdem ist das ❙ Abrechnungsverfahren selbst nicht einheitlich geregelt: Die Sonstigen Kostenträger haben sich individuell einer Gebührenordnung zugeordnet. Dies kann der Einheitliche Bewertungsmaßstab (EBM) sein, während einige Sonstige Kostenträger nach GOÄ abrechnen.

Abrechnungsverfahren aller Sonstigen Kostenträger
→ LF 2, S. 50

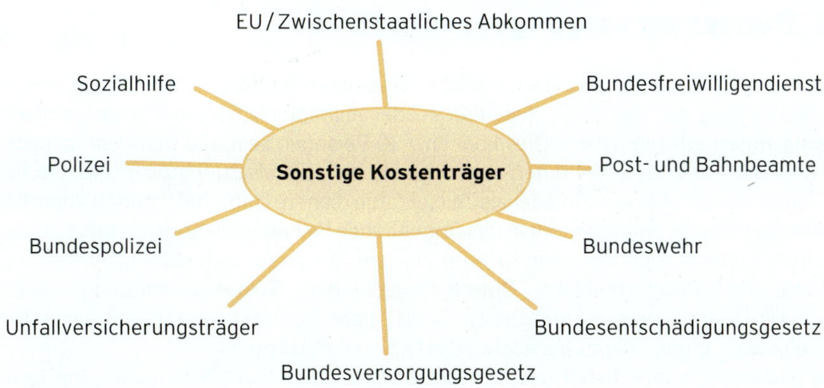

3.1 Abrechnung über die Sozialhilfeträger

Sozialhilfeempfänger und Asylbewerber, die nicht versicherungspflichtig sind, erhalten Gesundheitshilfe vom zuständigen Sozialamt.

Sozialhilfeempfänger sind keine regulären Mitglieder der gesetzlichen Krankenversicherung, sie werden jedoch von einer gesetzlichen Krankenkasse betreut, die sie sich aus dem Angebot des zuständigen Sozialhilfeträgers (das örtliche Sozialamt) aussuchen können (macht der Patient von dem Wahlrecht keinen Gebrauch, wird er einer Kasse zugeordnet). Die Kassen übernehmen die Betreuung des Patienten also im Auftrag der Sozialämter, die die Kosten vierteljährlich erstatten.

Sozialhilfeempfänger weisen sich in der Arztpraxis mit einer Versichertenkarte aus (Kennziffer 4 im Statusfeld) und müssen wie die meisten gesetzlich Versicherten Zuzahlungen bis zur Belastungsgrenze begleichen. Darüber hinaus gelten die gleichen Abrechnungsregeln wie für alle gesetzlich Versicherten.

HINWEIS

Flüchtlinge und Asylbewerber haben nur einen eingeschränkten Anspruch auf medizinische Versorgung, der im **Asylbewerberleistungsgesetz** definiert ist. Art und Umfang der notwendigen Leistung wird jedoch in der Regel vom behandelnden Vertragsarzt bestimmt, entsprechend dem medizinischen Erfordernis.

Auch die medizinische Versorgung von Flüchtlingen und **Asylbewerbern** wird vom örtlichen Sozialamt erstattet. Der Behandlungsanspruch ist allerdings in den ersten 15 Monaten des Aufenthalts in Deutschland beschränkt auf akut behandlungsbedürftige Krankheiten und Schmerzzustände sowie Schutzimpfungen und Mutterschaftsleistungen. Asylbewerber erhalten den in der Praxis vorzulegenden Krankenbehandlungsschein beim örtlich zuständigen Sozialamt. Bei Überweisungen müssen die Asylbewerber diese zunächst vom Sozialamt genehmigen oder sich dafür einen neuen Krankenbehandlungsschein ausstellen lassen. Notfallbehandlungen können über den Notfall-/Vertretungsschein (Muster 19) abgerechnet werden.

In der Arztpraxis muss darauf geachtet werden, für welchen Zeitraum der Behandlungsschein gültig ist; Leistungen, die außerhalb dieses Zeitraums abgerechnet werden, können vom Amt nicht anerkannt werden. Bei einem längeren Aufenthalt in Deutschland erwerben Asylbewerber einen Anspruch auf eine eGK einer gesetzlichen Krankenkasse. Seit Januar 2016 kann auch an Flüchtlinge und Asylbewerber, die sich noch keine 15 Monate in Deutschland aufhalten, eine eGK ausgegeben werden, um die medizinische Versorgung für die Betroffenen zu erleichtern (hier bestehen regionale Unterschiede). Die eGK für Asylbewerber, die sich länger als 15 Monate in Deutschland aufhalten, ist im Statusfeld mit der Ziffer 4 gekennzeichnet, wohingegen die eGK von Flüchtlingen und Asylbewerbern mit kürzerem Aufenthalt die Statusziffer 9 tragen.

Patient	Behandlungsausweis
Sozialhilfeempfänger	eGK, Statusziffer 4
Asylbewerber (länger als 15 Monate in Deutschland)	eGK mit Statusziffer 4 oder Krankenbehandlungsschein
Flüchtlinge und Asylbewerber (kürzer als 15 Monate in Deutschland)	eGK mit Statusziffer 9 oder Krankenbehandlungsschein

3.2 Bundesversorgungsgesetz (BVG)

Das Bundesversorgungsgesetz (BVG) spricht Personen einen Rechtsanspruch auf gesundheitliche Versorgung zu, die durch militärische oder militärähnliche Dienste **gesundheitliche Schädigungen** erlitten haben. Dies können z. B. Personen sein, die sich Verletzungen beim Dienst an der Waffe im 2. Weltkrieg zugezogen haben, die als Bundeswehrsoldaten bei Auslandseinsätzen verletzt wurden oder als Zeitsoldaten dienen. Unter bestimmten Voraussetzungen sind auch deren Hinterbliebenen oder Angehörigen beihilfeberechtigt nach BVG. Leistungsansprüche können auch Personen geltend machen, die dazu nach vergleichbaren Gesetzen berechtigt sind: Bundesseuchen-, Opferentschädigungs-, Soldatenversorgungs-, Häftlingshilfe-, SED-Unrechtsbereinigungsgesetz, Gesetz über die Anerkennung und Versorgung der politisch, rassisch und religiös Verfolgten des Nationalsozialismus.
Diese Personengruppen haben einen Rechtsanspruch auf Gleichbehandlung mit gesetzlich Krankenversicherten, ohne selbst Versicherte der gesetzlichen Krankenversicherung zu sein. Der Kostenträger ihrer in Anspruch genommenen Leistungen ist das Versorgungsamt.

Die Patienten weisen sich in der Praxis durch eine **Versichertenkarte** (Statusziffer: 6) oder einen **Bundesbehandlungsschein (BBS)** aus.
Die Behandlungsausweise stellt diejenige Krankenkasse aus, bei der der Versorgungsberechtigte zuvor versichert war, oder die zuständige Pflichtkrankenkasse (meist die AOK).
Die ärztlichen Leistungen werden vierteljährlich mit der KV nach dem EBM abgerechnet.

Das Bundesversorgungsgesetz unterscheidet die Versorgungsberechtigten nach Grad der Beschädigung in Beschädigte und Schwerbeschädigte. Von dieser Einteilung hängt ab, welchen Behandlungsschein die Versorgungsberechtigten erhalten.

Schwerbeschädigte nach BVG:
Der Beschädigte hat eine Erwerbsfähigkeitsminderung von über 50 % und gilt daher als Schwerbeschädigter. Nach BVG hat er Anspruch auf alle vertragsärztlichen Leistungen, nicht nur für diejenigen Gesundheitsstörungen, die nicht in Zusammenhang mit der anerkannten Schädigung stehen. Er weist sich mit der **Versichertenkarte mit der Statusziffer 6** aus. Bei Formularausdrucken ist neben dem Kassennamen der Zusatz „/BVG“ zu lesen.
Neben dem Beschädigten selbst wird die Karte auch an weitere Personen vergeben. Der Versichertenstatus des Versicherten wird mit folgenden Kürzeln vermerkt:

- **M** – Schwerbeschädigte mit einer Minderung der Erwerbsfähigkeit ab 50 %
- **F** – berechtigte Angehörige, wie z. B. Ehegatten und Kinder, oder sonstige Angehörige, die mit dem Schwerbeschädigten in häuslicher Gemeinschaft leben
- **R** – Pflegepersonen, d. h. Personen, die die unentgeltliche Pflege des Schwerbeschädigten nicht nur vorübergehend übernommen haben

Beschädigte nach BVG:

Der Beschädigte hat eine Erwerbsfähigkeitsminderung von unter 50 %, weshalb er nur im Zusammenhang mit seiner anerkannten Schädigung Leistungen nach BVG erhält. Dies betrifft also die Heilbehandlung von Gesundheitsstörungen, die als Folge einer Schädigung anerkannt oder durch eine anerkannte Schädigungsfolge verursacht wurden. Für die Behandlung ihres Versorgungsleidens weisen sich Beschädigte mit dem **roten | KOV-Bundesbehandlungsschein** aus, auf dem ihre Schädigung oder Schädigungsfolge eingetragen ist (→ Abb. 1). Er wird nur bei privat versicherten Patienten verwendet; bei gesetzlich Versicherten erfolgt die Abrechnung über die Versichertenkarte.

Der Behandlungsschein ist zweiteilig: Der Arzt behält Teil I zur Abrechnung der erbrachten Leistungen mit der zuständigen KV, während Teil II als „vorläufige Anmeldung des Ersatzanspruchs" sofort an die Krankenkasse zurückzusenden ist. Ist eine Überweisung an einen weiteren Arzt zur Mitbehandlung, Weiterbehandlung oder Konsiliaruntersuchung notwendig, muss die Krankenkasse einen weiteren Behandlungsschein ausstellen. Der überweisende Arzt fordert diesen dort an.

KOV
Abkürzung für Kriegsopferversehrte

Teil I Gutschein für den
☐ Arzt ☐ Zahnarzt

Teil I und II für den behandelnden Arzt

Name der Krankenkasse

KOV **Bundesbehandlungsschein für Beschädigte**
(Heilbehandlung nach § 10 Abs. 1 BVG)

Nr.

für das Vierteljahr 19 gültig bis längstens ggf. ab 15.

A

zu hervorgerufen, zu verschlimmert durch schädigende Einwirkungen im Sinne des § 1 BVG

MUSTER

Pflegezulage ja – nein

Ausstellungstag:

Stempel der Krankenkasse und Unterschrift

Anspruch auf Heilbehandlung besteht nur für Gesundheitsstörungen, die als Folge einer Schädigung anerkannt oder durch eine anerkannte Schädigungsfolge verursacht worden sind. Andere Gesundheitsstörungen dürfen auf diesen Schein nicht behandelt werden.

B **Eintragungen des behandelnden Arztes:** (Bitte deutliche Schrift und genaue Angaben sowie Zutreffendes ggf. ankreuzen.)

1. Jetzige Beschwerden des Patienten:

2. Jetzige Diagnosen:

☐ Es liegt ein Unfall oder ein sonstiges Ereignis vor, wodurch Schadenersatzansprüche gegen Dritte begründet werden.
☐ Arbeitsunfall ☐ Sonstiger Unfall (z.B. häuslicher Unfall) ▾ Unfalltag, -ort bzw. -betrieb
☐ Verkehrsunfall ☐ Schlägerei
▾ kurze Schilderung, soweit möglich

MUSTER

☐ Es handelt sich um Gesundheitsstörungen, die durch die anerkannten Schädigungsfolgen verursacht worden sind und auch als selbständiges Leiden auftreten könnten. *)

Ort und Datum

Stempel und Unterschrift des Arztes

*) In diesem Fall ist zur Gewährung der Heilbehandlung die Einwilligung des Versorgungsamtes erforderlich. Wird die Zustimmung erteilt, so hat das Versorgungsamt zu prüfen, ob die Gesundheitsstörung als Folge einer Schädigung anzuerkennen ist und – falls erforderlich – den Beschädigten zur entsprechenden Antragstellung aufzufordern (VV Nr. 1 zu § 10 BVG).

Anmerkung: Der Arzt / Zahnarzt füllt diesen Schein (Teil I und II) im Durchschreibeverfahren aus. Teil I behält der Arzt als Unterlage für die Gebührenforderung zurück (s. Rückseite). Es wird dringend gebeten, innerhalb einer Woche nach Ablauf des Kalendervierteljahres diesen Teil I der Abrechnungsstelle der KV / KZV zu übersenden. Teil II ist vom Arzt / Zahnarzt sofort an die Krankenkasse zurückzusenden. Nachteile aus einer unbegründeten Verzögerung der Rücksendung fallen dem Arzt zur Last. Nach Rücksendung des Teiles II dürfen die vom Arzt / Zahnarzt gemachten Angaben (s.oben) nicht mehr geändert werden; die Änderungen sind in diesem Falle auf der Rückseite der Kostenrechnung zu vermerken. **Bei Überweisung an einen Facharzt oder Arzt für Allgemeinmedizin zur Mitbehandlung, Weiterbehandlung oder Konsiliaruntersuchung ist zur Ausstellung eines weiteren Bundesbehandlungsscheines der Krankenkasse der Überweisungsschein einzureichen.**

Abb. 1 Bundesbehandlungsschein für Beschädigte

Werden Verordnungen für Arznei-, Verband- und Hilfsmittel ausgestellt, dann ist das Markierungsfeld 6 (BVG) anzukreuzen, da die Versorgungsberechtigten alle diese Leistungen ohne Zuzahlung erhalten (zusätzlich ist „Gebühr frei" anzukreuzen). Die Krankenkassen ihrerseits können die vollen Kosten vom Versorgungsamt zurückfordern.
Die Befreiung von Zuzahlungen trifft für Schwerbeschädigte auf alle Leistungen, für Beschädigte jedoch nur auf die Leistungen im Zusammenhang mit dem Versorgungsleiden zu.

Neben den genannten Behandlungsausweisen wird auch der **KOV-Bundesbehandlungsschein mit BVFG-Aufdruck** verwendet. Er gilt für Aus- oder Umsiedler, die nach dem Bundesvertriebenenflüchtlingsgesetz (BVFG) vorübergehend einen Anspruch auf Krankenbehandlung haben. Diese Behandlungsscheine haben eine unbedingt zu beachtende begrenzte Gültigkeitsdauer. Diese Patienten sind nicht von Zuzahlungen befreit.

Patient	Behandlungsausweis
Schwerbeschädigte nach BVG	Versichertenkarte mit der Statusziffer 6
Beschädigte nach BVG	– gesetzlich versichert: Versichertenkarte (Statusziffer: 6) – privat versichert: roter KOV-Bundesbehandlungsschein
Aus- und Umsiedler	KOV-Bundesbehandlungsschein mit BVFG-Aufdruck

3.3 Bundesentschädigungsgesetz (BEG)

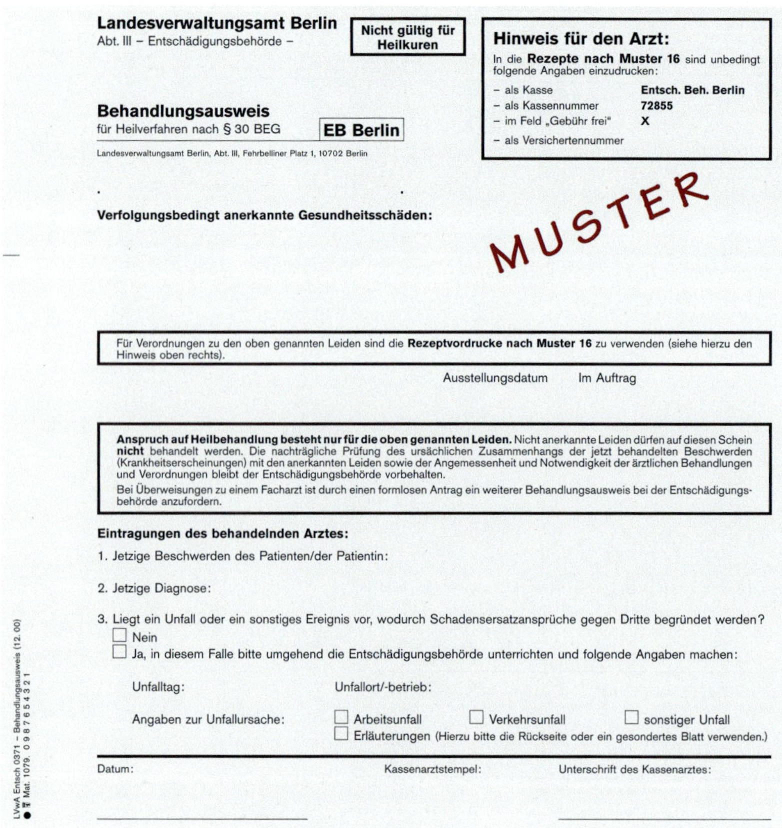
Landesverwaltungsamt Berlin
Abt. III – Entschädigungsbehörde –

Nicht gültig für Heilkuren

Hinweis für den Arzt:
In die **Rezepte nach Muster 16** sind unbedingt folgende Angaben einzudrucken:
– als Kasse **Entsch. Beh. Berlin**
– als Kassennummer **72855**
– im Feld „Gebühr frei" **X**
– als Versichertennummer

Behandlungsausweis
für Heilverfahren nach § 30 BEG **EB Berlin**

Landesverwaltungsamt Berlin, Abt. III, Fehrbelliner Platz 1, 10702 Berlin

Verfolgungsbedingt anerkannte Gesundheitsschäden:

MUSTER

Für Verordnungen zu den oben genannten Leiden sind die **Rezeptvordrucke nach Muster 16** zu verwenden (siehe hierzu den Hinweis oben rechts).

Ausstellungsdatum Im Auftrag

Anspruch auf Heilbehandlung besteht nur für die oben genannten Leiden. Nicht anerkannte Leiden dürfen auf diesen Schein **nicht** behandelt werden. Die nachträgliche Prüfung des ursächlichen Zusammenhangs der jetzt behandelten Beschwerden (Krankheitserscheinungen) mit den anerkannten Leiden sowie der Angemessenheit und Notwendigkeit der ärztlichen Behandlungen und Verordnungen bleibt der Entschädigungsbehörde vorbehalten.
Bei Überweisungen zu einem Facharzt ist durch einen formlosen Antrag ein weiterer Behandlungsausweis bei der Entschädigungsbehörde anzufordern.

Eintragungen des behandelnden Arztes:
1. Jetzige Beschwerden des Patienten/der Patientin:
2. Jetzige Diagnose:
3. Liegt ein Unfall oder ein sonstiges Ereignis vor, wodurch Schadensersatzansprüche gegen Dritte begründet werden?
☐ Nein
☐ Ja, in diesem Falle bitte umgehend die Entschädigungsbehörde unterrichten und folgende Angaben machen:

Unfalltag: Unfallort/-betrieb:

Angaben zur Unfallursache: ☐ Arbeitsunfall ☐ Verkehrsunfall ☐ sonstiger Unfall
☐ Erläuterungen (Hierzu bitte die Rückseite oder ein gesondertes Blatt verwenden.)

Datum: Kassenarztstempel: Unterschrift des Kassenarztes:

LVwA Entsch 0371 – Behandlungsausweis (12.00)
Mat. 1079. 0 9 8 7 6 5 4 3 2 1

Abb. 1 Behandlungsausweis nach BEG: Die Abrechnung erfolgt auf der Rückseite dieses roten Formulars über die KV, die für den behandelnden Arzt zuständig ist.

Das Bundesgesetz zur Entschädigung für Opfer der nationalsozialistischen Verfolgung regelt die Ansprüche von politisch und rassisch Verfolgten aus der Zeit des Nationalsozialismus. Dies betrifft auch die gesundheitlichen Leiden der Opfer. Diese sowie deren Angehörige haben demzufolge Anspruch auf Krankenversorgung nach dem Bundesentschädigungsgesetz, wenn sie nicht Mitglied einer gesetzlichen Krankenkasse sind.
Das Gesetz unterscheidet ebenso wie das BVG nach verfolgungsbedingten und nicht verfolgensbedingten Leiden:

- Für die Behandlung aller **nicht verfolgungsbedingten Leiden** erhält der Anspruchsberechtigte eine Versichertenkarte einer zuständigen gesetzlichen Krankenkasse. Für eine Überweisung wird das Formular „Überweisungsschein" (Muster 6 der Vordruckvereinbarungen) verwendet. Die Leistungen rechnet der Arzt nach EBM über die KV ab.
- Zur Heilbehandlung **aller anerkannten verfolgungsbedingten** Leiden stellt das Landesverwaltungsamt Berlin, Abt. III (Entschädigungsbehörde) einen roten Behandlungsausweis aus (→ Abb. 1).

Für Verordnungen verwendet der Arzt die vom Entschädigungsamt ausgestellten Verordnungsblätter, alternativ auch das Rezept nach Muster 16. Für Überweisungen beantragt er einen weiteren Behandlungsausweis beim Entschädigungsamt Berlin.

Die Leistungen rechnet der Arzt nach EBM über die KV ab.

Alle Anspruchsberechtigten des BEG müssen keine Zuzahlungen leisten; des Weiteren gelten für sie die gleichen Abrechnungsgrundsätze wie für die BVG-Anspruchsberechtigten.

3.4 Zwischenstaatliche Sozialversicherungsabkommen (SVA)

Die Behandlung von Patienten, die im Ausland krankenversichert sind, kann je nach Herkunftsland unterschiedlich abgerechnet werden.

Ausländische Patienten mit Wohnsitz in Deutschland
Diese Patienten besitzen eine elektronische Gesundheitskarte einer deutschen gesetzlichen Krankenversicherung, deren Name mit dem Zusatz „SVA" (Sozialversicherungsabkommen) ergänzt ist (z. B. AOK NordWest/SVA). Im Statusfeld ist an zweiter Stelle die Kennziffer 7 oder 8 angegeben.
Dies betrifft z. B. deutsch-niederländische Grenzgänger. Für diese Patienten gelten die gleichen Bestimmungen wie für gesetzlich Versicherte: Sie erhalten die gleichen Leistungen und zahlen alle Zuzahlungen.

Patienten aus den Staaten des europäischen Wirtschaftsraums (EWR) und der Schweiz
Patienten aus der EU bzw. dem Europäischen Wirtschaftsraum oder der Schweiz, die sich als Touristen vorübergehend in Deutschland aufhalten, haben Anspruch auf Leistungen, die während ihres Aufenthalts in Deutschland medizinisch notwendig sind. Sie weisen sich mit ihrer **Europäischen Krankenversicherungskarte (EHIC = European Health Insurance Card)** oder einer **provisorischen Ersatzbescheinigung (PEB)** aus. Außerdem muss ein **Identitätsnachweis** (gültiger Reisepass oder Personalausweis) vorgelegt werden. Die EHIC ist in der Regel in der jeweiligen Amtssprache ausgestellt und nicht mit dem Kartenlesegerät lesbar.

Europäische Versichertenkarte → LF 2, S. 29

Folgende Schritte sind notwendig:

- Die MFA kopiert EHIC bzw. PEB und Identitätsnachweis jeweils zweimal.

↓

- Alternativ wird Muster 80 (Dokumentation des Behandlungsanspruchs von im Ausland Versicherten) ausgefüllt, abgestempelt und unterschrieben.

↓

- Der Patient füllt Muster 81 (Erklärung des Patienten) aus und bestätigt darauf mit seiner Unterschrift, dass er nicht zum Zwecke der medizinischen Behandlung eingereist ist. Er muss auf diesem Formular auch eine aushelfende deutsche Krankenkasse auswählen.

↓

- Die Kopien und Formulare müssen umgehend an die ausgewählte Krankenkasse geschickt werden. Die Zweitkopie und die Durchschläge werden zwei Jahre aufbewahrt.

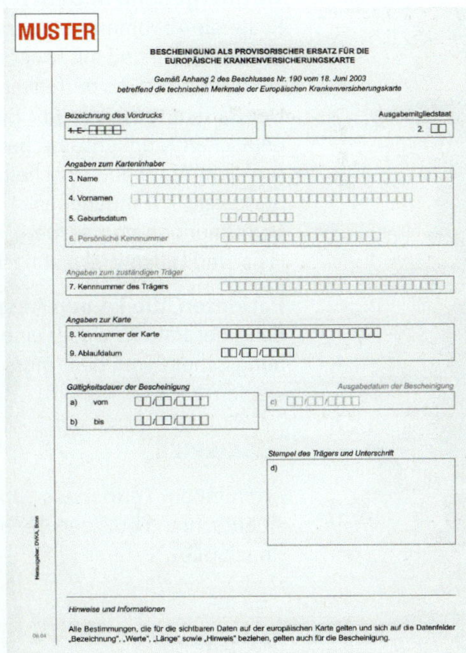
MUSTER

BESCHEINIGUNG ALS PROVISORISCHER ERSATZ FÜR DIE EUROPÄISCHE KRANKENVERSICHERUNGSKARTE

Gemäß Anhang 2 des Beschlusses Nr. 190 vom 18. Juni 2003 betreffend die technischen Merkmale der Europäischen Krankenversicherungskarte

Bezeichnung des Vordrucks: 1. E- ☐☐☐☐
Ausgabemitgliedstaat: 2. ☐☐

Angaben zum Karteninhaber
3. Name
4. Vornamen
5. Geburtsdatum ☐☐/☐☐/☐☐☐☐
6. Persönliche Kennnummer

Angaben zum zuständigen Träger
7. Kennnummer des Trägers

Angaben zur Karte
8. Kennnummer der Karte
9. Ablaufdatum ☐☐/☐☐/☐☐☐☐

Gültigkeitsdauer der Bescheinigung
a) vom ☐☐/☐☐/☐☐☐☐
b) bis ☐☐/☐☐/☐☐☐☐

Ausgabedatum der Bescheinigung
c) ☐☐/☐☐/☐☐☐☐

Stempel des Trägers und Unterschrift
d)

Herausgeber: DVKA, Bonn

Hinweise und Informationen

Alle Bestimmungen, die für die sichtbaren Daten auf der europäischen Karte gelten und sich auf die Datenfelder „Bezeichnung", „Werte", „Länge" sowie „Hinweis" beziehen, gelten auch für die Bescheinigung.

06.04

Abb. 1 Provisorische Ersatzbescheinigung (PEB) für Patienten aus Staaten des europäischen Wirtschaftsraums

Der Patient muss außerdem Zuzahlungen leisten. Die Behandlung wird dann im **Ersatzverfahren** mittels Abrechnungsschein (Muster 5) mit der KV abgerechnet. Hier müssen Name, Vorname, Geburtsdatum, die gewählte Krankenkasse (mit dem Zusatz SVA) und die Statuskennziffer 1 0007 eingetragen werden. Die Kopien sind nach dem EBM mit der GOP 40144 und der Versand der Unterlagen mit der GOP 40120 berechnungsfähig.

Ersatzverfahren → LF 2, S. 30

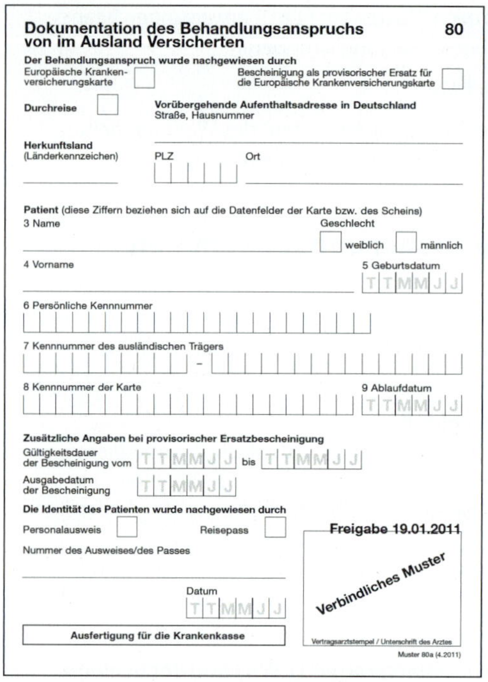

Dokumentation des Behandlungsanspruchs von im Ausland Versicherten 80

Der Behandlungsanspruch wurde nachgewiesen durch
Europäische Krankenversicherungskarte ☐ Bescheinigung als provisorischer Ersatz für die Europäische Krankenversicherungskarte ☐

Durchreise ☐ **Vorübergehende Aufenthaltsadresse in Deutschland** Straße, Hausnummer

Herkunftsland (Länderkennzeichen) PLZ Ort

Patient (diese Ziffern beziehen sich auf die Datenfelder der Karte bzw. des Scheins)
3 Name Geschlecht ☐ weiblich ☐ männlich
4 Vorname 5 Geburtsdatum T T M M J J
6 Persönliche Kennnummer
7 Kennnummer des ausländischen Trägers
8 Kennnummer der Karte 9 Ablaufdatum T T M M J J

Zusätzliche Angaben bei provisorischer Ersatzbescheinigung
Gültigkeitsdauer der Bescheinigung vom T T M M J J bis T T M M J J
Ausgabedatum der Bescheinigung T T M M J J

Die Identität des Patienten wurde nachgewiesen durch
Personalausweis ☐ Reisepass ☐
Nummer des Ausweises/des Passes
Datum T T M M J J

Freigabe 19.01.2011
Verbindliches Muster
Vertragsarztstempel / Unterschrift des Arztes

Ausfertigung für die Krankenkasse

Muster 80a (4.2011)

Abb. 1 Dokumentation des Behandlungsanspruchs von im Ausland Versicherten (Muster 80)

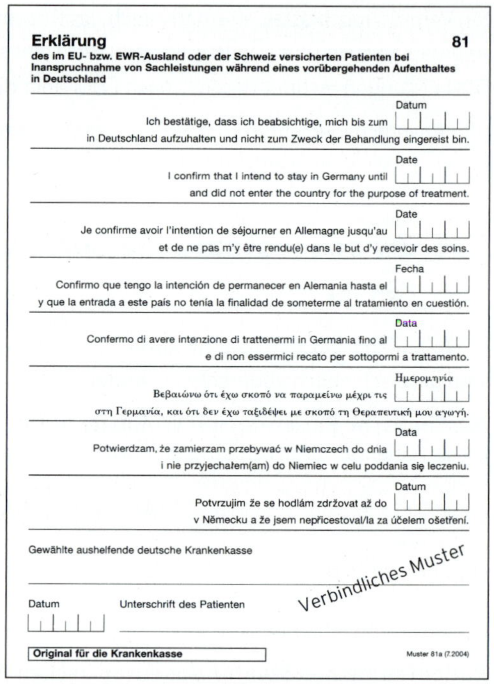

Erklärung 81
des im EU- bzw. EWR-Ausland oder der Schweiz versicherten Patienten bei Inanspruchnahme von Sachleistungen während eines vorübergehenden Aufenthaltes in Deutschland

Ich bestätige, dass ich beabsichtige, mich bis zum (Datum) in Deutschland aufzuhalten und nicht zum Zweck der Behandlung eingereist bin.

I confirm that I intend to stay in Germany until (Date) and did not enter the country for the purpose of treatment.

Je confirme avoir l'intention de séjourner en Allemagne jusqu'au (Date) et de ne pas m'y être rendu(e) dans le but d'y recevoir des soins.

Confirmo que tengo la intención de permanecer en Alemania hasta el (Fecha) y que la entrada a este país no tenía la finalidad de someterme al tratamiento en cuestión.

Confermo di avere intenzione di trattenermi in Germania fino al (Data) e di non essermici recato per sottopormi a trattamento.

Βεβαιώνω ότι έχω σκοπό να παραμείνω μέχρι τις (Ημερομηνία) στη Γερμανία, και ότι δεν έχω ταξιδέψει με σκοπό τη Θεραπευτική μου αγωγή.

Potwierdzam, że zamierzam przebywać w Niemczech do dnia (Data) i nie przyjechałem(am) do Niemiec w celu poddania się leczeniu.

Potvrzuji že se hodlám zdržovat až do (Datum) v Německu a že jsem nepřicestoval/la za účelem ošetření.

Gewählte aushelfende deutsche Krankenkasse

Datum Unterschrift des Patienten

Verbindliches Muster

Original für die Krankenkasse

Muster 81a (7.2004)

Abb. 2 Erklärung des in EU- bzw. EWR-Ausland oder der Schweiz versicherten Patienten (Muster 81)

Patienten aus Ländern mit bilateralem Abkommen über soziale Sicherheit, die sich vorübergehend in Deutschland aufhalten

Bilaterale Abkommen über soziale Sicherheit mit Bezug zur Krankenversicherung bestehen z. B. mit der Türkei und mit Kroatien. Die Patienten haben allerdings nur eingeschränkten Anspruch auf Leistungen. Es dürfen nur Behandlungen durchgeführt werden, die unaufschiebbar sind.
Der Patient muss sich vor Behandlungsbeginn einen Abrechnungsschein einer aushelfenden deutschen Krankenkasse besorgen (ggf. sind hierauf Behandlungseinschränkungen notiert). Auf dem Abrechnungsschein wird der Name der Kasse mit dem Zusatz SVA ergänzt und im Statusfeld 1 7 angegeben.
Verordnungen von Arznei-, Heil- und Hilfsmitteln sind möglich, allerdings kann der Patient Heil- und Hilfsmittel erst nach Genehmigung durch die aushelfende Krankenkasse einlösen.

Patienten, die keinen Anspruchsnachweis vorlegen

Kann der Patient weder eine gültige EHIC, PEB noch einen Identitätsnachweis oder Abrechnungsschein vorlegen, muss die Behandlung privat auf Basis der GOÄ in Rechnung gestellt werden.

BEISPIEL

Kommt ein Tourist aus Japan zur Behandlung in die Arztpraxis, hat er keinen in Deutschland gültigen Behandlungsausweis. Der Arzt stellt ihm eine Privatrechnung nach GOÄ.

Patient	Behandlungsausweis
Ausländische Patienten mit Wohnsitz in Deutschland	eGK einer deutschen gesetzlichen Krankenkasse
Patienten aus den Staaten des europäischen Wirtschaftsraums (EWR) und der Schweiz	EHIC oder PEB, zusätzlich Identitätsnachweis
Patienten aus Ländern mit bilateralem Abkommen über soziale Sicherheit	Abrechnungsschein einer deutschen gesetzlichen Krankenkasse

3.5 Freie Heilfürsorge

Staatliche Dienststellen tragen eine besondere Fürsorgepflicht gegenüber Berufsgruppen mit erhöhtem Berufsrisiko: Im Rahmen der freien Heilfürsorge übernehmen die Dienststellen für bestimmte Personen- bzw. Berufsgruppen die Krankheitskosten.

Freie Heilfürsorge gilt für
- Polizeivollzugsbeamte der Länder,
- Polizeivollzugsbeamte der Bundespolizei,
- Beamte im Einsatzdienst der Berufsfeuerwehr,
- Justizbeamte des Strafvollzugs und
- Soldaten der Bundeswehr.

Die Anspruchsberechtigten nehmen entweder unentgeltlich an der vertragsärztlichen Versorgung teil, oder aber die Dienststelle stellt einen eigenen ärztlichen Dienst zur Verfügung. Im letzteren Fall gibt es für die Versorgung der Anspruchsberechtigten eigene Ärzte: Diese Patienten haben Anspruch auf unentgeltliche Behandlung im polizeiärztlichen Dienst oder der truppenärztlichen Versorgung, d. h., dass die Patienten im Krankheitsfall den eigenen ärztlichen Dienst konsultieren müssen. In der Regel wird also ein Polizeiarzt/Truppenarzt aufgesucht und nur im Notfall oder per Überweisung darf ein niedergelassener Vertragsarzt in Anspruch genommen werden.

MERKE

Krankenversorgung innerhalb der freien Heilfürsorge
- **mit** eigenem ärztlichen Dienst → Behandlung bei Vertragsärzten nur mit Überweisung
- **ohne** eigenen ärztlichen Dienst → unentgeltliche Behandlung durch Vertragsärzte (mit eGK)

Die freie Heilfürsorge gilt nicht für Familienmitglieder; diese sind ggf. beihilfeberechtigt und müssen sich selbst versichern. Beamte der Feuerwehr, Polizei, Bundespolizei, Justiz u. a. können Versorgungslücken mit Krankenversicherungen, wie z. B. der Freien Arzt- und Medizinkasse (FAMK), schließen. Angehörige der FAMK haben eine Versichertenkarte. Sie müssen keine Zuzahlungen leisten und werden nach dem EBM über die KV abgerechnet.

Polizeivollzugsbeamte der Länder

Die Versorgung der Polizeibeamten ist in den Ländern unterschiedlich zwischen dem jeweiligen Innenministerium und der betreffenden KV geregelt.
Besteht ein polizeiärztlicher Dienst, so ist dieser aufzusuchen. Gibt es diesen nicht, weisen sich die Polizeibeamten zur Behandlung durch einen Vertragsarzt mit einer Versichertenkarte oder einem Behandlungsschein aus. Es gilt in der Regel eine Befreiung von Zuzahlung.

Polizeivollzugsbeamte der Bundespolizei (BPOL)

Innerhalb der Bundespolizei stehen eigene Ärzte zur Verfügung, die für die Behandlung der Beamten zuständig sind. Eine vertragsärztliche Versorgung der Polizeivollzugsbeamten außerhalb der Versorgungsleistungen durch die Ärzte der BPOL erfolgt daher in der Regel nach Vorlage von folgenden Behandlungsausweisen:
- **Überweisungsschein** eines Polizeiarztes der BPOL:
  Erkrankte Bundespolizisten dürfen an Vertragsärzte zur Durchführung bestimmter Leistungen überwiesen werden, die innerhalb der Bundespolizei nicht erbracht werden können. Dabei sind die namentlich durch die BPOL bestimmten ausführenden Ärzte an die genauen Überweisungsaufträge gebunden. Sollten weitere Maßnahmen erforderlich sein, ist eine neue Überweisung der Bundespolizei-Ärzte nötig (Ausnahme: Notfallbehandlungen). Auch Einweisungen zur stationären sowie zur belegärztlichen Krankenhausbehandlung sind – außer im Notfall – nur durch Bundespolizei-Ärzte möglich. Arznei- und Verbandmittel sowie Heil- und Hilfsmittel können grundsätzlich nur von Bundespolizei-Ärzten verordnet werden. Sollte im Notfall eine Verordnung durch den Vertragsarzt notwendig sein, erfolgt diese auf dem Arzneiverordnungsblatt (Muster 16).

Auf dem Formular sind zusätzlich zu den Personalien folgende Angaben erforderlich:
- der Vermerk „Notfall"
- Die Behörde/Dienststelle des Beamten/Bundespolizisten ist zuzahlungspflichtig.

Sprechstundenbedarf → LF 6, S. 154

- Da die Bundespolizei an der Erstattung der Verordnungskosten beteiligt ist, können Mittel aus dem **Sprechstundenbedarf** für die Behandlung entnommen werden.
- Vorlage einer **Versichertenkarte**: Nur diejenigen Beamten sind mit einer Versichertenkarte ausgestattet, an deren Dienststandort keine Polizeiärzte der BPOL zur Verfügung stehen. Die Abrechnung erfolgt über die zuständige KV.

Soldaten der Bundeswehr

Für Bundeswehrsoldaten gelten in der Regel die gleichen Richtlinien wie für Beamte der Bundespolizei. Auch für Soldaten ist – außer im Notfall – eine vertragsärztliche Behandlung nur auf Überweisungsschein von Truppenärzten möglich, ebenso wie Verordnungen nur im Notfall zulässig sind. Hier ist dann die zusätzliche Angabe von Dienstgrad, Personenkennziffer, Truppenteil und der Dienststandort der Patienten auf Muster 16 notwendig.
Die Bundeswehr ist an der Sprechstundenbedarfsvereinbarung beteiligt.

3.6 Bundesfreiwilligendienst (BFD)

Der Bundesfreiwilligendienst ist der Ersatz für den ausgesetzten Zivildienst und tritt neben die weiteren Freiwilligendienste Freiwilliges Soziales Jahr (FSJ) und Freiwilliges Ökologisches Jahr (FÖJ).

Sozialversicherungen → LF 1, S. 8

Trotz des geringen Entgelts (Taschengeld) ist die Tätigkeit innerhalb des BFD versicherungspflichtig in der gesetzlichen Krankenversicherung. Während der Dienstzeit sind BFD-Teilnehmer eigenständiges Mitglied in der gesetzlichen Arbeitslosen-, Renten-, Kranken-, Pflege- und Unfallversicherung. Sie weisen sich in der Arztpraxis wie jeder gesetzlich Versicherte mit der elektronischen Gesundheitskarte aus und erhalten die gleichen Leistungen.
Die Einsatzstelle zahlt die gesamten Beiträge an die Krankenkasse, also den Arbeitgeber- und den Arbeitnehmeranteil. War der Teilnehmer am BFD zuvor familienversichert, so ruht diese Versicherung während der Zeit des BFD. Sie kann später wieder aufleben, etwa wenn eine Berufsausbildung aufgenommen wird, ein weiterer Schulbesuch ansteht oder ein Studium begonnen wird.
Ausnahmen gelten für privat versicherte Bundesfreiwillige, die 55 Jahre oder älter sind: Sie können in der Regel einer gesetzlichen Krankenkasse nicht mehr beitreten. Sie bleiben Mitglied ihrer privaten Krankenversicherung und müssen die Beiträge zum größten Teil selbst übernehmen. Die Einsatzstelle kann die Beiträge zur privaten Versicherung nicht zahlen, da eine Pflichtversicherung in der gesetzlichen Krankenversicherung besteht.

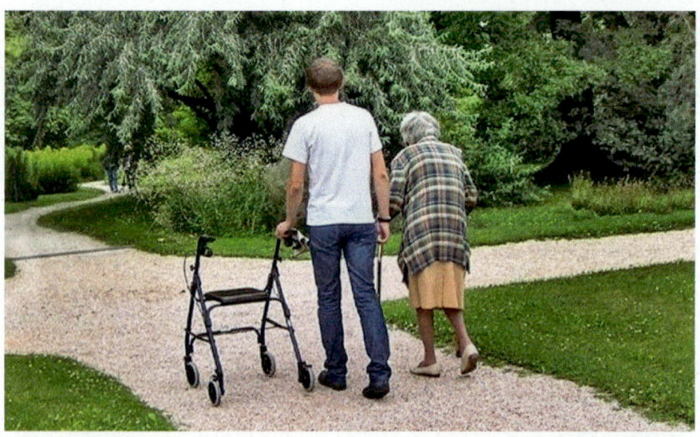

Abb. 1 Der Bundesfreiwilligendienst ist der Ersatz für den ausgesetzten Zivildienst.

3.7 Postbeamte und Bahnbeamte

Obwohl die Deutsche Bundespost und die Deutsche Bundesbahn keine Staatsunternehmen mehr sind, beschäftigen die Nachfolgeunternehmen die Post- und Bahnbeamten weiter. Die zuständige Postbeamtenkrankenkasse (PbeaKK) und die Krankenversorgung der Bundesbahnbeamten (KVB) sind zwar keine gesetzlichen Krankenversicherungen in Sinne des SGB V, sie erfüllen die Fürsorgepflicht der Dienststelle jedoch in besonderer Form. Die Leistungsansprüche der unteren Besoldungsgruppen sind durch Verträge mit der Kassenärztlichen Bundesvereinigung geregelt, Patienten der oberen Besoldungsgruppen treten in der Praxis als Privatpatienten auf.

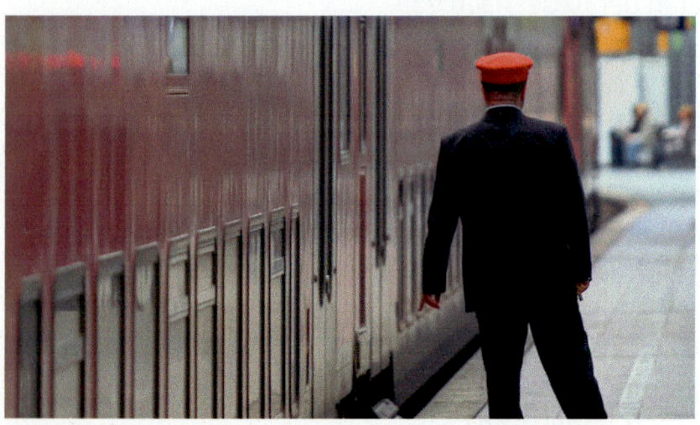

Abb. 2 Die Deutsche Bahn beschäftigt Bundesbahnbeamte weiter.

Postbeamte

Postbeamte der Gruppe A, die der Besoldungsgruppe A2 bis 6 angehören, weisen sich in der Praxis mit einer Versichertenkarte der PbeaKK der Gruppe A aus. Ihre Behandlung wird nach EBM über die KV abgerechnet. Postbeamten-A-Patienten haben die gleichen Leistungsansprüche wie gesetzlich Versicherte; sie müssen bei Verordnungen zuzahlen. Vertragsärzte dürfen diese Patienten jedoch nur behandeln, wenn sie dem Vertrag zwischen KBV und PbeaKK beigetreten sind.

Postbeamte der Gruppe B treten als Privatpatienten mit besonderen GOÄ-Steigerungssätzen auf und sind Empfänger der Privatrechnung. Über die Postbeamtenkrankenkasse und die Beihilfe können sie privatärztliche Leistungen erstattet bekommen.

GOÄ-Steigerungssätze für Postbeamte
→ LF 2, S. 82

Bahnbeamte

Die unteren Besoldungsgruppen der Bahnbeamten, die **Bundesbahnbeamten der Beitragklassen I–III der Krankenversorgung der Bundesbahnbeamten (KVB)**, weisen sich durch die Mitgliedskarte aus, auf der die Beitragsklasse angegeben ist. Die Mitglieder dieser Krankenkasse und ihre mitversicherten Angehörigen sind dem Arzt gegenüber Selbstzahler; ihre Leistungen werden nach GOÄ mit einer Liquidation abgerechnet. Allerdings weichen die maximalen Steigerungssätze für die Patienten von denen der anderen Privatpatienten ab.

GOÄ-Steigerungssätze für Bahnbeamte
→ LF 2, S. 82

Heilbehandlung der durch Dienstunfall verletzten Bundesbahnbeamten (Beamte des Bundeseisenbahnvermögens) und Postbeamten

In der Abrechnung von Dienstunfällen von Bundesbahn- und Postbeamten gibt es kaum Unterschiede. Bei beiden ist die Behandlung über eigene Verträge zwischen der Unfallkasse Post und Telekom bzw. dem Präsidenten des Bundeseisenbahnvermögens und der Kassenärztlichen Bundesvereinigung geregelt. Das D-Arzt-Verfahren und die UV-GOÄ finden daher hier **keine** Anwendung.

Nach den oben genannten Verträgen haben die durch Dienstunfall verletzten oder an einer als Dienstunfall geltenden Krankheit leidenden Beamten Anspruch auf Erstattung der notwendigen und angemessenen Kosten der Heilbehandlung.

Die Rechnungsstellung nach der Behandlung von Dienstunfällen erfolgt bei Postbeamten an die Unfallkasse Post und Telekom Tübingen und bei Bundesbahnbeamten (Beamte des Bundeseisenbahnvermögens) an den Präsidenten des Bundeseisenbahnvermögens Berlin.

D-Arzt-Verfahren
→ LF 10, S. 214
UV-GOÄ
→ LF 2, S. 95
GOÄ-Steigerungssätze für durch Dienstunfall verletzte Bundesbahn- und Postbeamte
→ LF 2, S. 82

3.8 Unfallversicherungsträger

Die **Unfallversicherung** gehört zu den Sozialversicherungen und damit zu den **staatlichen Pflichtversicherungen**. Das Sozialgesetzbuch Band VII legt die Bestimmungen und Gesetze hierzu fest. Zu den **Leistungen der Unfallversicherung** gehören die Verhütung von Arbeitsunfällen, die Heilung von Unfallverletzten durch Heilbehandlung oder die finanzielle Entschädigungen für Unfallfolgen.

Als Unfallversicherungsträger für alle Arbeitsunfälle, Berufskrankheiten, Schüler-, Studenten- und Kindergartenunfälle sind ausschließlich die gewerblichen und landwirtschaftlichen Berufsgenossenschaften (BG) und die Eigenunfallversicherungsträger (Unfallversicherungsträger der öffentlichen Hand) zuständig. In der Unfallversicherung sind alle Arbeitnehmer **pflichtversichert**, wobei die Beiträge vom Arbeitgeber allein aufgebracht werden.

Die gewerblichen BGs und der Unfallversicherungsträger der öffentlichen Hand sind Mitglieder des Spitzenverbands Deutsche Gesetzliche Unfallversicherung.
www.dguv.de

MERKE

Ein **Arbeitsunfall** liegt vor, wenn
1. die von einem Unfall betroffene Person versichert ist (alle Arbeitnehmer, Schüler, Studenten),
2. der Unfall sich bei einer versicherten Tätigkeit ereignet hat (wie z. B. berufliche Tätigkeit, Kindergarten-, Schul- und Hochschulbesuch),
3. der Unfall sich in einem körperlichen Schaden äußert (z. B. Prellung, Schürfwunde, Verbrennungen).

Arbeitsunfälle
→ LF 10, S. 209

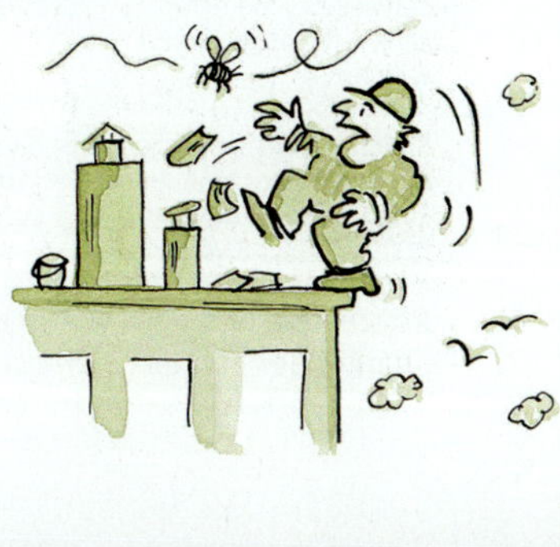

Auch Unfälle, die sich auf dem **Weg** von oder zu der Arbeitsstätte, dem Kindergarten, der Schule oder der Hochschule ereignet haben, gelten als Arbeitsunfälle. Allerdings ist im Regelfall

nur der direkte und unmittelbare Weg versichert. Ausnahmen stellen zwingend nötige Umwege zum oder vom Arbeitsplatz dar, z. B. wenn Eltern ihr Kind vor Arbeitsbeginn zum Kindergarten bringen müssen oder wenn der Umweg infolge einer Fahrgemeinschaft erforderlich ist. Diese Wege sind ebenfalls versichert. Zu beachten ist, dass der Arbeitsweg erst an der Haustür beginnt. Dagegen sind Unfälle im heimischen Treppenhaus private Unfälle, auch wenn sie sich auf dem Weg zur Arbeit ereignen.
Ein Unfall gilt auch dann als Arbeitsunfall, wenn er aus „Gefahren des täglichen Lebens" entsteht, denen der Versicherte im Betrieb, in der Schule, Hochschule oder im Kindergarten ausgesetzt ist, z. B. Hitzschlag, Insektenstiche. Körperschäden ohne erkennbare äußere Einwirkungen, z. B. ein Herzinfarkt, können jedoch nicht als Arbeitsunfall betrachtet werden.
Zusätzlich werden auch **Berufskrankheiten** über die Unfallversicherungsträger abgerechnet: Eine Berufskrankheit liegt immer vor, wenn eine Krankheit in unmittelbarem Zusammenhang mit der ausgeübten beruflichen Tätigkeit auftritt, z. B. eine fortbestehende infektiöse Leberentzündung (Hepatitis) einer MFA infolge einer Nadelstichverletzung nach der Blutentnahme bei einem Patienten.
Unfälle im privaten Umfeld, z. B. beim Skifahren oder beim Heimwerken, sind keine Arbeitsunfälle und können nicht von der gesetzlichen Unfallversicherung getragen werden. In diesen Fällen trägt die Behandlung die gesetzliche oder private Krankenversicherung.

Die UV-GOÄ und das Abkommen zum Vertrag zwischen Ärzten und Unfallversicherungsträgern finden Sie unter www.kvhessen.de

Die kommentierte Gebührenordnung mit Abrechnungshinweisen ist einzusehen unter www.medical-text.de

Der Arzt rechnet alle Arbeitsunfälle nach Beendigung der Behandlung über die Gebührenordnung **UV-GOÄ** direkt mit dem zuständigen Unfallversicherungsträger ab. Die UV-GOÄ ähnelt in Aufbau und Leistungsbeschreibungen der GOÄ; der zu Grunde liegende Vertrag regelt die Durchführung der Heilbehandlung, die Vergütung sowie die Art und Weise der Abrechnung.

Die folgende Tabelle stellt die jeweiligen Bestimmungen der Abrechnung bei **allen Sonstigen Kostenträgern** zusammen:

Kostenträger	Behandlungsausweis	Gebührenordnung	Abrechnung an	Zuzahlung bei Verordnungen	Bemerkungen
Postbeamte Gruppe A	eGK	EBM	KV	ja	
Bundesfreiwilligendienst	eGK	EBM	KV	ja	
Freie Arzt- und Medizinkasse (FAMK)	eGK	EBM	KV	nein	
BVG/KOV-Leistungsanspruch nur für anerkannte Schädigungsfolgen	roter Bundesbehandlungsschein, Versichertenkarte (Statusziffer: 6)	EBM	KV	nein	
BVG/KOV-Schädigungsfolgen und sonstige Leiden auch bei Angehörigen, Hinterbliebenen und Pflegepersonen	eGK, Kennziffer 6 im Statusfeld	EBM	KV	nein	mit Zusatz BVG/KOV hinter der ausstellenden Krankenkasse
BVFG	roter Bundesbehandlungsschein mit BVFG-Aufdruck	EBM	KV	ja	Gültigkeitsdauer des Berechtigungsscheins beachten
BEG-Verfolgte sowie deren Angehörige	eGK, Kennziffer 6 im Statusfeld	EBM	KV	nein	mit Zusatz BEG/KOV hinter der ausstellenden Krankenkasse
Sozialhilfeberechtigte, die den gesetzlichen Krankenkassen angegliedert wurden	eGK, Kennziffer 4 im Statusfeld	EBM	KV	Ja	
Sozialhilfeberechtigte mit Krankenschein des zuständigen Sozialamtes, z. B. Asylbewerber	Behandlungsausweis des Sozialamts	EBM	KV	nein	
Polizeivollzugsbeamte der Länder	eGK oder Überweisungsschein	EBM	KV	nein	für Leistungen im Rahmen der Heilfürsorge; sonst: s. S. 82

Kostenträger	Behandlungsausweis	Gebührenordnung	Abrechnung an	Zuzahlung bei Verordnungen	Bemerkungen
Bundespolizei	eGK oder Überweisungsschein	EBM	KV	nein	für Leistungen im Rahmen der Heilfürsorge; sonst: s. S. 82
Bundeswehr (1)	Berechtigungsschein	EBM	KV	nein	für Leistungen im Rahmen der Heilfürsorge
Bundeswehr (2)	Ausweis als Bundeswehrangehöriger	GOÄ Sätze: 2,2 für ärztliche Leistungen, 1,4 für technische Leistungen nach den Abschnitten A, E, M und O	zuständige Dienststelle der Bundeswehr	nein	bei Untersuchungen und Behandlungen von Soldaten ab der Besoldungsgruppe A 8 und höher bei Inanspruchnahme der Wahlleistung „wahlärztliche Leistungen" im Rahmen der stationären Behandlung in zivilen Krankenhäusern
Bundeswehr (3)	Ausweis als Bundeswehrangehöriger	GOÄ Sätze: 1,7 (ärztliche Leistungen), 1,1fach (technische Leistungen Abschnitt A, E und O), 1,0fach (Leistungen Abschnitt M); für stationäre Behandlung bei Inanspruchnahme der Wahlleistung „wahlärztliche Leistungen" gleiche Sätze wie unter Bundeswehr (2)	an Patient oder zuständige Dienststelle der Bundeswehr	nein	für konsiliarische und auswärtige Untersuchungen und Behandlungen von Zivilpersonen, die in Bundeswehrkliniken stationär behandelt werden, für Untersuchungen und Behandlungen im Rahmen der Heilbehandlung von Soldaten fremder Staaten, ggf. deren Familienangehörigen, für Leistungen der Vertragsärzte der Bundeswehr, soweit sie nach Einzelleistungen abgefunden werden, für ärztliche Leistungen, die nicht Gegenstand der kassenärztlichen Versorgung sind und von den KVen nicht sichergestellt werden
SVA, Wohnsitz im Inland, Pauschalabrechnung der Krankenkasse mit dem ausländischen Kostenträger	eGK, Kennziffer 8 im Statusfeld	EBM	KV	ja	
SVA, Wohnsitz im Inland, Abrechnung der Krankenkasse mit dem ausländischen Kostenträger nach tatsächlichem Aufwand	eGK, Kennziffer 7 im Statusfeld	EBM	KV	ja	
SVA, z. B. deutsch-niederländische Grenzgänger	eGK, Kennziffer 7 im Statusfeld	EBM	KV	ja	
SV-Abkommen, zeitweise im Inland, z. B. Touristen	EHIC oder PEB, Kennziffer 7 im Statusfeld	EBM	KV	ja	Auswahl einer Krankenkasse, die die ärztliche Versorgung übernimmt; Ausfüllen von Muster 80 und 81
Arbeits-, Kindergarten-, Schulunfälle (auch Hochschulen)	keine	UV-GOÄ	zuständiger UV-Träger	nein	bei Arbeitsunfällen: Berufsgenossenschaft; bei Schülern, Studenten und Kindergartenkindern: UV-Träger der öffentlichen Hand

AUFGABEN

1 Nennen Sie Beispiele für Versicherte Sonstiger Kostenträger.

2 Geben Sie an, welche Behandlungsausweise die folgenden Patienten vorlegen: Versicherter bei der Bundesbahn, Versicherter über das Sozialamt, Privatpatient, Versicherter der AOK, Bundeswehrsoldat.

3 Nennen Sie Versicherte der Sonstigen Kostenträger, die die Zuzahlungen leisten müssen.

4 Gebührenordnungen in der Arztpraxis

4.1 Entstehung der Gebührenordnungen

In der ärztlichen Praxis gibt es drei Gebührenordnungen, nach denen der Arzt alle anfallenden ärztlichen Leistungen abrechnen muss, da er das Honorar für diese Leistungen nicht individuell und willkürlich festlegen darf. Dies verbietet das Berufsrecht und die Sozialgesetzgebung. Die einzelnen Kostenträger sind dabei jeweils an eine bestimmte Gebührenordnung gebunden.
Alle Leistungen für gesetzlich Krankenversicherte und auch für Versicherte einiger Sonstiger Kostenträger werden über den **Einheitlichen Bewertungsmaßstab (EBM)** abgerechnet. Diese Gebührenordnung dient seit 1978 der Vereinheitlichung von bislang bestehenden Gebührenordnungen der einzelnen gesetzlichen Krankenkassen. Grundlage ist das Sozialgesetzbuch V. Der EBM fasst Bestimmungen aus dem Sozialgesetzbuch V, dem Bundesmantelvertrag – Ärzte (BMV-Ä) und dem Bundesmantelvertrag – Ärzte/Ersatzkassen (EKV) zusammen. Seit seiner Einführung hat der EBM verschiedene Veränderungen erfahren. Diese werden vom **Bewertungsausschuss** beschlossen, der sich aus Vertretern der Kassenärztlichen Bundesvereinigung und Vertretern der gesetzlichen Krankenkassen zusammensetzt.

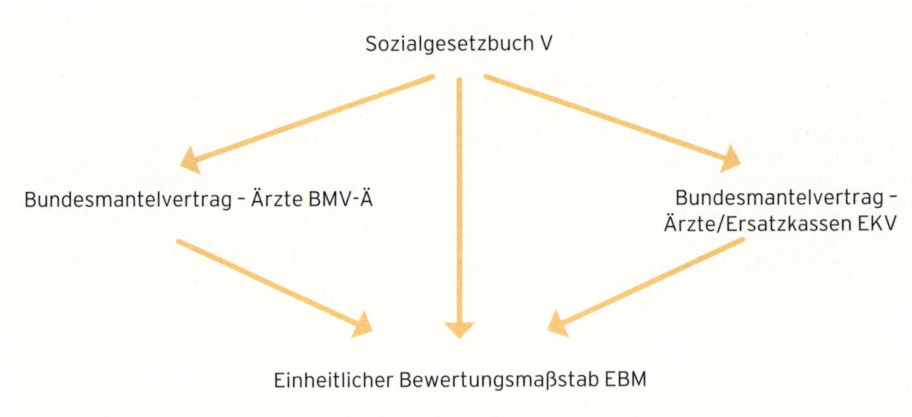

Alle ärztlichen Leistungen außerhalb der gesetzlichen Krankenversicherung werden nach der **Gebührenordnung für Ärzte (GOÄ)** abgerechnet. Dies betrifft Leistungen für Privatpatienten und für Patienten einiger Sonstiger Kostenträger sowie Individuelle Gesundheitsleistungen. Die dritte Gebührenordnung ist die **Gebührenordnung für Ärzte für die Leistungs- und Kostenabrechnung mit den gesetzlichen Unfallversicherungsträgern (UV-GOÄ).** Grundlage für diese Gebührenordnung stellt der Vertrag Ärzte/Unfallversicherungsträger dar. Sie findet Anwendung bei der Abrechnung von ärztlichen Leistungen im Rahmen von Arbeitsunfällen.

MERKE

Gebührenordnungen:
- EBM: für gesetzlich Krankenversicherte und einige Versicherte der Sonstigen Kostenträger
- GOÄ: für Privatpatienten und einige Versicherte der Sonstigen Kostenträger
- UV-GOÄ: bei Arbeits- und Wegeunfällen

4.2 Einheitlicher Bewertungsmaßstab (EBM)

Der Einheitliche Bewertungsmaßstab (EBM) ist die Gebührenordnung für ärztliche Leistungen, die für die Abrechnung ambulanter Behandlungen von Patienten der gesetzlichen Krankenversicherung gilt. Der Arzt dokumentiert die **Gebührenordnungspositionen (GOP)** seiner erbrachten Leistungen nach EBM und rechnet diese Leistungen am Ende jedes Kalendervierteljahres (Quartals) mit der Kassenärztlichen Vereinigung ab. Die KV rechnet ihrerseits mit den gesetzlichen Krankenkassen ab.

Die Kassenärztliche Bundesvereinigung stellt den EBM in der aktuell gültigen Fassung bereit
www.kbv.de

Abrechnung bei Kassenpatienten

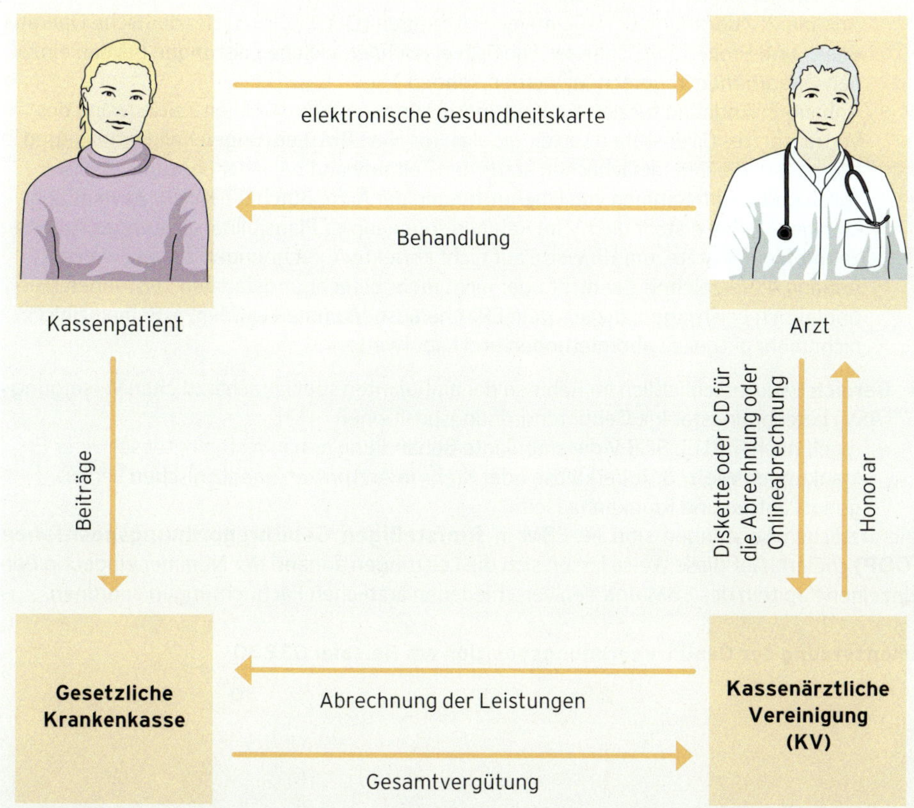

4.2.1 Gliederung des EBM

Der EBM listet alle in der vertragsärztlichen Versorgung berechnungsfähigen Leistungen auf und gliedert sie in unterschiedliche Bereiche. Einzelleistungen sind meist in Pauschalen, z. B. der Versicherten- und der Grundpauschale, zusammengefasst. Alle Leistungen ordnet der EBM der haus- und der fachärztlichen Versorgungsebene zu und gliedert innerhalb des fachärztlichen Bereichs in Fachgebiete. Der EBM ist in sechs Kapitel unterteilt:

- **I Allgemeine Bestimmungen:** Hier finden sich grundlegende Vorschriften und Definitionen, die für alle Vertragsärzte gelten.
- **II Arztgruppenübergreifende allgemeine Leistungen:** Die hier aufgeführten allgemeinen Leistungen sind von allen Vertragsärzten abrechenbar, z. B. Leistungen im organisierten Notdienst.
- **III Arztgruppenspezifische Leistungen:** In diesem Kapitel sind Leistungen aufgelistet, die nur von bestimmten, in der | Präambel genannten Ärzten oder Fachärzten abgerechnet werden dürfen.
  - III a Hausärztlicher Versorgungsbereich, z. B. hausärztliche Versichertenpauschalen
  - III b Fachärztlicher Versorgungsbereich, z. B. fachärztliche Grundpauschalen

Präambel
Einleitung

- **IV Arztgruppenübergreifende spezielle Leistungen:** Um die hier aufgeführten speziellen Leistungen abrechnen zu dürfen, muss der Arzt bestimmte Voraussetzungen erfüllen, z. B. für die Abrechnung allergologischer Leistungen.
- **V Kostenpauschalen (BMÄ und E-GO):** In diesem Kapitel finden sich beispielsweise Pauschalen, die dem Arzt erstattet werden können, z. B. Pauschalerstattungen für Postversand, Kosten für Fotokopien oder Wegegelder bei Hausbesuchen.
- **VI Anhänge:**
  - Anhang 1: Verzeichnis der nicht gesondert berechnungsfähigen Leistungen (Hier ist verzeichnet, welche Leistungen als Teil von Behandlungspauschalen, wie z. B. der hausärztlichen Versicherungspauschale oder den fachärztlichen Grundpauschalen, nicht extra abgerechnet werden können.)
  - Anhang 2: Zuordnung der operativen Prozeduren (OPS) (OPS ist der deutsche Operationen- und Prozedurenschlüssel. Hier ist verzeichnet, welche Leistungen bei den einzelnen Operationen abgerechnet werden können.)
  - Anhang 3: Angaben für den zur Leistungserbringung erforderlichen Zeitaufwand des Vertragsarztes (Hier stehen soweit möglich für alle EBM-Leistungen Kalkulations- und Prüfzeiten, die den tatsächlichen ärztlichen Zeitaufwand bei jeder Leistung abbilden sollen und die im Rahmen von Überprüfungen der Ärzte durch die KV zur Anwendung kommen. Dabei erstellt die KV im Rahmen sogenannter Plausibilitätsprüfungen Arbeitszeitprofile der Ärzte, um Hinweise auf nicht korrekte Abrechnungen zu bekommen.)
  - Anhang 4: Verzeichnis der nicht oder nicht mehr berechnungsfähigen Leistungen (Hier finden sich Leistungen, die aus dem EBM herausgenommen wurden, z. B. medizinisch nicht mehr aktuelle Labormethoden und Laborwerte.)

- **Bereich VII:** Ausschließlich im Rahmen der ambulanten spezialfachärztlichen Versorgung (ASV) berechnungsfähige Gebührenordnungspositionen
  - regelt nach § 116b SGB V die ambulante Behandlung genau festgelegter schwerer Erkrankungen wie z. B. Tuberkulose oder Krebs in Arztpraxen, medizinischen Versorgungszentren und Krankenhäusern

Die ärztlichen Leistungen sind im EBM in **fünfstelligen Gebührenordnungspositionen (GOP)** codiert. Auf diese Weise lassen sich die Leistungen anhand der Nummer eindeutig den einzelnen Kapiteln des EBM und den verschiedenen ärztlichen Fachrichtungen zuordnen.

Zusammensetzung der Gebührenordnungsposition am Beispiel 03230

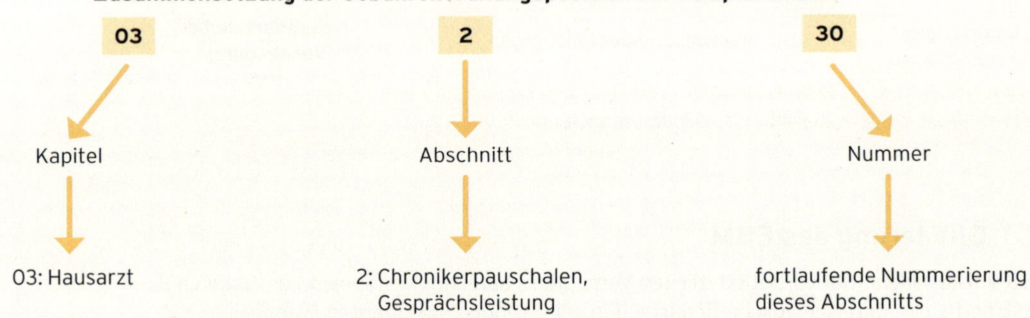

Die Ziffernfolge der GOP 03230 stellt also die GOP für das problemorientierte ärztliche Gespräch dar. Diese Gliederung der Gebührenziffern erleichtert die Zuordnung der Leistung zu den einzelnen Kapiteln des EBM: Die beiden ersten Ziffern geben einen Hinweis auf das betreffende Kapitel, aus dem der Arzt Leistungen abrechnen kann. Diese Struktur wird auch sprachlich zum Ausdruck gebracht.

MERKE

Um die Strukturierung der GOP auch sprachlich zum Ausdruck zu bringen, spricht man die Ziffern folgendermaßen aus:
GOP 03230 *null drei - zweihundertdreißig*
GOP 40120 *vierzig - einhundertzwanzig*

Folgende Ziffern stehen für bestimmte EBM-Kapitel:

- 01, 02 Arztgruppenübergreifende allgemeine Leistungen (von allen Arztgruppen abrechnungsfähig)
- 03–27 Arztgruppenspezifische Leistungen (nur von der entsprechenden Arztgruppe abrechnungsfähig, z. B. 08 – Gynäkologe, 13 – Internist)
- 30 Arztgruppenübergreifende spezielle Leistungen, z. B. Allergologie, Schmerztherapie
- 31 Arztgruppenübergreifende spezielle Leistungen, z. B. ambulante, belegärztliche Operationen, Anästhesien, präoperative Leistungen
- 32 Arztgruppenübergreifende spezielle Leistungen, z. B. Labordiagnostik
- 33 Arztgruppenübergreifende spezielle Leistungen: Ultraschalldiagnostik
- 34 Arztgruppenübergreifende spezielle Leistungen: Radiologie, Computertomografie, Magnetfeld-Resonanz-Tomografie
- 35 Arztgruppenübergreifende spezielle Leistungen: Psychotherapie
- 36 Arztgruppenübergreifende spezielle Leistungen: belegärztliche Leistungen
- 40 Pauschalerstattungen

HINWEIS

Tipp für die praktische Prüfung:
Der EBM hat kein Stichwortregister. Daher ist die Kenntnis des EBM-Aufbaus bzw. die schnelle Orientierung im EBM mit Hilfe des Inhaltsverzeichnisses hilfreich, bestimmte abzurechnende GOPs rasch zu finden.

4.2.2 Allgemeine Bestimmungen (EBM-Bereich I)

Das Kapitel „Allgemeine Bestimmungen" führt allgemeine Vorschriften, Bestimmungen und Richtlinien für die vertragsärztliche Abrechnung auf. Hier sind vor allem wichtige Definitionen herausgestellt:

- **Behandlungsfall:** Umfasst die gesamte Behandlung eines Patienten in derselben Praxis in einem Quartal, die zulasten derselben Krankenkasse abgerechnet wird.

Behandlungsfall nach GOÄ
→ LF 2, S. 88

BEISPIEL

Sonja Meyer sucht im August zweimal wegen ihres hartnäckigen grippalen Infekts die Hausarztpraxis von Dr. Große auf. Im September kommt sie dorthin, um eine Verletzung behandeln zu lassen, die sie sich bei der Gartenarbeit zugezogen hat. Sie besucht also im dritten Quartal dreimal dieselbe Arztpraxis von Dr. Große. Auch wenn es sich um unterschiedliche Erkrankungen gehandelt hat, ist es für die Abrechnung derselbe Behandlungsfall. Eine Leistung, für die im EBM „einmal im Behandlungsfall" vermerkt ist, darf dann nur einmal abgerechnet werden, auch wenn Frau Meyer hierfür dreimal in die Sprechstunde kommt.

- **Krankheitsfall:** Umfasst das aktuelle und die nachfolgenden drei Quartale, in denen Leistungen, bezogen auf dieselbe Krankheit, erbracht werden.

BEISPIEL

Sonja Meyer kommt am 19. 05. zur Beratung im Rahmen der Empfängnisregelung nach GOP 01821 zu ihrer Gynäkologin. Für diese Leistung ist im EBM „einmal im Krankheitsfall" vermerkt. Die Ärztin kann die Leistung frühestens wieder am 01. 04. des Folgejahres abrechnen, also nach Ablauf des aktuellen und drei weiterer Quartale.

- **Betriebsstättenfall:** Umfasst die Behandlung desselben Versicherten in einem Kalendervierteljahr durch einen oder mehrere Ärzte derselben Betriebsstätte oder derselben Nebenbetriebsstätte zulasten derselben Krankenkasse unabhängig vom behandelnden Arzt.

BEISPIEL

Der Hausarzt von Sonja Meyer hat zwei Praxen: eine Hauptbetriebsstätte und eine Nebenbetriebsstätte. Für die Behandlung ihres grippalen Infekts war sie in der Hauptbetriebsstätte, zur Behandlung einer tiefen Schürfwunde an der rechten Schulter in der Nebenbetriebsstätte (s. o.). Obwohl es nur ein Behandlungsfall ist, handelt es sich dennoch um zwei Betriebsstättenfälle.

- **Arztfall:** Umfasst die Behandlung desselben Versicherten durch denselben Vertragsarzt in einem Kalendervierteljahr zulasten derselben Krankenkasse, unabhängig von der Betriebs- oder Nebenbetriebsstätte.

BEISPIEL

Dr. Große behandelt Sonja Meyer in zwei Betriebsstätten, weil er montags bis mittwochs in der Hauptbetriebsstätte tätig ist, donnerstags und freitags aber in der Nebenbetriebsstätte. Da Frau Meyer zwar beide Betriebsstätten aufgesucht hat, dort aber jeweils vom gleichen Arzt behandelt wurde, handelt es sich um nur einen Arztfall.

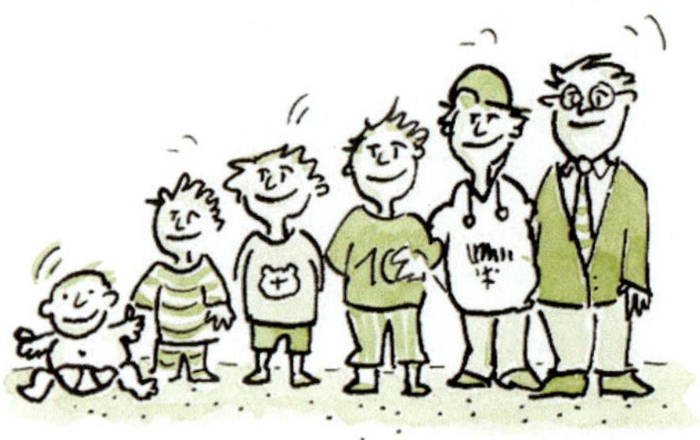

- **Altersdefinition**:
  - **Neugeborenes:** bis zum vollendeten 28. Lebenstag
  - **Säugling:** ab 29. Lebenstag bis zum vollendeten 12. Lebensmonat
  - **Kleinkind:** ab Beginn des 2. bis zum vollendeten 3. Lebensjahr (also ab dem 1. bis zum 3. Geburtstag)
  - **Kind:** ab Beginn des 4. bis zum vollendeten 12. Lebensjahr (also ab dem 3. bis zum 12. Geburtstag)
  - **Jugendlicher:** ab Beginn des 13. bis zum vollendeten 18. Lebensjahr (also ab dem 12. bis zum 18. Geburtstag)
  - **Erwachsener:** ab Beginn des 19. Lebensjahres (also ab dem 18. Geburtstag)

BEISPIEL

Die Schwester von Sonja Meyer ist 14 Jahre alt und daher für die Arztpraxis eine Jugendliche. Ihr dreijähriger Cousin Jonas zählt als Kind, da am dritten Geburtstag das vierte Lebensjahr beginnt. Maßgebend ist das Alter, das der Patient zum Zeitpunkt der ersten Inanspruchnahme im Quartal hat.

- **Persönlicher Arzt-Patienten-Kontakt (APK):** Setzt die räumliche und zeitgleiche Anwesenheit von Arzt und Patient (bzw. ggf. dessen Bezugsperson) und das direkte Gespräch derselben über die Erkrankung voraus.

BEISPIEL

Sonja Meyer kommt in die Sprechstunde von Dr. Große und spricht dort persönlich mit dem Arzt. Bei der Erkrankung ihrer vier Monate alten Cousine Clara spricht dagegen deren Mutter mit dem Arzt, während Dr. Große der bettlägerigen Großmutter Lene Meyer einen Hausbesuch abstattet: Auch hier handelt es sich um persönliche Arzt-Patienten-Kontakte.

- **Andere Arzt-Patienten-Kontakte:** Setzen mindestens einen telefonischen und/oder mittelbaren Kontakt voraus, soweit dies berufsrechtlich zulässig ist. Die unmittelbare Anwesenheit von Arzt und Patient am gleichen Ort ist nicht vorausgesetzt.

BEISPIEL

Um die Ergebnisse ihrer Blutuntersuchung zu erhalten, ruft Sonja Meyer in der Praxis von Dr. Große an, der ihr telefonisch Auskunft gibt. Er könnte ihr die Daten z. B. auch per E-Mail oder per Fax übermitteln. Auch wenn die Mutter von Clara deren Untersuchungsergebnisse erklärt bekommt, ist dies mittelbarer Arzt-Patienten-Kontakt.

MERKE

Ein Telefonat zwischen Arzt und Patient ist kein „persönlicher APK", sondern ein „anderer APK".

- **Obligate und fakultative Leistungsinhalte einer Gebührenordnungsposition:**
  - **Obligate Leistungsinhalte**, die nach einer Gebührenordnungsposition benannt sind, müssen alle verpflichtend erbracht werden. Nur dann darf diese GOP abgerechnet werden. Fehlt auch nur ein Bestandteil des Leistungsinhalts, ist die GOP nicht berechnungsfähig.
  - **Fakultative Leistungsinhalte** einer Gebührenordnungsposition sind Teilleistungen, die einer bestimmten GOP zugeordnet sind, aber nicht unbedingt erbracht werden müssen. Wichtig dabei ist, dass der Arzt oder die Praxis technisch, räumlich und persönlich in der Lage sein muss, die fakultativen Leistungen überhaupt zu erbringen und zu dokumentieren. Kann der Arzt oder die Praxis das nicht, weil z. B. ein Gerät fehlt, dann darf die ganze GOP nicht abgerechnet werden, auch wenn alle obligaten Leistungsinhalte erbracht wurden.

obligat
unvermeidlich, unentbehrlich, unerlässlich

fakultativ
nach freiem Ermessen, freigestellt, nach eigener Wahl

BEISPIELE

1) Dr. Große behandelt den diabetischen Fuß von Lene Meyer: Zur Abrechnung der GOP 02311 gehört als obligater Leistungsinhalt das Abtragen der Nekrosen und die Überprüfung des Schuhwerks von Frau Meyer. Als fakultativer Leistungsinhalt kann, wenn dies nötig ist, auch das Anlegen eines neuen Verbands erfolgen.

2) Dr. Große würde seinen Patienten, die das 35. Lebensjahr vollendet haben, auch gerne jedes zweite Kalenderjahr die Gesundheitsuntersuchung nach GOP 01732 anbieten. Dazu gehört jedoch als fakultativer Leistungsinhalt die Aufzeichnung eines Elektrokardiogramms in Ruhe. Um die GOP 01732 abrechnen zu können, muss sich Dr. Große zunächst ein EKG-Gerät für seine Praxis kaufen, auch wenn die meisten Teilnehmer an der Gesundheitsuntersuchung sich möglicherweise als so gesund herausstellen, dass die Aufzeichnung eines Ruhe-EKGs bei ihnen nicht erforderlich sein wird.

Gesundheitsuntersuchung
→ LF 11, S. 230

4.2.3 Grundleistungen der Arztpraxis

Die berechnungsfähigen Leistungen werden im EBM nach ihrem Umfang bezeichnet als
- Einzelleistung,
- Leistungskomplex,
- Versichertenpauschale,
- Grund-, Konsultations-, Konsiliar- oder Zusatzpauschale,
- Strukturpauschale oder
- Qualitätszuschlag.

Bei der Abrechnung von ärztlichen Leistungen spielen in fast allen vertragsärztlichen Praxen (Ausnahmen: z. B. Radiologen, Labormediziner) die Versicherten- bzw. Grundpauschalen die wichtigste Rolle: Von einer **Versichertenpauschale** wird im hausärztlichen und pädiatrischen Versorgungsbereich gesprochen, von einer **Grundpauschale** im fachärztlichen Versorgungsbereich. Hierbei sind für alle Fachrichtungen die beiden letzten Ziffern der GOP eindeutig dem Alter der betreffenden Patienten zugeordnet.

pädiatrisch
die Kinderheilkunde (Pädiatrie) betreffend, kinderheilkundlich

Bei Überweisungen, bei denen „Ausführung von Auftragsleistungen" angekreuzt ist, oder bei Überweisungen im Zusammenhang mit prä- und postoperativen GOPs bzw. Behandlungskomplexen sowie ambulanten Operationen und der zugehörigen Anästhesien darf vom beauftragten Arzt die angeforderte Leistung und die **Konsultationspauschale** GOP 01436 abgerechnet werden. Ist die beauftragte Leistung aber im EBM-Anhang 1 in der Grundpauschalenspalte (GP) enthalten, dann kann an Stelle der Konsultationspauschale GOP 01436 die jeweilige Grundpauschale abgerechnet werden; die Grundpauschale wird in diesem Fall allerdings von der KV nur zur Hälfte vergütet.

Konsiliarpauschalen werden von Ärzten abgerechnet, die nur nach Überweisung tätig werden können, wie Radiologen oder Laborärzte.

MERKE

Versichertenpauschale Hausarzt
03000 (die KV setzt entsprechend dem Alter des Patienten automatisch eine unterschiedliche Punktzahl für die ärztliche Vergütung an)
Grundpauschale
•••10 (für Versicherte bis zur Vollendung des 5. Lebensjahres)
•••11 (für Versicherte ab dem 6. bis zur Vollendung des 59. Lebensjahres)
•••12 (für Versicherte ab dem 60. Lebensjahr)

Die ersten drei Ziffern ordnen die GOP der jeweiligen Fachrichtung zu, wobei an dritter Stelle der Versichertenpauschale bei Haus- und Kinderärzten eine 0 steht, bei den Grundpauschalen der anderen Fachrichtungen eine 2.

BEISPIEL

Hausarzt: 03000
Kinderarzt: 04000
Augenarzt: 06210, 06211, 06212
Neurologe: 16210, 16211, 16212

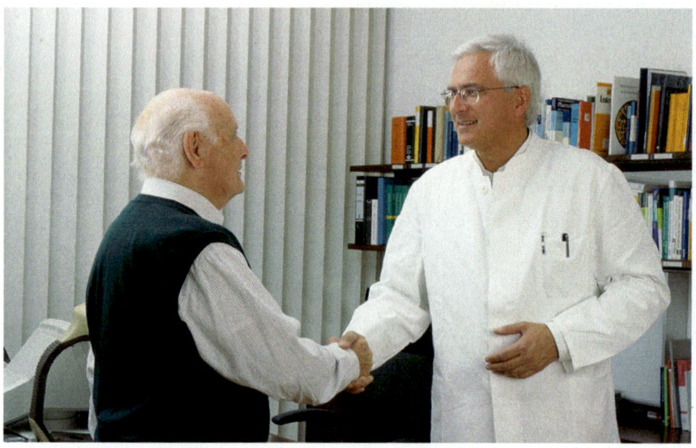

Abb.1 Persönlicher Arzt-Patienten-Kontakt

Die Versicherten- bzw. Grundpauschale kann ein Arzt beim

- ersten
- kurativ-ambulanten
- persönlichen Arzt-Patienten-Kontakt
- im Behandlungsfall

berechnen. Die Präambeln der arztgruppenspezifischen Kapitel des EBM geben an, welche Arztgruppen die angegebenen Pauschalen abrechnen dürfen.
So gibt z. B. die Präambel des Kapitels „IIIa Hausärztlicher Versorgungsbereich" an, welche Ärzte die dortigen GOPs berechen können:

kurativ
curare, lat. = Sorge tragen, pflegen, ärztlich behandeln;
Gegenteil von präventiv = vorbeugend

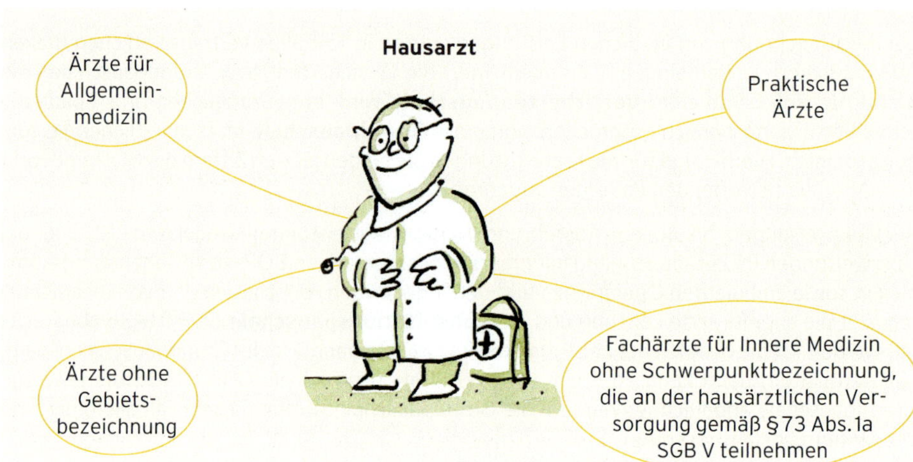

HINWEIS

Praktische Ärzte und Ärzte ohne Gebietsbezeichnung werden heute nicht mehr neu zugelassen.

GOP

Leistungsbezeichnung

in jedem Fall zu erbringender Leistungsinhalt

mögliche, aber nicht zwingend notwenige Leistungsinhalte

Häufigkeit der Abrechenbarkeit

03000	**Versichertenpauschale** (nur für kurative Inanspruchnahme)
	Obligater Leistungsinhalt – persönlicher Arzt-Patienten-Kontakt – je Behandlungsfall Fakultativer Leistungsinhalt – je nach Fachrichtung – in Anhang 1 aufgeführte Leistungen

Einzelleistungen, die nicht neben der Pauschale abgerechnet werden können

BEISPIEL

Herr Maurer (61 Jahre) sucht wegen eines fieberhaften grippalen Infektes die Praxis seines Hausarztes auf. Es ist der erste persönliche Arzt-Patienten-Kontakt im Behandlungsfall.

1. Behandlungstag	03000 (Versichertenpauschale; die KV setzt dem Alter des Patienten entsprechend die betreffenden Punktzahl an)

Die Pauschalen sind nur einmal im Behandlungsfall bzw. bei arztpraxisübergreifender Behandlung nur einmal im Arztfall berechenbar. In der Regel sind sie in jedem kurativen Behandlungsfall, außer bei ausschließlicher telefonischer Inanspruchnahme, abzurechnen, nicht aber bei alleiniger Abrechnung reiner Präventionsmaßnahmen, wie z. B. Vorsorgeuntersuchungen oder Impfungen.

BEISPIELE

1) Frau Weißer (42 Jahre) kommt zur Gesundheitsuntersuchung „Check-up 35" in die Praxis ihrer Hausärztin. Es ist der erste persönliche Arzt-Patienten-Kontakt im Behandlungsfall.

1. Behandlungstag	01732 (Gesundheitsuntersuchung)

Da es sich um eine reine Präventionsmaßnahme handelt, ist die Versichertenpauschale nicht berechenbar.

2) Frau Zuber holt sich telefonischen Rat bei ihrem Kinderarzt. Am nächsten Morgen stellt sie erstmalig ihren zehn Monate alten Sohn in der Sprechstunde vor.
Um 17:30 Uhr sucht Frau Zuber abermals telefonische Beratung beim Arzt.

1. Behandlungstag	~~01435 (Haus-/Fachärztliche Bereitschaftspauschale)~~
2. Behandlungstag	04000 (Versichertenpauschale Kinderarzt)

haus-/fachärztliche Bereitschaftspauschale
→ LF 2, S. 72

Zunächst kann keine Versichertenpauschale, sondern die GOP 01435 notiert werden, da ein ausschließlich telefonischer Arzt-Patienten-Kontakt stattgefunden hat. Finden dann aber andere bzw. weitere Leistungen statt, die die Abrechnung der Versicherten- bzw. der Grundpauschale rechtfertigen, kann diese berechnet werden. Die GOP 01435 wird dann wieder gestrichen, da die telefonische Beratung in der Versichertenpauschale enthalten ist.

3) Der Neurologe Dr. Braun berät im Rahmen der ersten Inanspruchnahme Frau Jürgens (66 Jahre) eingehend über zehn Minuten.

1. Behandlungstag	16212 (Grundpauschale Neurologie für Patienten nach Vollendung des 59. Lebensjahres)

Pauschalen bedeuten, dass der Arzt pauschal für seine Leistung vergütet wird, unabhängig davon, wie groß sein Aufwand ist. In den Pauschalen sind verschiedene **Einzelleistungen** enthalten, die dann nicht mehr gesondert berechnungsfähig sind. Im Anhang 1 des EBM sind im Verzeichnis nicht gesondert berechnungsfähiger Leistungen diejenigen Leistungen aufgeführt, die der Arzt erbringen kann, ohne dass er dafür eine weitere GOP zum Ansatz bringen kann. So ist z. B. nicht nur die Blutentnahme durch Venenpunktion in der Versicherten- und der Grundpauschale, sondern auch das Ruhe-EKG in der Versichertenpauschale enthalten. Beide Leistungen können nicht separat zur Abrechnung gebracht werden.

HINWEIS

Der Anhang 1 listet die nicht gesondert berechnungsfähigen Leistungen tabellarisch auf. Neben der Leistung ist jeweils angekreuzt, ob sie in einer Versichertenpauschale (VP) oder einer Grundpauschale (GP) enthalten ist.

Gleiches gilt für Gebührenordnungspositionen, die mehrere, funktional ähnliche Einzelleistungen zusammenfassen und daher **Leistungskomplex** genannt werden, z. B. GOP 32122 (Vollständiger Blutstatus mittels automatisierter Verfahren). Dies bedeutet, dass – sofern die Einzelleistung eine Teilleistung einer Pauschale oder auch eines Komplexes ist – stets die Pauschale (bzw. der Komplex) abzurechnen ist, wenn die Voraussetzungen für deren Berechnung erfüllt sind. Ebenso kann auch der Komplex nicht neben der Pauschale abgerechnet werden, wenn dieser Teilleistung der Pauschale ist.

MERKE

Bei der Abrechnung der GOPs muss folgende Reihenfolge eingehalten werden:
- Pauschale geht vor Komplex.
- Pauschale und Komplex gehen vor Einzelleistung.

BEISPIEL

Der 30-jährige Klaus Weber sucht seinen Hausarzt wegen akuter Schmerzen im LWS-Bereich auf. Es erfolgt eine Untersuchung, eine intramuskuläre Injektion, Reizstrombehandlung und die Ausstellung einer Arbeitsunfähigkeitsbescheinigung über fünf Tage. Am nächsten Tag wird eine zweite Reizstrombehandlung ohne Arzt-Patienten-Kontakt vorgenommen. Am dritten Tag wird dies wiederholt, der Arzt spricht kurz mit dem Patienten über den weiteren Ablauf der Behandlung.

1. Behandlungstag	03000 (Versichertenpauschale Hausarzt)
2. Behandlungstag	02511 (Elektrotherapie)
3. Behandlungstag	02511 (Elektrotherapie)

Am ersten Behandlungstag berechnet der Arzt die GOP 03000 sowie die GOP 02511 für die Elektrotherapie. Die Injektion ist nicht gesondert berechnungsfähig, da sie in der Versichertenpauschale enthalten ist. Die Elektrotherapie kann auch an den Folgetagen angesetzt werden.

Wichtig ist auch, **Ausschlüsse** zu beachten, die in der Gebührenordnungsposition benannt werden. Das sind die im EBM-Anhang 1 als Teil von hausärztlichen Versicherten- oder fachärztlichen Grundpauschalen genannten Leistungen, die neben diesen Pauschalen nicht gesondert abgerechnet werden dürfen. Manchmal sind auch im EBM unter der jeweiligen GOP in Kursivdruck weitere Positionen genannt, die nicht beim selben Arzt-Patienten-Kontakt oder nicht im selben Behandlungsfall berechnet werden dürfen.

03321 Belastungs-Elektrokardiographie (Belastungs-EKG)

Obligater Leistungsinhalt
- Untersuchung in Ruhe und nach Belastung mit mindestens 12 Ableitungen (...),
- Wiederholte Blutdruckmessung

Die Gebührenordnungsposition 03321 ist nicht neben den Gebührenordnungspositionen 13251, 17330 und 17332 berechnungsfähig.

Die Gebührenordnungsposition 03321 ist im Behandlungsfall nicht neben den Gebührenordnungspositionen 13250, 13545, 13550 und 27321 berechnungsfähig.

Ausschlusspositionen, die **nicht beim selben Arzt-Patienten-Kontakt** berechnet werden dürfen

Ausschlusspositionen, die **nicht im selben Behandlungsfall** berechnet werden dürfen

Arztgruppenspezifische Leistungen: Hausärztlicher Versorgungsbereich

Die Gebührenordnungspositionen aus dem Kapitel IIIa dürfen ausschließlich von **Hausärzten** abgerechnet werden.

Hausärzte
→ LF 2, S. 58

MERKE

Die **Versichertenpauschale** kann folgendermaßen berechnet werden:
- beim ersten **persönlichen Arzt-Patienten-Kontakt**
- im **kurativen** Behandlungsfall, nicht bei Vorsorgeuntersuchungen oder Impfungen

Der einzige obligate Leistungsinhalt der Versichertenpauschale ist der persönliche Arzt-Patienten-Kontakt; außerdem sind viele in **Anhang 1 aufgeführte Einzelleistungen** als fakultativer Leistungsinhalt inbegriffen, die nicht gesondert abgerechnet werden dürfen.
Die Versichertenpauschale für Hausärzte macht **Unterschiede im Alter des Patienten**: Je nach Alter des Patienten erhält der Arzt für die Behandlung eine gestufte Vergütung. Die KV setzt der Pauschale bei der Abrechnung automatisch das Patientenalter hinzu.
Außerdem sieht der EBM für die Versichertenpauschalen vor, zu unterscheiden, ob der Patient zu regulären Sprechstundenzeiten zur Behandlung kommt oder ob die Behandlung **unvorhergesehen notwendig** wird.

03000 Versichertenpauschale

Obligater Leistungsinhalt:
- Persönlicher Arzt-Patienten-Kontakt

Fakultativer Leistungsinhalt:
- Allgemeine und fortgesetzte ärztliche Betreuung eines Patienten in Diagnostik und Therapie bei Kenntnis seines häuslichen und familiären Umfeldes,
- Koordination diagnostischer, therapeutischer und pflegerischer Maßnahmen, insbesondere auch mit anderen behandelnden Ärzten, nichtärztlichen Hilfen und flankierenden Diensten,
- Einleitung präventiver und rehabilitativer Maßnahmen sowie die Integration nichtärztlicher Hilfen und flankierender Dienste in die Behandlungsmaßnahmen,
- Erhebung von Behandlungsdaten und Befunden bei anderen Leistungserbringern und Übermittlung erforderlicher Behandlungsdaten und Befunde anderer Leistungserbringer, sofern eine schriftliche Einwilligung des Versicherten, die widerrufen werden kann, vorliegt,
- Dokumentation, insbesondere Zusammenführung, Bewertung und Aufbewahrung der wesentlichen Behandlungsdaten,
- Weitere persönliche oder andere Arzt-Patienten-Kontakte (...),
- in Anhang 1 aufgeführte Leistungen

einmal im Behandlungsfall
bis zum vollendeten 4. Lebensjahr 236 Punkte
ab Beginn des 5. bis zum vollendeten 18. Lebensjahr 150 Punkte
ab Beginn des 19. bis zum vollendeten 54. Lebensjahr 122 Punkte
ab Beginn des 55. bis zum vollendeten 75. Lebensjahr 157 Punkte
ab Beginn des 76. Lebensjahrs 210 Punkte

präventive und rehabilitative Maßnahmen
z. B. Kuren

flankierende Dienste
z. B. ambulante Pflegedienste

Die hausärztliche Versichertenpauschale GOP 03000 ist auch zu berechnen,
- bei einer Behandlung im **Vertretungsfall** oder
- bei **Überweisung** zur Mit-, Weiterbehandlung oder Konsiliaruntersuchung durch einen anderen hausärztlichen Vertragsarzt.

Beinhaltet die Überweisung einen nach Art und Umfang genau definierten Auftrag (Definitionsauftrag), so ist die Versichertenpauschale GOP 03000 nicht berechnungsfähig.

Zu den hausärztlichen GOPs 03000 und 03030 ist eine **Zusatzpauschale** berechnungsfähig:

03040	**Zusatzpauschale** zu den Gebührenordnungspositionen 03000 und 03030 für die Wahrnehmung des hausärztlichen Versorgungsauftrags gemäß § 73 Abs. 1 SGB V

Obligater Leistungsinhalt:
- Vorhaltung der zur Erfüllung von Aufgaben der hausärztlichen Grundversorgung notwendigen Strukturen
- einmal im Behandlungsfall

Diese Strukturpauschale wird durch die KV zugesetzt und kann auch im Vertretungsfall berechnet werden. Je nach Gesamtanzahl der Behandlungsfälle in der Hausarztpraxis kann die zuständige KV auch Abschläge oder Aufschläge zu dieser Pauschale vornehmen.

In größeren Hausarztpraxen werden die Ärzte durch **nichtärztliche Praxisassistenten** unterstützt. Hierfür kann der Zuschlag GOP 03060 einmal im Behandlungsfall berechnet werden. Außerdem werden die Besuche des Assistenten je Sitzung vergütet: GOP 03062 kann für den Hausbesuch des Assistenten einschließlich der Wegekosten und GOP 03063 für den Mitbesuch des Assistenten einschließlich der Wegekosten berechnet werden.

BEISPIELE

1) Bernhard Schlüter (62 Jahre) sucht wegen eines fieberhaften grippalen Infekts die Sprechstunde seines Hausarztes Dr. Maurer auf. Es ist der erste persönliche Arzt-Patienten-Kontakt im Behandlungsfall. Dr. Mauer untersucht und berät ihn.

1. Behandlungstag	03000 (Versichertenpauschale Hausarzt) 03040 (Zusatzpauschale hausärztlicher Versorgungsauftrag, wird von der KV zugesetzt)

Notfall-/Vertretungsschein → LF 5, S. 144

2) Da Dr. Maurer im Urlaub ist, übernimmt der Vertretungsarzt Dr. Schiller die Behandlung von Clara Weller (32 Jahre), die ebenfalls unter einem grippalen Infekt leidet.

Notfallpauschalen → LF 5, S. 140

1. Behandlungstag	03000 (Versichertenpauschale Hausarzt) 03040 (Zusatzpauschale hausärztlicher Versorgungsauftrag, wird von der KV zugesetzt)

unvorhergesehene Inanspruchnahme → LF 2, S. 68

Dr. Schiller berechnet für die Behandlung auf Muster 19 (Notfall-/Vertretungsschein) die GOP 03000 sowie die Zusatzpauschale 03040.

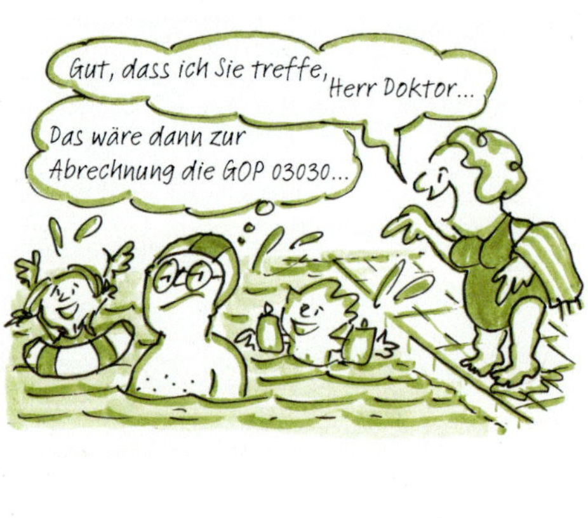
Gut, dass ich Sie treffe, Herr Doktor...
Das wäre dann zur Abrechnung die GOP 03030...

In zwei weiteren Fällen ist es nicht möglich, die „normalen" Versichertenpauschalen abzurechnen: Erfolgt die Behandlung im Rahmen des **organisierten Notfalldienstes**, so sind die Notfallpauschalen nach den GOPs 01210 bis 01219 zu berechnen.

Kommt es dagegen im Behandlungsfall lediglich zu einer **unvorhergesehenen Inanspruchnahme** durch den Patienten, für die die Leistungen nach den GOPs 01100, 01101, 01411, 01412 oder 01415 (unvorhergesehene Inanspruchnahmen und dringende Besuche) abgerechnet werden, so muss der Arzt an Stelle der GOP 03000 die **Versichertenpauschale GOP 03030** berechnen.

03030	**Versichertenpauschale bei unvorhergesehener Inanspruchnahme zwischen 19:00 und 7:00 Uhr, an Samstagen, Sonntagen, gesetzlichen Feiertagen, am 24.12. und 31.12. bei persönlichem Arzt-Patienten-Kontakt**

Obligater Leistungsinhalt:
- Persönlicher Arzt-Patienten-Kontakt im Zusammenhang mit der Erbringung der Leistungen entsprechend den Gebührenordnungspositionen 01100, 01101, 01411, 01412 oder 01415

Fakultativer Leistungsinhalt:
- In Anhang 1 aufgeführte Leistungen

höchstens zweimal im Behandlungsfall

BEISPIEL

Frau Redselig sieht ihren Hausarzt Dr. Fleißig zu Beginn des Quartals am Samstag um 11:00 Uhr beim Einkaufen auf dem Markt und bespricht mit ihm, was sie gegen ihre Schlafstörungen tun könnte. Ein Woche später trifft sie ihn mit seinen Kindern sonntags um 14:00 Uhr im Hallenbad an. Jetzt möchte sie ein Schlafmittel verordnet bekommen, was Dr. Fleißig jedoch aus medizinischen Gründen ablehnt. Im gesamten Quartal kommt kein weiterer Kontakt zu Stande. Für die unvorhergesehenen Inanspruchnahmen samstags um 11:00 Uhr und sonntags um 14:00 Uhr wird zweimal die GOP 01100 abgerechnet. Da kein weiterer Kontakt im Quartal zu Stande kommt, kann zusätzlich sowohl für den Samstag als auch für den Sonntag je einmal die GOP 03030 abgerechnet werden.

Eine Besonderheit stellt die Betreuung von **chronisch Kranken** dar: Hier kann der Arzt zusätzlich zur Versichertenpauschale einmal im Behandlungsfall die Zuschläge 03220 und 03221 abrechnen, wenn er einen Patienten mit einer lang andauernden, lebensverändernden chronischen Erkrankung, z. B. Diabetes mellitus, behandelt. Allerdings setzen die Zuschläge die Angabe der gesicherten Diagnose(n) der chronischen Erkrankungen gemäß ICD-10-GM voraus. Als weiteres Kriterium muss die Notwendigkeit einer kontinuierlichen ärztlichen Behandlung und Betreuung wegen derselben gesicherten chronischen Erkrankung(en) erfüllt sein: Innerhalb von vier Quartalen muss in mindestens drei Quartalen jeweils ein persönlicher Arzt-Patienten-Kontakt wegen dieser Erkrankung erfolgt sein.

HINWEIS

Wegen des langen GOP-Textes wird die GOP auch als „Chronikerpauschale" bezeichnet.

03220	**Zuschlag zu der Versichertenpauschale nach der Gebührenordungsposition 03000 für die Behandlung und Betreuung eines Patienten mit mindestens einer lebensverändernden chronischen Erkrankung**

Obligater Leistungsinhalt:
- Persönlicher Arzt-Patienten-Kontakt

Fakultativer Leistungsinhalt:
- fortlaufende Behandlung hinsichtlich Verlauf und Behandlung der chronischen Erkrankung(en),
- Leitliniengestützte Behandlung der chronischen Erkrankung(en),
- Anleitung zum Umgang mit der/den chronischen Erkrankung(en),
- Koordination ärztlicher und/oder pflegerischer Maßnahmen im Zusammenhang mit der Behandlung der chronischen Erkrankung(en),
- Erstellung und ggf. Aktualisierung eines Medikationsplans und ggf. Anpassung der Selbstmedikation und der Arzneimittelhandhabung,
- Überprüfung und fortlaufende Kontrolle der Arzneimitteltherapie mit dem Ziel des wirtschaftlichen und versorgungsgerechten Umgangs mit Arzneimitteln.

einmal im Behandlungsfall

03221	**Zuschlag zur Gebührenordnungsposition 03220 für die intensive Behandlung und Betreuung eines Patienten mit mindestens einer lebensverändernden chronischen Erkrankung**

Obligater Leistungsinhalt:
- mindestens zwei persönliche Arzt-Patienten-Kontakte,
- Überprüfung und/oder Anpassung und/oder Einleitung von Maßnahmen der leitliniengestützten Behandlung der chronischen Erkrankung(en)

Fakultativer Leistungsinhalt:
- fortlaufende Behandlung hinsichtlich Verlauf und Behandlung der chronischen Erkrankung(en),
- Anleitung zum Umgang mit der/den chronischen Erkrankung(en),
- Koordination ärztlicher und/oder pflegerischer Maßnahmen (...),
- Erstellung und ggf. Aktualisierung eines Medikationsplans (...),
- Überprüfung und fortlaufende Kontrolle der Arzneimitteltherapie (...).

einmal im Behandlungsfall

Neben den Zuschlägen kann bei Patienten mit chronischen Erkrankungen auch das ärztliche Gespräch zusätzlich mit der GOP 03230 berechnet werden. Dies setzt den persönlichen Arzt-Patienten-Kontakt oder das persönliche Gespräch mit einer Bezugperson des Patienten voraus.

03230	**Problemorientiertes ärztliches Gespräch, das aufgrund von Art und Schwere der Erkrankung erforderlich ist**

Obligater Leistungsinhalt:
- Gespräch von mindestens 10 Minuten Dauer,
- mit einem Patienten und/oder ein Bezugsperson

Fakultativer Leistungsinhalt:
- Beratung und Erörterung (...)

je vollendete 10 Minuten

GOP 03230 kann neben der Versichertenpauschale 03000 berechnet werden, es muss sich aber, wenn gleichzeitig auch diagnostische und therapeutische Leistungen erbracht werden, der Arzt-Patienten-Kontakt verlängern.

organisierter Notfalldienst → LF 5, S. 139

Im Notfall oder im organisierten Notfalldienst ist GOP 03230 nicht berechenbar.

Hausärztliche Einzelleistungen und Leistungskomplexe

Das Kapitel IIIa führt weitere Leistungen auf, die vom Hausarzt neben der Versichertenpauschale zusätzlich zu den im Anhang 1 aufgelisteten Einzelleistungen abgerechnet werden dürfen. Die folgende Tabelle zeigt exemplarisch einige dieser GOPs. Manche dieser Leistungen sind nur nach Genehmigung durch die KV oder nach Nachweis bestimmter Qualifikationen berechenbar.

03241	**Computergestützte Auswertung eines kontinuierlich aufgezeichneten Langzeit-EKGs von mindestens 18 Stunden Dauer**
03242	**Testverfahren bei Demenzverdacht**
03321	**Belastungs-Elektrokardiografie (Belastungs-EKG)**
03322	**Aufzeichnung eines Langzeit-EKGs von mindestens 18 Stunden Dauer**
03324	**Langzeit-Blutdruckmessung**
03330	**Spirografische Untersuchung (Lungenfunktionstestung)**
03360	**Hausärztlich-geriatrisches Basisassessment**
03365	**Hausärztlich-geriatrischer Betreuungskomplex**
03370	**Palliativmedizinische Ersterhebung des Patientenstatus inkl. Behandlungsplan**
03371-03373	**Zuschläge für palliativmedizinische Betreuung**

BEISPIELE

1) Nils Schulze (42 Jahre) kommt wegen Schwindelgefühl in seine regelmäßig aufgesuchte Hausarztpraxis von Dr. Große. Nach einem Gehirntumor (C71.9G) besteht bei ihm eine Pflegebedürftigkeit mit Pflegegrad 3. Der Arzt untersucht und berät ihn bei diesem ersten persönlichen Arzt-Patienten-Kontakt im Behandlungsfall ausführlich. Einige Tage später berichtet Herr Schulze Dr. Große vom Erfolg der Therapiemaßnahme, der ihn erneut berät.

1. Behandlungstag	03000 (Versichertenpauschale Hausarzt) 03220 (Chronikerzuschlag 1) 03230 (problemorientiertes ärztliches Gespräch) 03040 (Zusatzpauschale hausärztlicher Versorgungsauftrag)
2. Behandlungstag	03221 (Chronikerzuschlag 2) 03230 (problemorientiertes ärztliches Gespräch)

2) Wegen wiederholter Herzprobleme sucht Elisabeth Völker (87 Jahre) zum ersten Mal in diesem Quartal ihre Hausarztpraxis Dr. Große auf. Sie klagt außerdem über zunehmende Vergesslichkeit. Dr. Große untersucht sie und berät sie hinsichtlich ihres häuslichen Umfelds. Mit einem Langzeit-EKG prüft er außerdem die Herztätigkeit der Patientin.

1. Behandlungstag	03000 (Versichertenpauschale Hausarzt) 03040 (Zusatzpauschale hausärztlicher Versorgungsauftrag, von der KV zugesetzt) 03322 (Aufzeichnung eines Langzeit-EKGs)

HINWEIS

Erfolgt für die Patientin Frau Völker später wegen ihrer Vergesslichkeit ein geriatrisches Basisassessment mittels Tests und Fragebögen, kann die GOP 03360 sowie der Zuschlag 03361 berechnet werden.

Arztgruppenspezifische Leistungen: Versorgungsbereich Kinder- und Jugendmedizin

Die GOPs aus diesem Teilkapitel des EBM sind ausschließlich von Kinder- und Jugendmedizinern abzurechnen. Die GOPs ähneln in ihrer Struktur und ihren Leistungsinhalten den Versichertenpauschalen des Hausarztes und sind an den vorangestellten Ziffern 04••• erkennbar.

Arztgruppenspezifische Leistungen: Fachärztlicher Versorgungsbereich

Das Kapitel IIIb listet die GOPs der einzelnen ärztlichen Fachgebiete auf. In den jewei-ligen Präambeln ist genau benannt, welche Fachgruppen die dort genannten GOPs abrechnen dürfen.
Die nachfolgende Tabelle gibt einen Überblick über die jeweiligen Grund- und Konsiliarpauschalen der einzelnen Fachgruppen.
Der EBM listet im Anschluss an die Grundpauschalen weitere GOPs des betreffenden Fachgebiets auf.

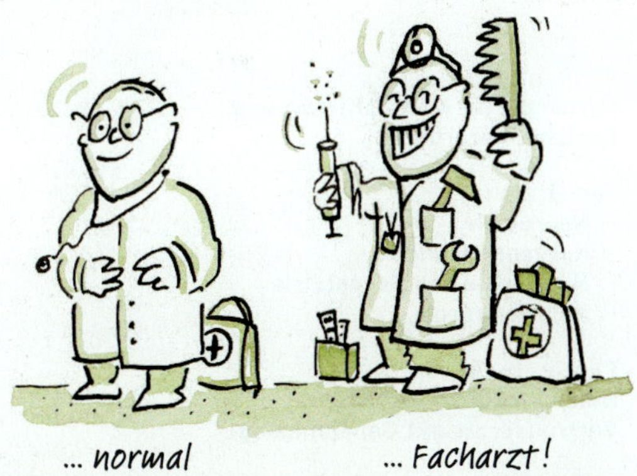

Grund- und Konsiliarpauschalen der Fachärzte

Fachrichtung	Grundpauschale bis zum vollendeten 5. Lebensjahr	Grundpauschale ab dem 6. bis zum vollendeten 59. Lebensjahr	Grundpauschale ab Beginn des 60. Lebensjahres	Konsiliarpauschale für Fachrichtungen ohne APK
Fachärzte für Anästhesiologie	05210	05211	05212	
Fachärzte für Augenheilkunde	06210	06211	06212	
Fachärzte für Chirurgie, Kinderchirurgie, Plastische Chirurgie, Herzchirurgie	07210	07211	07212	
Fachärzte für Frauenheilkunde und Geburtshilfe	08210	08211	08212	

Grund- und Konsiliarpauschalen der Fachärzte

Fachrichtung	Grundpauschale bis zum vollendeten 5. Lebensjahr	Grundpauschale ab dem 6. bis zum vollendeten 59. Lebensjahr	Grundpauschale ab Beginn des 60. Lebensjahres	Konsiliarpauschale für Fachrichtungen ohne APK
Fachärzte für Hals-Nasen-Ohren-Heilkunde	09210	09211	09212	
Fachärzte für Haut- und Geschlechtskrankheiten	10210	10211	10212	
Fachärzte für – **Humangenetik** – **Vertragsärzte mit der Zusatzbezeichnung Medizinische Genetik** – **Vertragsärzte mit Genehmigung zur Abrechnung der Leistungen aus Kapitel 11**	11210	11211	11212	
Fachärzte für – **Laboratoriumsmedizin** – **Mikrobiologie** – **und Infektionsepidemiologie** – **Transfusionsmedizin** **ermächtigte Fachwissenschaftler der Medizin** **Vertragsärzte mit Genehmigung zur Abrechnung der Leistungen aus Kapitel 32**				12210
Fachärzte für Innere Medizin (je nach Schwerpunkt ist die mittlere Ziffer unterschiedlich)	13•10	13•11	13•12	
Fachärzte für Kinder- und Jugendpsychiatrie	14210	14211 ab Beginn des 6. bis zum vollendeten 21. Lebensjahr		
Fachärzte für Mund-, Kiefer- und Gesichtschirurgie	15210	15211	15212	
Fachärzte für – **Neurologie** – **Nervenheilkunde** – **Neurologie und Psychiatrie** – **Neurochirurgie**	16210	16211	16212	
Fachärzte für **Nuklearmedizin** **Vertragsärzte mit Genehmigung**				17210 17214 Zuschlag zu 17210 bei Neugeborenen, Säuglingen, Kleinkindern und Kindern
Fachärzte für **Orthopädie**	18210	18211	18212	
Fachärzte für – **Pathologie** – **Neuropathologie** **Vertragsärzte mit Genehmigung durch die KV**				19210
Fachärzte für Phoniatrie und Pädaudiologie (Therapie von Stimm-, Sprech- und Sprachstörungen; Diagnose und Therapie von angeborenen Hörstörungen)	20210	20211	20212	

Grund- und Konsiliarpauschalen der Fachärzte				
Fachrichtung	**Grundpauschale bis zum vollendeten 5. Lebensjahr**	**Grundpauschale ab dem 6. bis zum vollendeten 59. Lebensjahr**	**Grundpauschale ab Beginn des 60. Lebensjahres**	**Konsiliarpauschale für Fachrichtungen ohne APK**
Fachärzte für – **Psychiatrie und Psychotherapie** – **Nervenheilkunde** – **Neurologie und Psychiatrie**	21210	21211	21212	
Fachärzte für Psychotherapeutische Medizin	22210	22211	22212	
Ärztliche und psychologische Psychotherapeuten **Kinder- und Jugendlichen-Psychotherapeuten (bis zum vollendeten 21. Lebensjahr)**	23210 23214 bei Säuglingen, Kleinkindern, Kindern, Jugendlichen und Erwachsenen, bei Therapien, die vor dem 21. Lebensjahr begonnen haben	23211	23212	
Fachärzte für Diagnostische Radiologie				24210, 24211 und 24212 für die verschiedenen Altersgruppen der Versicherten
Fachärzte für **Strahlentherapie** **und** **Vertragsärzte mit Genehmigung**				25210 bei gutartiger Erkrankung 25211 bei bösartiger Erkrankung 25213 Zuschlag zu den Ziffern 25210 und 25211 bei Neugeborenen, Säuglingen, Kleinkindern und Kindern 25214 nach strahlentherapeutischer Behandlung
Fachärzte für Urologie	26210	26211	26212	
Fachärzte für Physikalische und Rehabilitative Medizin	27210	27211	27212	

Im **Kapitel IV des EBM** finden sich darüber hinaus noch GOPs für Spezialleistungen, die nicht nur fachspezifisch, sondern auch nur unter bestimmten Bedingungen abgerechnet werden dürfen. Sie erfordern eine Spezialisierung, Weiter- oder Fortbildung des Arztes mit Genehmigung der KV zur Abrechnung der Leistungsziffern. Leistungen zur Phlebologie (Venenheilkunde) können z. B. nur von Fachärzten für Haut- und Geschlechtskrankheiten, für Chirurgie und für Innere Medizin sowie von Vertragsärzten mit der **Zusatzbezeichnung** Phlebologie abgerechnet werden.

4.2.4 Arztgruppenübergreifende allgemeine Leistungen

Im **Bereich II** des EBM finden sich allgemeine Gebührenordnungspositionen. Diese GOPs können in den Praxen, unabhängig von der Fachrichtung, abgerechnet werden, soweit es berufsrechtlich vertretbar ist. Sie sind erkennbar an den ersten beiden Ziffern: Sie beginnen ausschließlich mit 01 und 02, z. B. 01410 (Besuch) oder 02511 (Elektrotherapie).

Präambel
Einleitung

Kommentare zum EBM und zur GOÄ finden Sie z. B. in: → Wezel/Liebold, Kommentar zu EBM und GOÄ, Asgard Verlag.

Es finden sich hier allgemeine Gebührenordnungspositionen sowie allgemeine diagnostische und therapeutische Leistungen:

- **allgemeine Gebührenordnungspositionen:** z. B. Aufwandserstattung für die besondere Inanspruchnahme des Vertragsarztes durch einen Patienten, GOPs für die Versorgung im Notfall und im organisierten ärztlichen Not(fall)dienst, Besuche, schriftliche Mitteilungen, Präventionsleistungen
- **allgemeine diagnostische und therapeutische Leistungen:** z. B. Infusionen, Transfusionen, kleinchirurgische Eingriffe, allgemeine therapeutische Leistungen, physikalisch-therapeutische Leistungen

MERKE

Vermeiden Sie Abrechnungsfehler, indem Sie die jeweilige Präambel der einzelnen Kapitel, Rundschreiben ihrer KV, die Kommentare im Deutschen Ärzteblatt und Kommentare zur Gebührenordnung zu Rate zu ziehen.

Auszug aus dem EBM
II Arztgruppenübergreifende allgemeine Gebührenordnungspositionen
1 Allgemeine Gebührenordnungspositionen
1.1 Aufwandserstattung für die besondere Inanspruchnahme des Vertragsarztes durch einen Patienten
1.2 Gebührenordnungsposition für die Versorgung im Notfall und im organisierten Not(fall-)Dienst
1.3 Grundpauschalen für ermächtigte Ärzte, Krankenhäuser bzw. Institute
1.4 Besuche, Visiten, Prüfung der häuslichen Krankenpflege, Verwaltungskomplex, telefonische Beratung, Konsultationspauschale, Verweilen
1.5 Ambulante praxisklinische Betreuung und Nachsorge
1.6 Schriftliche Mitteilungen, Gutachten
1.7 Gesundheit- und Früherkennungsuntersuchungen, Mutterschaftsvorsorge, Empfängnisregelung und Schwangerschaftsabbruch
1.7.1 Früherkennung von Krankheiten bei Kindern
1.7.2 Früherkennung von Krankheiten bei Erwachsenen
1.7.3 Mammografie-Screening
1.7.4 Mutterschaftsvorsorge
1.7.5 Empfängnisregelung
1.7.6 Sterilisation
1.7.7 Schwangerschaftsabbruch
1.8 Gebührenordnungspositionen bei Substitutionsbehandlung der Drogenabhängigkeit
2 Allgemeine diagnostische und therapeutische Gebührenordnungspositionen
2.1 Infusionen, Transfusionen, Reinfusionen, Programmierung von Medikamentenpumpen
2.2 Tuberkulintestung
2.3 Kleinchirurgische Eingriffe, Allgemeine therapeutische Leistungen
2.4 Diagnostische Verfahren, Tests
2.5 Physikalisch-therapeutische Gebührenordnungspositionen

Allgemeine Leistungen:

Besondere Inanspruchnahme des Vertragsarztes durch einen Patienten

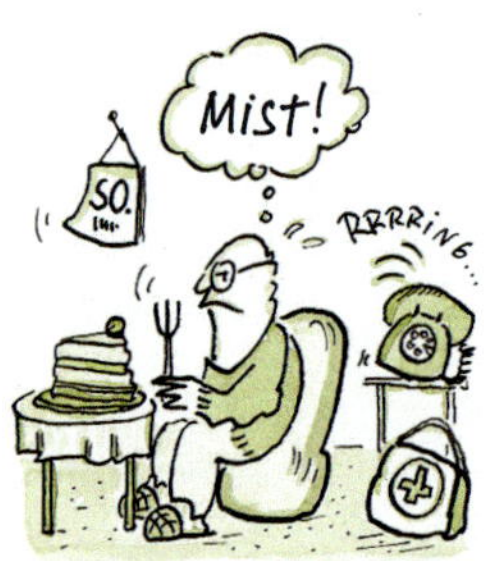

01100	**Unvorhergesehene Inanspruchnahme** des Vertragsarztes durch einen Patienten

- zwischen 19:00 und 22:00 Uhr
- an Samstagen, Sonntagen und gesetzlichen Feiertagen
- am 24.12. und 31.12. zwischen 07:00 und 19:00 Uhr

01101	**Unvorhergesehene Inanspruchnahme** des Vertragsarztes durch einen Patienten

- zwischen 22:00 und 07:00 Uhr
- an Samstagen, Sonntagen und gesetzlichen Feiertagen,
- am 24.12. und 31.12. zwischen 19:00 und 07:00 Uhr

Der Arzt kann die GOPs 01100 und 01101 zusammen mit der Versicherten- oder Grundpauschale und ausschließlich bei **kurativen Leistungen** berechnen. Er darf diese Positionen **nicht** abrechnen,

Versicherten-pauschale
→ LF 2, S. 61

- wenn die Praxis zu diesen Zeiten **Sprechstunde** anbietet oder Patienten in diesen Zeiten einbestellt werden oder
- bei **Besuchen** und
- im organisierten **Not(fall)dienst**.

Sowohl die GOP 01100 als auch die GOP 01101 können ggf. neben Visiten auf Belegstationen nach GOP 01414 (siehe unten) abgerechnet werden.

Folgt kein weiterer Arzt-Patienten-Kontakt zu regulären Sprechstundenzeiten, muss an Stelle der Versicherten- oder Grundpauschale die **GOP 03030** (Versichertenpauschale bei unvorhergesehener Inanspruchnahme) berechnet werden. Erfolgt doch eine Inanspruchnahme in der Sprechstunde mit persönlichem Arzt-Patienten-Kontakt, muss die zunächst notierte GOP 03030 dann wieder gestrichen und die altersentsprechende Versicherten- bzw. Grundpauschale abgerechnet werden.

GOP 03030
→ LF 2, S. 62

01102	**Inanspruchnahme des Vertragsarztes**

an Samstagen zwischen 07:00 und 14:00 Uhr

Diese GOP kann zu den angegebenen Zeiten bei telefonischer Inanspruchnahme des Arztes, bei Sprechstundenbehandlung und bei Einbestellung einzelner Patienten abgerechnet werden. Ausgeschlossen ist dagegen die Berechnung in organisierten Notdiensten.

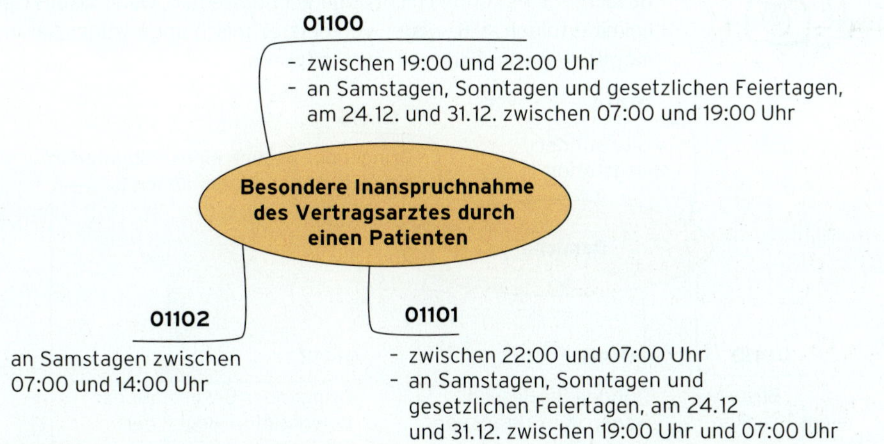

BEISPIELE

1) Frau Böhm (64 Jahre) lässt sich am Dienstag um 20:30 Uhr dringend telefonisch von ihrem Hausarzt beraten. Am Mittwoch kommt sie in die Sprechstunde.

1. Behandlungstag	01100 (unvorhergesehene Inanspruchnahme zwischen 19:00 und 22:00 Uhr) ~~03030 (Versichertenpauschale bei unvorhergesehener Inanspruchnahme)~~
2. Behandlungstag	03000 (Versichertenpauschale Hausarzt) 03040 (Zusatzpauschale hausärztlicher Versorgungsauftrag)

Nach der Behandlung am Mittwoch ist die GOP 03030 vom Vortag zu streichen.

2) In der Samstagssprechstunde führt der Urologe Dr. Berger termingerecht bei dem 52-jährigen Burkhard Merk die Krebsvorsorgeuntersuchung durch. Er gibt das Entnahmesystem für die Untersuchung auf okkultes Blut im Stuhl aus.

1. Behandlungstag	01102 (Inanspruchnahme an Samstagen zwischen 07:00 und 14:00 Uhr) 01731 (Krebsfrüherkennung beim Mann)

Die GOP 01102 ist abrechenbar, da für diese Position neben kurativen auch die Abrechnung von präventiven Leistungen zulässig ist. Die altersentsprechende urologische Grundpauschale GOP 26211 entfällt, da Versicherten- und Grundpauschalen nur im kurativen, nicht aber im präventiven Behandlungsfall abrechenbar sind.

Weitere allgemeine Leistungen:

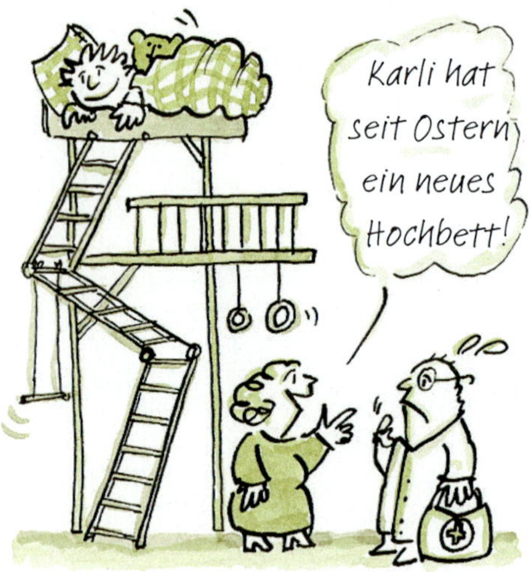

Besuche, Visiten, Prüfung der häuslichen Krankenpflege, Verwaltungskomplex, telefonische Beratung, Konsultationspauschale, Verweilen

Der EBM definiert den Besuch oder die Visite als eine ärztliche Inanspruchnahme, zu der ein Arzt seine Praxis, Wohnung oder einem anderen Ort verlassen muss, um an einem anderen Ort einen Erkrankten zu behandeln. Es handelt sich für die Abrechnung ärztlicher Leistungen auch um einen Besuch, wenn der Arzt zur Notversorgung eines Unfallverletzten auf der Straße gerufen wird.

Ein Besuch kann nur abgerechnet werden, wenn auch eine Notwendigkeit dafür besteht. Das ist der Fall

- wenn der Patient krankheitsbedingt nicht in der Lage ist, in die Praxis zu kommen, oder
- der Patient infektiös ist (z. B. bei Masern, Mumps, Keuchhusten).

Besuchs-GOPs können nicht abgerechnet werden, wenn sie aus Gefälligkeit erfolgen, z. B. wegen verkehrstechnisch ungünstiger Anfahrtsmöglichkeit vom Patienten zur Arztpraxis.

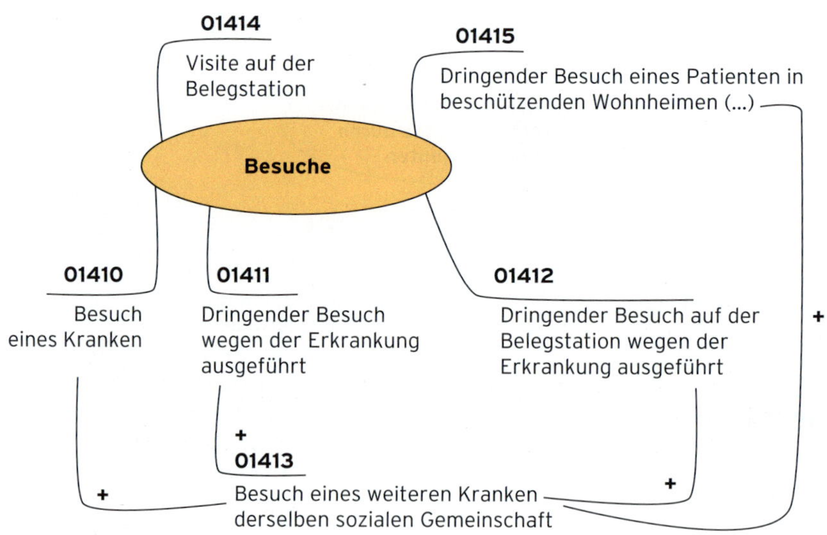

01410	**Besuch eines Kranken**
wegen der Erkrankung ausgeführt	

01411	**Dringender Besuch wegen der Erkrankung, unverzüglich nach Bestellung ausgeführt**
– zwischen 19:00 und 22:00 Uhr – an Samstagen, Sonntagen und gesetzlichen Feiertagen, am 24.12. und 31.12. zwischen 07:00 und 19:00 Uhr	

Die GOP 01411 ist z. B. nicht neben den GOPs 01100 bis 01102, 01410 und 01412 bis 01415 berechnungsfähig.

Ein dringender Besuch im organisierten Notfalldienst oder im Rahmen der Notfallversorgung durch Krankenhäuser, Institute und nicht an der vertragsärztlichen Versorgung teilnehmende Ärzte kann mit der GOP 01418 berechnet werden.

organisierter Notfalldienst
→ LF 5, S. 138

GOP 01418
→ LF 5, S. 140

01412	**Dringender Besuch / dringende Visite auf der Belegstation wegen der Erkrankung, unverzüglich nach Bestellung ausgeführt**
– Dringender Besuch zwischen 22:00 und 07:00 Uhr – Dringender Besuch an Samstagen, Sonntagen und gesetzlichen Feiertagen, am 24.12. und 31.12. zwischen 19:00 und 07:00 Uhr – Dringender Besuch bei Unterbrechung der Sprechstundentätigkeit mit Verlassen der Praxisräume oder – Dringende Visite auf der Belegstation bei Unterbrechung der Sprechstundentätigkeit mit Verlassen der Praxisräume	

Die GOP 01412 ist nicht für Besuche im Rahmen des organisierten Not(fall)dienstes bzw. für Besuche im Rahmen der Notfallversorgung durch nicht an der vertragsärztlichen Versorgung teilnehmende Ärzte, Institute und Krankenhäuser berechnungsfähig.

Zu den GOPs 01410 bis 01412 kann der Arzt zusätzlich **Wegegeld** berechnen. Die Pauschale ist in den einzelnen KV-Bereichen unterschiedlich geregelt und berücksichtigt zumeist sowohl die Entfernung der für den Besuch zurückgelegten Strecke (Einteilung in Zonen) als auch die Tageszeit des erfolgten Besuchs.

Wegegeld
→ LF 2, S. 75

Informieren Sie sich über die Regelungen für das Wegegeld bei Hausbesuchen in Ihrem KV-Bereich.

01413	**Besuch eines weiteren Kranken** derselben sozialen Gemeinschaft
Obligater Leistungsinhalt: – Besuch eines weiteren Kranken in unmittelbarem zeitlichem Zusammenhang mit einem Besuch nach den Nrn. 01410, 01411, 01412 oder 01415	

soziale Gemeinschaft
gleiche Wohnung mit eigener Türklingel und eigenem Briefkasten; gleiches Alten-, Pflegeheim; auch Besucher zählen zur sozialen Gemeinschaft

Neben GOP 01413 ist die Wegegeldpauschale nicht erneut berechnungsfähig, wenn sie bereits für den ersten Patienten angesetzt wurde.

01414	**Visite**
auf der Belegstation, je Patient	

Die GOP 01414 für die Visite kann der Arzt auch neben den GOPs 01100 und 01102 für unvorhergesehene Inanspruchnahme abrechnen. Die Berechnung einer Wegegeldpauschale kann im Zusammenhang mit der ersten Visite nach GOP 01414 einmal je Visitentag erfolgen.

01415	**Dringender Besuch eines Patienten in beschützenden Wohnheimen bzw. Einrichtungen bzw. Pflege- oder Altenheimen mit Pflegepersonal**
wegen der Erkrankung, noch am Tag der Bestellung ausgeführt	

Im Rahmen des organisierten Not(fall)dienstes ist die Gebührenordnungsposition 01415 nicht berechnungsfähig. Weitere dringende Besuche am gleichen Termin in derselben Einrichtung müssen mit GOP 01413 abgerechnet werden.

organisierter Notfalldienst
→ LF 5, S. 138

01416	**Begleitung eines Kranken durch den behandelnden Arzt beim Transport zur unmittelbar notwendigen stationären Behandlung**

je vollendete 10 Minuten

Die GOP 01416 kann abgerechnet werden, sofern die Begleitung durch den Arzt für die laufende ärztliche Versorgung während des Transports notwendig ist.

01420	**Überprüfung der Notwendigkeit und Koordination der verordneten häuslichen Krankenpflege**

Obligater Leistungsinhalt:
- Anleitung der Bezugs- und Betreuungsperson(en)
- Überprüfung von Maßnahmen der häuslichen Krankenpflege

Fakultativer Leistungsinhalt:
- koordinierende Gespräche mit einbezogenen Pflegekräften

einmal im Behandlungsfall

Das Abrechnen der Ziffer 01420 setzt die Verordnung der häuslichen Krankenpflege nach Muster 12 voraus.

01430	**Verwaltungskomplex**

Obligater Leistungsinhalt:
- Ausstellung von Wiederholungsrezepten oder Überweisungsscheinen ohne persönlichen Arzt-Patienten-Kontakt und/oder
- Übermittlung von Befunden oder ärztlichen Anordnungen an den Patienten im Auftrag des Arztes durch das Praxispersonal

Fakultativer Leistungsinhalt:
- Übermittlung mittels technischer Kommunikationseinrichtungen

Die GOP 01430 ist im Arztfall nicht neben anderen Positionen und nicht mehrfach an demselben Tag berechnungsfähig.
Kommt später in demselben Behandlungsfall eine Versicherten-, Grund- und/oder Konsiliarpauschale zur Abrechnung, ist die GOP 01430 zu streichen.

HINWEIS

Um die GOPs 01430 und 01435 berechnen zu können, muss stets die eGK des Patienten eingelesen werden. Damit sind die Möglichkeiten, diese GOPs abzurechnen, in der Praxis aus organisatorischen Gründen begrenzt und eher bei Berufsausübungsgemeinschaften relevant.

01435	**Haus-/Fachärztliche Bereitschaftspauschale**

Obligater Leistungsinhalt:
- Telefonische Beratung des Patienten im Zusammenhang mit einer Erkrankung durch den Arzt bei Kontaktaufnahme durch den Patienten und/oder
- Anderer mittelbarer Arzt-Patienten-Kontakt gemäß 4.3.1 der Allg. Bestimmungen

einmal im Behandlungsfall

Die GOP 01435 kann nur bei ausschließlich telefonischem Arzt-Patienten-Kontakt oder anderen mittelbaren Arzt-Patienten-Kontakten (z. B. E-Mail) abgerechnet werden.
Im organisierten Not(fall)dienst darf die GOP 01435 nicht berechnet werden. Ebenso ist die GOP nicht neben anderen GOP, auch nicht neben der Versicherten- oder Grundpauschale abrechenbar. Dagegen kann die Position bei Neugeborenen, Säuglingen, Kleinkindern und Kindern bis zum vollendeten 12. Lebensjahr zweimal im Behandlungsfall abgerechnet werden.

01436	**Konsultationspauschale**

Obligater Leistungsinhalt:
- Persönlicher Arzt-Patienten-Kontakt,
- Diagnostik und/oder Behandlung einer/von Erkrankung(en) eines Patienten im Rahmen einer Überweisung zur Durchführung von Auftragsleistungen und/oder
- Diagnostik und/oder Behandlung einer/von Erkrankung(en) eines Patienten im Rahmen einer Überweisung zur Konsiliaruntersuchung, Mitbehandlung oder Weiterbehandlung nur bei präoperativen GOPs (EBM-Kap. 31.1), ambulanten Operationen (EBM-Kapitel 31.2) und den zugehörigen Anästhesien (EBM-Kapitel 31.5) und postoperativen Behandlungskomplexen (EBM-Kapitel 31.4)

Die GOP 01436 kann nicht neben Versicherten-, Grund- und/oder Konsiliarpauschalen in derselben Sitzung berechnet werden. Hierzu ist ein weiterer Arzt-Patienten-Kontakt erforderlich.

01440	**Verweilen außerhalb der Praxis** ohne Erbringung weiterer abrechnungsfähiger Leistungen, wegen der Erkrankung erforderlich
je vollendete 30 Minuten	

Die GOP 01440 ist nicht neben der GOP 01416 berechnungsfähig.

BEISPIELE

1) Hausarzt Dr. Große hat seine Patientin Frau Mey zum dritten Mal in diesem Behandlungsfall zur Durchführung einer intravenösen Infusion (15 Minuten) besucht.

3. Behandlungstag	01410 (Besuch) Wegepauschale

Die Versichertenpauschale wurde bereits beim ersten Arzt-Patienten-Kontakt notiert. Die intravenöse Infusion ist laut EBM-Anhang 1 mit der hausärztlichen Versichertenpauschale abgegolten. Wäre Dr. Große Facharzt oder hätte er nach EBM-Anhang 1 die Infusion im organisierten Notdienst gegeben, dann hätte er sie nach GOP 02100 neben den jeweiligen Grundpauschalen abrechnen dürfen.

2) Der Urologe Dr. Klaus wird am Sonntag um 21:30 Uhr zu einer dringenden Visite auf seine Belegstation zu Herrn Peters gerufen.

1. Behandlungstag	01101 (Unvorhergesehene Inanspruchnahme ... am Sonntag zwischen 19:00 und 07:00 Uhr) 01414 (Visite) Wegepauschale

Die Grundpauschale Urologie wurde bereits früher abgerechnet.

3) Aus der Sprechstunde heraus wird der hausärztliche Internist Dr. Paul zum Ehepaar Lammer gerufen. Bei Frau Lammer ist der Besuch die erste Inanspruchnahme, bei ihrem Mann die vierte in diesem Behandlungsfall. Beide über 70-jährigen Patienten werden untersucht und erhalten eine Verordnung.

Herr Lammer:

4. Behandlungstag	01412 (Dringender Besuch ... bei Unterbrechung der Sprechstundentätigkeit) Wegepauschale

Frau Lammer:

1. Behandlungstag	03000 (Versichertenpauschale) 01413 (Besuch eines weiteren Kranken)

4) Die Kinderärztin Dr. Kluge wird am Sonntag um 23:20 Uhr dringend zu dem vierjährigen Tim wegen akuter Atemnot gerufen. Sie erhebt einen Ganzkörperstatus und führt eine intravenöse Injektion durch. Da sich der Zustand des kleinen Jungen nicht bessert, ruft sie einen Krankenwagen und begleitet Tim in die Klinik, da ärztliche Betreuung während des Transportes gewährleistet sein muss. Der Transport dauert 25 Minuten.

1. Behandlungstag	04130 (Versichertenpauschale Kinderarzt bei unvorhergesehener Inanspruchnahme ... an Sonntagen ... bei persönlichem Arzt-Patienten-Kontakt) 01412 (Dringender Besuch ... am Sonntag zwischen 22:00 und 07:00 Uhr) Wegepauschale 2 × 01416 (Begleitung eines Kranken ... je vollendete 10 Minuten)

5) Die Patientin Sarah Erdmann holt bei der MFA ihres Hausarztes das zuvor bestellte Rezept ab. Es ist ihr einziger Praxisbesuch im Quartal.

1. Behandlungstag	01430 (Verwaltungskomplex)

Schriftliche Mitteilungen, Gutachten (Auszüge)

01600	**Ärztlicher Bericht**
über das Ergebnis einer Patientenuntersuchung	

01601	**Ärztlicher Brief in Form einer individuellen schriftlichen Information** des Arztes an einen anderen Arzt über den Gesundheits- bzw. Krankheitszustand des Patienten

Obligater Leistungsinhalt:
Schriftliche Information zu
- Anamnese
- Befund(en)
- epikritische Bewertung
- schriftliche Information zur Therapieempfehlung

epikritische Bewertung
Bewertung eines abgeschlossenen Krankheitsgeschehens

Die Gebührenordnungspositionen 01600 und 01601 können im Behandlungsfall nicht neben den Versicherten-, Grund- oder Konsiliarpauschalen berechnet werden, da diese in der Leistungsbeschreibung der Pauschalen enthalten sind. Bei Überweisungen unterliegt der Facharzt einer Berichtspflicht an den überweisenden Hausarzt.

01602	**Gebühr für die Mehrfertigung (z. B. Kopie) eines Berichtes oder Briefes an den Hausarzt**
Zuschlag zu den Leistungen nach den Ziffern 01600 oder 01601	

Bei der Abrechnung ist der Name des Hausarztes bzw. dessen Abrechnungsnummer anzugeben.

Sollen Berichte, Arztbriefe oder Kopien auf dem Postweg versandt werden, kann zusätzlich das Porto berechnet werden. Die Ziffern hierfür finden sich im EBM in Kapitel V Kostenpauschalen. Hier kann es allerdings zu regionalen Unterschieden kommen.

Kostenpauschalen
→ LF 2, S. 75

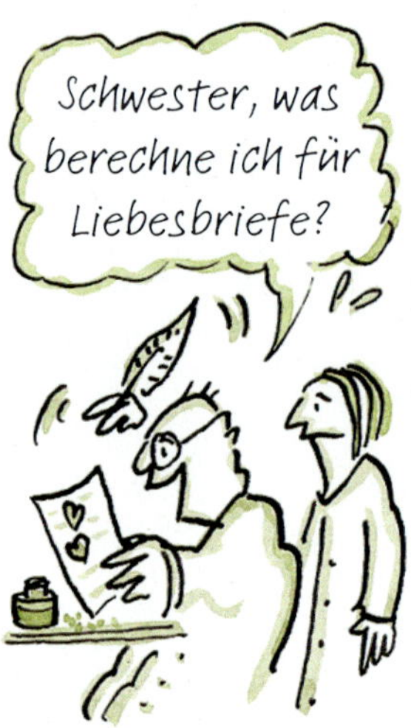
Schwester, was berechne ich für Liebesbriefe?

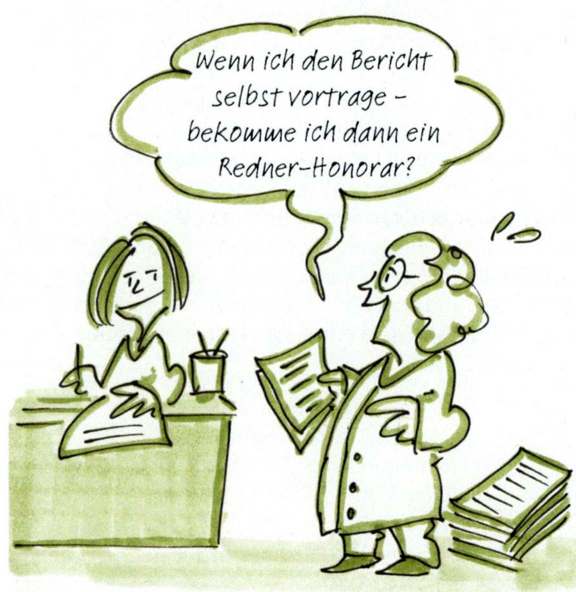
Wenn ich den Bericht selbst vortrage – bekomme ich dann ein Redner-Honorar?

4.2.5 Kostenpauschalen

In **Bereich V** des EBM finden sich verschiedene Kostenpauschalen für Leistungen, die mit einem jeweils feststehenden Eurobetrag vergütet werden. Sie gelten als Entschädigung für die entstandenen Kosten. Es handelt sich hierbei neben den bereits erwähnten Wegegeldpauschalen z. B. um Pauschalen für den Versand von Briefen und Materialien.

MERKE

Bei der Vergütung von Kostenpauschalen kommt es z. T. zu erheblichen Unterschieden zwischen den einzelnen KV-Bereichen. Die betrifft vor allem die Wegegeldpauschalen. Die regionalen Regelungen sind bei der zuständigen KV zu erfragen.

Kostenpauschalen für Versandmaterial

40100	**Kostenpauschale** für Versandmaterial, Versandgefäße für den Versand von Untersuchungsmaterial ... 2,60 €
40104	**Kostenpauschale** für Versandmaterial für den Versand von Röntgenmaterial und Filmfolien ... 5,10 €
40106	**Kostenpauschale** für Versandmaterial für den Versand von Langzeit-EKG-Datenträgern ... 1,50 €

Kostenpauschalen für Briefsendungen

40120	**Brief bis 20 g (Standardbrief), Telefax-Übermittlung**	0,70 €
40122	**Brief bis 50 g (Kompaktbrief), digitale Befunddatenträger**	0,85 €
40124	**Brief bis 500 g (Großbrief)**	1,45 €
40126	**Brief bis 1000 g (Maxibrief)**	2,60 €
40142	Kostenpauschale für Leistungen **entsprechend der GOPs 01620, 01621 oder 01622 bei Abfassung in freier Form**, wenn vereinbarte Vordrucke nicht benutzt werden können	1,50 € je Seite

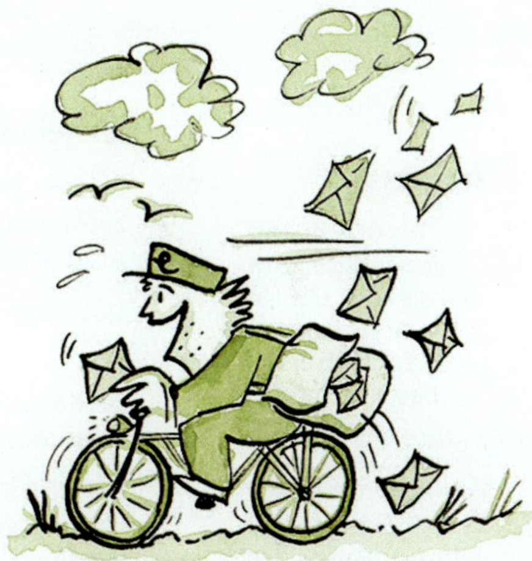

Die Schreibgebühr kann nur gleichzeitig mit den GOPs 01620, 01621 oder 01622 berechnet werden, also bei Abfassung z. B. einer kurzen Bescheinigung, eines kurzen Zeugnisses oder eines begründeten schriftlichen Gutachtens auf Verlangen des Kostenträgers.

40144	Kostenpauschale für fotokopierte oder EDV-technisch reproduzierte **Befundmitteilungen, Berichte, Arztbriefe und andere patientenbezogene Unterlagen ausschließlich für den mit- oder weiterbehandelnden oder konsiliarisch tätigen Arzt oder den Arzt im Krankenhaus**	0,13 € je Seite

Weitere Kostenpauschalen

40152	Kostenpauschale **für ein ausgegebenes Testbriefchen für den Nachweis von Albumin im Stuhl**, wenn die Leistung nach GOP ❙ 32041 nicht erbracht werden konnte	1,50 €

GOP 32041
→ LF 9, S. 186

GOP 02400
→ LF 9, S. 186

40154	Kostenpauschale bei Durchführung der Leistung nach GOP ❙ 02400 für den **Bezug des 13C-Harnstoffs** gemäß Nr. 7 der Allgemeinen Bestimmungen 25,60 €

Mifepriston ist ein Medikament, dessen Verabreichung den Schwangerschaftsabbruch auslöst.

Sklerosierungsbehandlung Mit einer Sklerosierungsbehandlung können Blutgefäße verödet (verschlossen) werden, hier z. B. bei Blutungen nach der Entfernung von Polypen (pilzförmig vorstehende Wucherungen) bei einer Koloskopie (Dickdarmspiegelung).

40156	Kostenpauschale **bei Durchführung eines medikamentös ausgelösten Schwangerschaftsabbruchs** nach der GOP 01906 **für den Bezug von ❙ Mifepriston** 81,80 €
40160	Kostenpauschale bei **Durchführung einer interventionellen endoskopischen Untersuchung des Gastrointestinaltraktes nach den GOPs 01741, 13401, 13421 für die beim Eingriff eingesetzten ❙ Einmalsklerosierungsnadeln** 15,00 €

„MFA-Besuche"

40240	Kostenpauschale, einschl. Wegegeld, **für das Aufsuchen eines Kranken durch einen/eine vom behandelnden Arzt beauftragte/-n Mitarbeiter/-in** 5,10 €

Alle Leistungen, die delegierbar sind, wie z. B. Harnstreifentests und Blutzuckerbestimmungen, können ggf. daneben berechnet werden.

40260	Kostenpauschale, einschl. Wegegeld, **für das Aufsuchen eines weiteren Kranken derselben sozialen Gemeinschaft (auch Altenheim) in unmittelbarem zeitlichem Zusammenhang mit dem Aufsuchen eines Kranken nach GOP 40240** 2,60 €

HINWEIS

Die GOP 40240 bezieht sich nicht auf die MFA, die den Arzt begleitet, sondern die zu Besuchen beauftragte MFA. Haus- und Mitbesuche der nichtärztlichen Praxisassistentin werden mit den ❙ GOPs 03062 und 03063 berechnet.

GOP 03062, 03063
→ LF 2, S. 62

BEISPIELE

1) Die 68-jährige Margarete Heber wird von dem Urologen Dr. Kavka wegen chronisch rezidivierender Harnwegsinfekte behandelt. Er schreibt anschließend einen ausführlichen Arztbericht an den Hausarzt und verschickt ihn auf dem Postweg.

1. Behandlungstag	26212 (Grundpauschale Urologie) 40120 (Pauschale Briefversand)

Dr. Kavka kann die GOP 01601 für den ärztlichen Brief nicht abrechnen, weil diese Leistung bereits in der urologischen Grundpauschale 26212 enthalten ist.

2) Die MFA Steffi Berger fährt zu dem bettlägerig erkrankten Ehepaar Meyer, das in diesem Quartal schon in der Praxis bei Dr. Müller war. Herr Meyer bekommt eine intramuskuläre Injektion, bei Frau Meyer führt sie eine Glukosebestimmung durch.

2. Behandlungstag	40240 (Herr Meyer); 40260, Glukosebestimmung (Frau Meyer)

Ein Wegegeld kann neben Besuchen durch das Praxispersonal nicht berechnet werden. Die intramuskuläre Injektion ist Bestandteil der Versichertenpauschale.

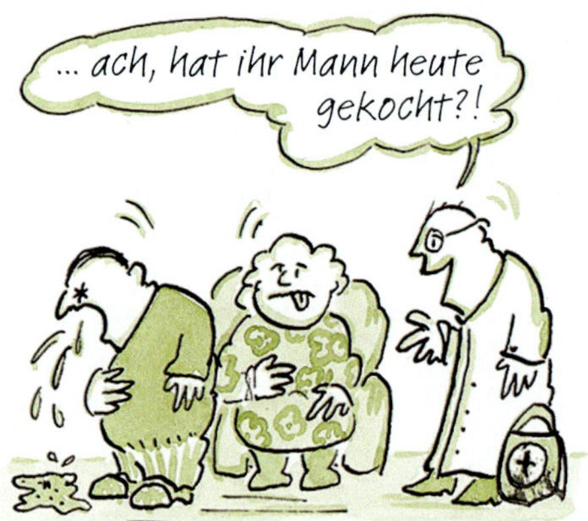

3) Der Hausarzt Dr. Norder führt außerhalb des organisierten Notdienstes bei dem Ehepaar Paulus am Sonntag um 14:00 Uhr einen dringend angeforderten Hausbesuch durch. Das Ehepaar, beide sind 54 Jahre alt, klagt seit dem Mittagessen über starke Schmerzen im Magenbereich, Erbrechen, Übelkeit und Schwindel. Bei Frau Paulus ist es der erste Kontakt im Quartal, bei Herrn Paulus bereits der dritte Kontakt. Beide Patienten erhalten eine intravenöse Injektion.

Herr Paulus:

3. Behandlungstag	01411 (Dringender Besuch) Wegegeld

Frau Paulus:

1. Behandlungstag	01413 (Besuch eines weiteren Kranken) 03000 (Versichertenpauschale)

Das Wegegeld kann bei Mitbesuchen nicht zusätzlich berechnet werden. Die intravenöse Injektion ist Bestandteil der Versichertenpauschale.

AUFGABEN

1 Erläutern Sie, in welche Kapitel der EBM gegliedert ist.

2 Nennen Sie Begriffe, die im Kapitel „Allgemeine Bestimmungen" des EBM erklärt werden.

3 Unterscheiden Sie die Begriffe präventiv und kurativ.

4 Unterscheiden Sie die Begriffe obligat und fakultativ.

5 Nennen Sie die Voraussetzungen, die erfüllt sein müssen, damit ein persönlicher Arzt-Patienten-Kontakt zu Stande kommt. Geben Sie auch weitere Arten von Arzt-Patienten-Kontakten an.

6 Erläutern Sie, wie die GOPs des EBM gegliedert sind.

7 Rechnen Sie den folgenden Behandlungsfall ab: Die Patientin Herta Klose, 59 Jahre alt und bei der Barmer GEK versichert, kommt in die Praxis und lässt sich von ihrem Hausarzt untersuchen. Am gleichen Tag bittet sie den Arzt um 23:15 Uhr um einen Hausbesuch (2 km Entfernung). Der Arzt bestellt sie nach Durchführung des Hausbesuches in die morgige Sprechstunde, um ein Langzeit-EKG durchzuführen. Zwei Tage nach dem Langzeit-EKG kommt Frau Klose erneut, um die Ergebnisse zubesprechen. Der Arzt berät sie über 15 Minuten.

8 Rechnen Sie die Behandlung von Herrn Frank Röde ab (36 Jahre, TK-versichert): Der Patient kommt in die Samstagssprechstunde, wo ihn sein Hausarzt untersucht und auf seine Belegstation im Krankenhaus einweist. Am Folgetag führt der Arzt dort eine Visite durch. Zwei Wochen später kommt Herr Röde wieder in die Sprechstunde, um eine Überweisung abzuholen. Es findet hierbei kein Arzt-Patienten-Kontakt statt.

4.3 Gebührenordnung für Ärzte (GOÄ)

Privatpatientengruppen → LF 2, S. 39

Die Vergütung für die Behandlung von Privatpatienten wird durch die Gebührenordnung für Ärzte (GOÄ) bestimmt. Für die Behandlung dieser Patienten dokumentiert der Arzt entsprechend seine Leistungen nicht nach dem EBM, sondern nach den Gebührenziffern der GOÄ.

Die rechtliche Grundlage für die ärztliche Behandlung ist der Behandlungsvertrag zwischen Arzt und Patient. Dabei erfolgt die Abrechnung der erbrachten Behandlungsleistung stets über eine Privatrechnung **(Liquidation)**. Diese Liquidation zahlt der Patient selbst und bekommt die Kosten ggf. von seiner privaten Krankenversicherung erstattet und/oder er erhält auch Zuschüsse über seine Beihilfestelle. In Ausnahmefällen rechnet der Arzt die Behandlung auch mit anderen Kostenträgern ab.

Beihilfe → LF 2, S. 39

Sonstige Kostenträger → LF 2, S. 41

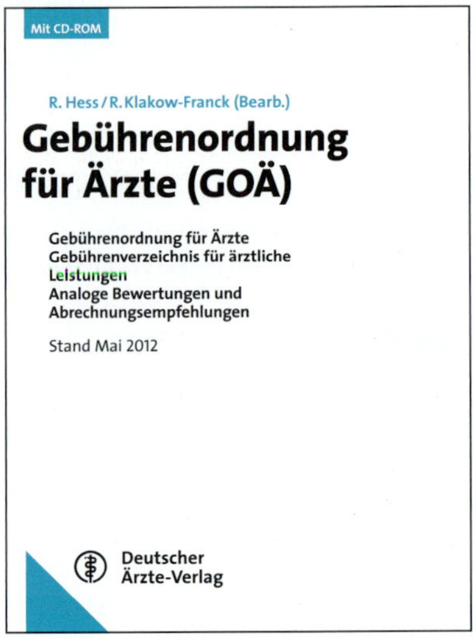

Abb. 1 Titelseite der GOÄ

Neben den reinen Privatpatienten stellt der Arzt auch Kassenpatienten eine Privatliquidation aus, sofern sie ausdrücklich Leistungen zusätzlich zur Kassenversorgung wünschen (Individuelle Gesundheitsleistungen, IGeL) und dieses mittels einer schriftlichen Vereinbarung bestätigt haben oder wenn sie sich gegenüber der GKV für die Kostenerstattung entschieden haben.

Ärztekammer → LF 1, S. 17

Der Arzt hat nur mit dem Patienten, nicht aber mit den privaten Krankenversicherungen oder mit den Beihilfestellen vertragliche Beziehungen. Daher sind bei Unstimmigkeiten über Erstattungen diese Stellen für den Patienten zuständig. Dagegen ist die Ärztekammer Ansprechpartner für Gutachten und Beratungen bei Unstimmigkeiten bei der privatärztlichen Liquidation.

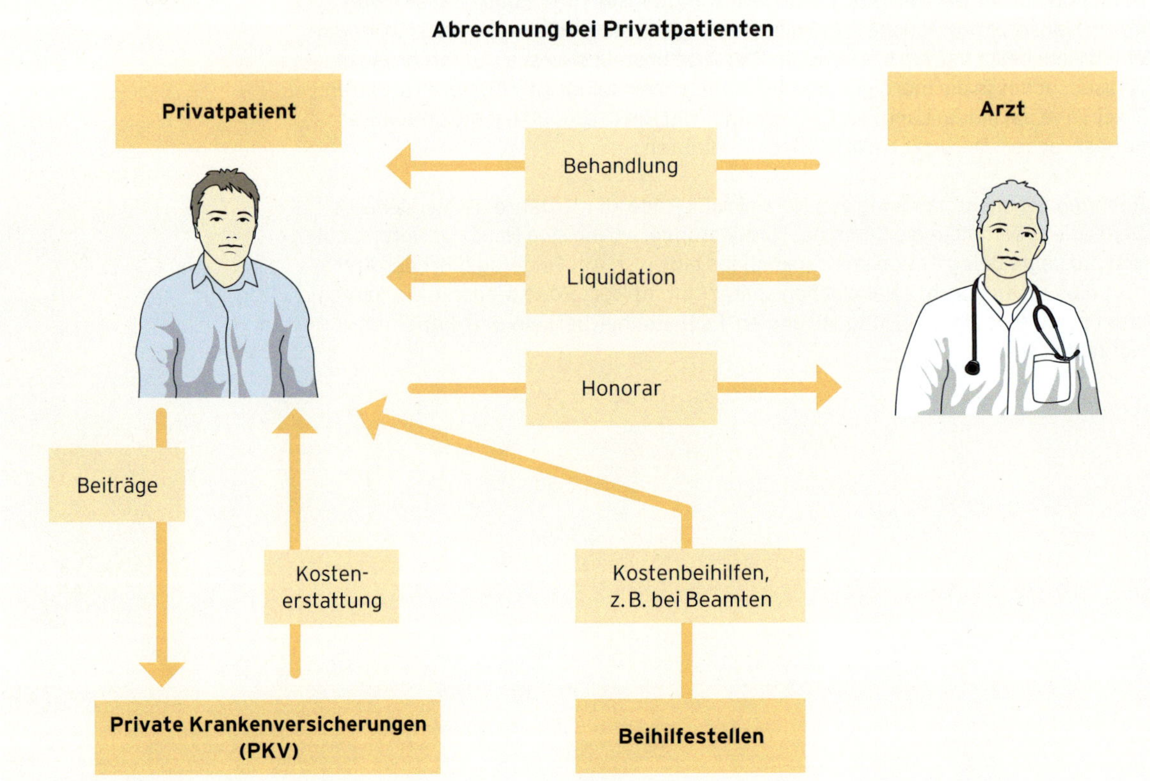

4.3.1 Gliederung der GOÄ

Die Gebührenordnung für Ärzte besteht aus zwei Teilen:
- den **gesetzlichen Grundlagen** und
- dem in mehrere Abschnitte gegliederten **Gebührenverzeichnis** für ärztliche Leistungen.

Die gesetzlichen Grundlagen umfassen zwölf Paragrafen, die die Anwendung der GOÄ regeln. Das Gebührenverzeichnis dagegen beinhaltet alle abrechnungsfähigen ärztlichen Leistungen. Es ist in die Abschnitte A bis P gegliedert, wobei sich diese Abschnitte an den Fachgruppen der Ärzte orientieren.
Am Ende der Gebührenordnung finden sich außerdem zwei alphabetisch geordnete Sachverzeichnisse für alle abrechnungsfähigen allgemeinen Leistungen und Laborziffern, die eine bedeutende Hilfe bei der Ziffernsuche darstellen.

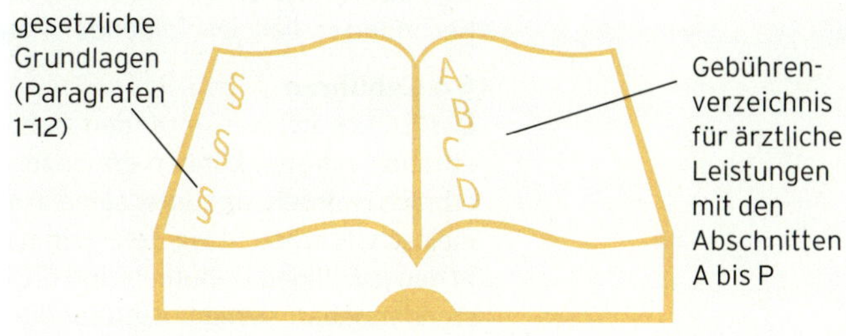

GOÄ

Gesetzliche Grundlagen (Paragrafenteil)

§ 1 Anwendungsbereich
Der § 1 stellt fest, dass die Vergütung ärztlicher Leistungen nach GOÄ erfolgen muss, sofern sie nicht durch ein Bundesgesetz (z. B. SGB V) geregelt ist. Daneben wird festgelegt, dass der Arzt, wie bei der vertragsärztlichen Abrechnung auch, seine Leistungen unter dem Gesichtspunkt der Wirtschaftlichkeit erbringen muss.

§ 2 Abweichende Vereinbarung
In § 2 wird die Möglichkeit einer abweichenden Vereinbarung dargelegt: Durch diese Vereinbarung können Arzt und Patient von der durch | Höchstwerte festgelegten Gebührenhöhe abweichen. Die abweichende Vereinbarung muss vor Beginn der Behandlung schriftlich fixiert werden; sie wird Abdingung oder Honorarvereinbarung genannt.
Für diese Vereinbarung sind sogenannte Formvorschriften vorgegeben: Es muss neben der Nummer und der Bezeichnung der Leistung, dem Steigerungssatz und dem vereinbarten Betrag auch die Feststellung enthalten sein, dass eine Erstattung der Vergütung durch Erstattungsstellen möglicherweise nicht in vollem Umfang gewährleistet ist.

Höchstwerte für „normal" privat Versicherte
→ LF 2, S. 80

Vereinbarung gemäß § 2 Abs. 1 GOÄ

Vereinbarung zwischen Patient/-in ....

und Dr. Fred Sauer, Facharzt für Orthopädie
Der/die o. g. Patient/-in und der Arzt Dr. Fred Sauer vereinbaren gemäß § 2 Abs. 1 und 2 der GOÄ die Höhe der Vergütung für die nachfolgend aufgeführten Leistungen aus dem Leistungsverzeichnis der Gebührenordnung für Ärzte (GOÄ) folgendermaßen:

GOÄ-Nr.	Leistung	Anzahl	Faktor	€

Der/die o. g. Patient/-in wurde darauf hingewiesen, dass eine Erstattung der Vergütung durch Erstattungsstellen möglicherweise nicht in vollem Umfang gewährleistet ist.

Ort, Datum	Unterschrift des Versicherten	Unterschrift des Arztes

Ausgenommen von dieser Gebührenvereinbarung sind die Leistungen folgender Abschnitte der GOÄ: Abschnitt A (Gebühren in besonderen Fällen), Abschnitt E (Physikalisch-medizinische Leistungen), Abschnitt M (Laboratoriumsuntersuchungen) und Abschnitt O (Strahlendiagnostik, Nuklearmedizin).

§ 3 Vergütungen

Der Arzt kann nach § 3 Gebühren, Entschädigungen und Ersatz von Auslagen als Vergütung in Rechnung stellen. Die folgenden Paragrafen regeln das genaue Vorgehen.

§ 4 Gebühren

Der § 4 erklärt, was unter den Gebühren zu verstehen ist: Die Leistungen, für die Gebühren erhoben werden, können entweder vom Arzt selbst oder von nicht ärztlichem Fachpersonal erbracht werden, das unter seiner Aufsicht arbeitet. Auch die Leistungen, die in einer Laborgemeinschaft erbracht werden, gelten als eigene Leistungen.
In den jeweiligen Gebühren sind die Kosten für die Praxis einschließlich der Kosten für Sprechstundenbedarf sowie Kosten für die Anwendung von Instrumenten und Apparaten enthalten. Hiervon ausgenommen sind Auslagen, die unter § 10 fallen.

HINWEIS

Da der Punktesatz immer gleich ist, enthält die GOÄ neben der Punktzahl zusätzlich die Gebührensätze in Euro.

§ 5 Bemessung der Gebühren für Leistungen des Gebührenverzeichnisses

In der GOÄ errechnet sich die Gebühr einer ärztlichen Leistung aus der Punktzahl der Leistung und dem gültigen Punktwert: Der einfache Gebührensatz einer Leistung ergibt sich also aus der in der GOÄ angegebenen **Punktzahl der betreffenden ärztlichen Leistung** und dem festen **Punktwert von 5,82873 Cent**.
Außerdem besteht für den Arzt die Möglichkeit, zwischen drei verschiedenen Gebührensätzen zu wählen: dem einfachen Satz, dem Schwellenwert und dem Höchstsatz. Dies bildet den **Gebührenrahmen**: Er umfasst alle Gebühren vom einfachen Satz bis zum Höchstsatz. Die Spanne zwischen dem einfachen Satz und dem Schwellenwert stellt dabei die **Regelspanne** dar. Will der Arzt eine Leistung mit einem Wert über dem Schwellenwert berechnen, muss er dies in seiner Liquidation schriftlich begründen. Eine schriftliche Vereinbarung mit dem Patienten ist notwendig, wenn der Arzt eine Leistung mit einem Wert über dem Höchstsatz berechnen will.

BEISPIELE

Beispiele für **Kriterien der Gebührenvariationen:**

- **Schwierigkeit der Leistung:** Hierunter fallen z. B. Probleme bei der Narkose wegen koronarer Herzkrankheit (KHK) des Patienten bei „normaler" Operation oder Schwierigkeiten, die sich aus dem Krankheitsfall ergeben, z. B. unklare Differentialdiagnose.
- **Zeitaufwand bei der Leistung:** Verlängert sich die Zeit für eine Leistung über das übliche Maß hinaus, z. B. wegen Verständigungsschwierigkeiten mit ausländischen Patienten durch Sprachbarrieren oder bei einer i. v. Injektion von drei Medikamenten bei liegender Kanüle, kann der Höchstsatz gewählt werden.
- **(Erschwerende) Umstände bei der Ausführung der Leistung:** Sie ergeben sich aus Situationen wie z. B. bei einem Verkehrsunfall oder bei einer ambulanten Operation.

Zu beachten ist auch, dass für unterschiedliche Leistungsarten verschiedene Steigerungssätze gelten:

- **Schwellenwert:** Der Schwellenwert liegt zwischen dem einfachen Satz und dem Höchstsatz. Er ist der übliche Steigerungssatz, wenn keine Besonderheit in der Leistungserbringung vorliegt.
  - 2,3 für persönliche ärztliche Leistungen, z. B. körperliche Untersuchung
  - 1,8 für technische Leistungen, z. B. Mikrowellenbehandlung
  - 1,15 für Laborleistungen, z. B. Blutbild
- **Höchstsatz:** Der Höchstsatz ist der höchste Satz innerhalb des Gebührenrahmens, den der Arzt für seine Leistung, mit entsprechender Begründung, berechnen kann.
  - 3,5 für persönliche ärztliche Leistungen
  - 2,5 für technische Leistungen
  - 1,3 für Laborleistungen

MERKE

Einfacher Gebührensatz x Steigerungsfaktor = Gebühr

Aus diesem Produkt ergibt sich die tatsächliche Gebühr für die Leistung (hier eine persönliche ärztliche Leistung).

BEISPIEL

Beispiel für GOÄ-Ziffer 1:

4,66 € einfacher Gebührensatz (gerundet)	×	**2,3fach** Steigerungssatz (Schwellenwert)	→	**10,72 €** Gebühr, 2,3facher Steigerungssatz

Bruchteile eines Cents werden auch bei Bestimmung der Gebühr wie bei der Berechnung des einfachen Gebührensatzes unter 0,5 abgerundet und Bruchteile von 0,5 und mehr aufgerundet.

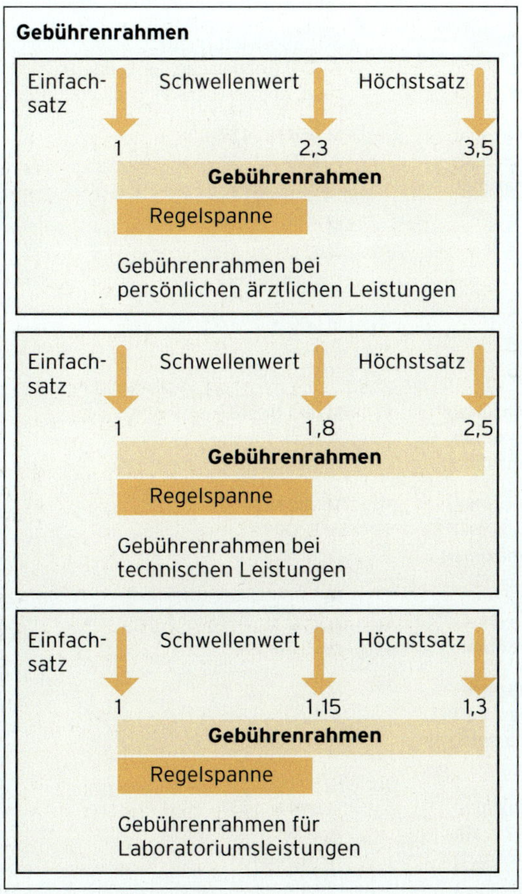

Persönliche ärztliche Leistungen finden sich in den Kapiteln B–D, F–L, N, P. Sie werden entweder vom Arzt selbst oder auch von seinem nicht ärztlichen Fachpersonal unter seiner Verantwortung erbracht.

Technische Leistungen, wie z. B. ein EKG, sind an technische Geräte gebunden. Hierunter fallen physikalisch-medizinische Leistungen (Kapitel E), Strahlendiagnostik, Nuklearmedizin, Magnetresonanztomografie und Strahlentherapie (Kapitel O). Dazu gehören auch Leistungen aus Kapitel A (Gebühren in besonderen Fällen). Diese Leistungen stammen aus anderen Kapiteln, wo sie auch verzeichnet sind, aber abrechnungstechnisch wie technische Leistungen behandelt werden, z. B. das Ausstellen eines Wiederholungsrezepts.

Laborleistungen (Kapitel M) werden mit dem 1,15- bis 1,3fachen des Gebührensatzes berechnet.

Abweichende Steigerungssätze gelten für Versicherte nach dem | Basistarif und für Versicherte des GOÄ-| Standardtarifs mit Versicherungsbeginn vor dem 01. 07. 2008, aber auch für einige weitere Kostenträger (z. B. KVB I–III, Post B). Der Patient muss daher die Medizinische Fachangestellte vor Behandlungsbeginn darüber informieren, dass er einer dieser privaten Versicherungstarife angehört.

Basistarifversicherte, Standardtarifversicherte
→ LF 2, S. 82

Steigerungssätze Standardtarif und Basistarif		
Leistung	**Steigerungssatz**	
	Standardtarif	Basistarif
Persönliche ärztliche Leistungen (Kap. B-D, F-L, N, P)	bis zu 1,8fach	bis zu 1,2fach
Technische Leistungen (Kap. A, E, O)	bis zu 1,38fach	bis zu 1,0fach
Laborleistungen (Kap. M)	bis zu 1,16fach	bis zu 0,9fach

Die folgende Tabelle gibt einen Überblick über weitere abweichende Steigerungssätze unterschiedlicher Kostenträger privater Krankenversicherungen und über Abrechnungsbesonderheiten.

Kostenträger	Schwellenwerte/ Höchstwerte	Kapitel der GOÄ	Bemerkungen
allgemeine Privatversicherte	1,15/1,3 1,8/2,5 2,3/3,5	M (Laborleistungen) A, E, O (technische Leistungen) restl. Kapitel (persönliche Leistungen)	Rechnung (Rg.) an Patient
Beihilfe	1,15/1,3 1,8/2,5 2,3/3,5	M (Laborleistungen) A, E, O (technische Leistungen) restl. Kapitel (persönliche Leistungen)	Rg. an Patient
Krankenversorgung der Bundesbahnbeamten (KVB) I, II, III	1,15 (maximal) 1,8 (maximal) 2,2 (maximal)	M und Nr. 437 A, E, O restl. Kapitel	Rg. an Patient
KVB ab IV	1,15/1,3 1,8/2,5 2,3/3,5	M A, E, O restl. Kapitel	Rg. an Patient
Postbeamten-Gruppe B	1,15/1,3 1,5/2,5 1,9/3,5	M und Nr. 437 A, E, O restl. Kapitel	Rg. an Patient; Patient erhält von Post nur Schwellenwerte erstattet
Dienstunfall Bundesbahnbeamte	1,15 (maximal) 1,8 (maximal) 1,85 (maximal)	M und Nr. 437 A, E, O restl. Kapitel	Rg. an Bundesbahndirektion
Dienstunfall Postbeamte	1,15 (maximal) 1,8 (maximal) 1,85 (maximal)	M und Nr. 437 A, E, O restl. Kapitel	Rg. an Unfallkasse Post und Telekom
Private Studenten-Krankenversicherung (PSKV)	1,1 (maximal) 1,3 (maximal) 1,7 (maximal	M A, E, O restl. Kapitel	Werden die Sätze nicht überschritten, kann direkt mit der PSKV abgerechnet werden.
Bundespolizei	1,0 (maximal) 1,3 (maximal) 2,2 (maximal)	M A, E, O restl. Kapitel	für Leistungen, die nicht in den Rahmen der Heilfürsorge fallen; sonst Abrechnung mit EBM über KV; sonst: s. S. 51
Bundeswehr	1,0 (maximal) 1,1 (maximal) 1,7 (maximal)	M und Nr. 437 A, E, O restl. Kapitel	für Leistungen, die nicht in den Rahmen der Heilfürsorge fallen, Rg. an Bundeswehr; sonst: s. S. 51
„IGeL"-Leistungen und analoge Bewertungen	meistens übliche Sätze wie privat Versicherte		keine Erstattung durch die GKV, Rg. an Patient
Privatpatienten im Basistarif	0,9 (maximal) 1,0 (maximal) 1,2 (maximal)	M A, E, O restl. Kapitel	Rg. an Patient
Privatpatienten im Standardtarif	1,16 (maximal) 1,38 (maximal) 1,8 (maximal)	M A, E, O restl. Kapitel	Rg. an Patient

§ 6 Gebühren für andere Leistungen
Der § 6 stellt fest, dass verschiedene ärztliche Leistungen nicht in das Gebührenverzeichnis aufgenommen sind. Diese können entsprechend ihrer Art, dem Kosten- und dem Zeitaufwand mit einer gleichwertigen Leistung des Gebührenverzeichnisses abgerechnet werden. Diese Leistungen bezeichnet man als **analoge Leistungen**.
§ 6a sieht vor, die Gebühren bei stationären, teilstationären sowie vor- und nachstationären privatärztlichen Leistungen sowie bei belegärztlichen Leistungen zu kürzen:
- stationär: Kürzung um 25 %
- belegärztlich: Kürzung um 15 %

§ 7 Entschädigungen
Für Besuche bzw. die hierdurch entstandenen Zeitversäumnisse und Mehrkosten erhält der Arzt Wegegeld und Reiseentschädigungen.

§ 8 Wegegeld
Für Patientenbesuche mit einer Entfernung von **bis zu 25 km** kann der Arzt Wegegeld berechnen. Maßgebend ist hier jeweils der Radius um die Praxisstelle des Arztes. Erfolgt der Besuch von seiner Wohnung aus, dann gilt der Radius um die Wohnung des Arztes. Besucht er mehrere Patienten in derselben häuslichen Gemeinschaft oder in einem Heim, dann darf das Wegegeld insgesamt nur einmal berechnet werden und zwar anteilig verteilt auf alle besuchten, privatversicherten Heimbewohner.
Die Zeit zwischen 20:00 und 8:00 Uhr zählt für das Wegegeld als Nacht.

Radius	Wegegeld
bis zu 2 km	3,58 €, bei Nacht 7,16 €
mehr als 2 und bis zu 5 km	6,64 €, bei Nacht 10,23 €
mehr als 5 und bis zu 10 km	10,23 €, bei Nacht 15,34 €
mehr als 10 und bis zu 25 km	15,34 €, bei Nacht 25,56 €

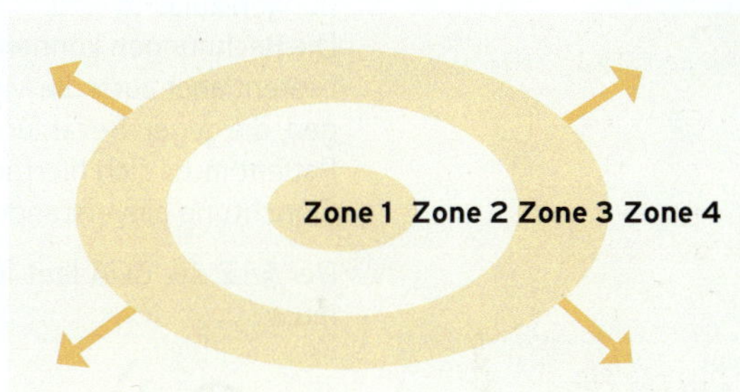

BEISPIEL

Ein Arzt macht am Samstag um 07:00 Uhr Hausbesuche in einem 6 km von seiner Wohnung gelegenen Altersheim, das er hausärztlich betreut. Dabei besucht er auch zwei privatversicherte Heimbewohner. Für jeden der zwei Privatversicherten kann er 7,67 € Wegegeld berechnen: 15,34 € aufgeteilt auf zwei Patienten.

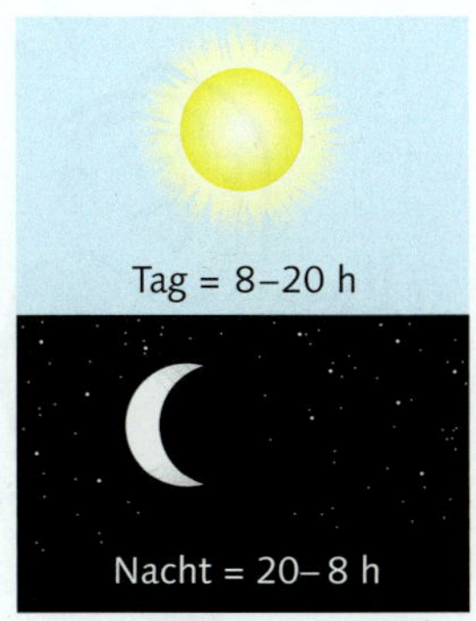

§ 9 Reiseentschädigung
Liegen zwischen Praxisstelle und Besuchsstelle **mehr als 25 km**, dann ist an Stelle des Wegegelds eine Reiseentschädigung berechenbar.
Der Arzt kann folgende Kosten berechnen:
- 26 Cent für jeden **zurückgelegten** Kilometer, wenn er einen eigenen Kraftwagen benutzt, bei Benutzung anderer Verkehrsmittel die tatsächlichen Aufwendungen
- bei Abwesenheit bis zu acht Stunden 51,13 €, bei Abwesenheit von mehr als acht Stunden 102,26 € je Tag
- Ersatz der Kosten für notwendige Übernachtungen

BEISPIEL

Dr. Krone, der Hausarzt von Heinrich Mey, besucht seinen 27 km entfernt wohnenden Patienten. Für jeden zurückgelegten Kilometer berechnet der Arzt 26 Cent Reiseentschädigung, also für 2×27 km Hin- und Rückfahrt je 26 Cent = 14,04 €. Da er weniger als acht Stunden in der Praxis abwesend ist, berechnet er zusätzlich 51,13 €. Insgesamt erhält er für seinen Besuch 65,17 € als Reiseentschädigung.

HINWEIS

Achtung, es gibt keinen „Sprechstundenbedarf" für Privatpatienten! Der Sprechstundenbedarf ist für GKV-Patienten vorgesehen und wird von den gesetzlichen Krankenkassen bezahlt. Materialien aus dem GKV-Sprechstundenbedarf dürfen nicht für Privatpatienten benutzt werden.

§ 10 Ersatz von Auslagen

In den meisten Fällen sind die Auslagen bereits in den Gebühren für die betreffende ärztliche Leistung enthalten. Hiervon ausgenommen sind

- Kosten für Arzneimittel, Verbandmittel und sonstige Materialien, die der Patient behält oder die nach der einmaligen Anwendung verbraucht sind,
- Versand- und Portokosten,
- im Gebührenverzeichnis als gesondert berechnungsfähig ausgewiesene Kosten.

Dagegen können Kleinmaterialien, wie Zellstoff, Schnellverbandmaterial, Desinfektionsmittel und Einmalartikel, nicht berechnet werden.

§ 11 Zahlung durch öffentliche Leistungsträger

§ 11 regelt die Abrechnung mit öffentlichen Leistungsträgern, z. B. der Bundesagentur für Arbeit, Jugendämter.

§ 12 Fälligkeit und Abrechnung der Vergütung; Rechnung

Im § 12 der GOÄ werden die formalen Anforderungen an die ärztliche Rechnung und die Frist ihrer Fälligkeit dargelegt.

Die Privatliquidation

Der Arzt stellt dem Privatpatienten für die erbrachten ärztlichen Leistungen eine Rechnung (Liquidation) aus.
Die Rechnungsstellung ist nicht quartalsbezogen und kann zu jedem Zeitpunkt, z. B. als Monatsrechnung, erfolgen. Die ärztliche Berufsordnung sieht vor, bei längerer Behandlungsdauer mindestens vierteljährlich eine Rechnung zu erstellen, das bedeutet, dass auch Zwischenrechnungen zulässig sind.
Die Rechnungen können in der Arztpraxis selbst erstellt und anschließend versandt werden. Es besteht aber auch die Möglichkeit, eine privatärztliche Verrechnungsstelle (PVS) zu beauftragen, die gegen Bezahlung alle mit der Privatliquidation verbundenen Arbeiten übernimmt. Der Patient muss sich hierfür schriftlich mit der Übermittlung seiner Daten an eine nicht ärztliche Einrichtung einverstanden erklären.

Der § 12 der GOÄ legt feste Regeln für das Erstellen von Liquidationen fest: Die Liquidation muss

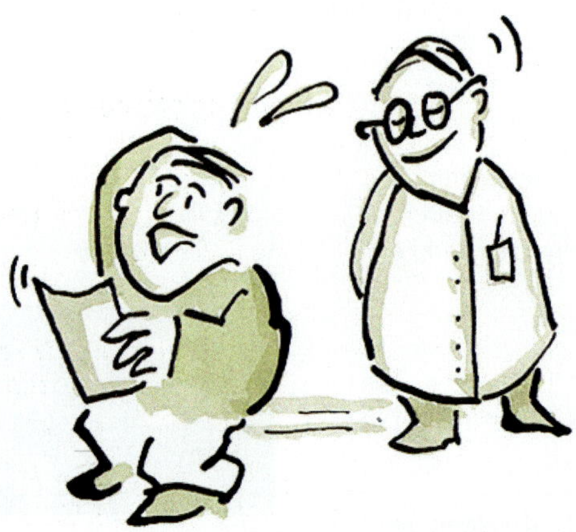

- die abgerechneten Positionen einzeln mit Betrag und Steigerungssatz aufführen,
- nach Datum der erbrachten Leistung gliedern,
- die Leistungsbeschreibung entweder auf der Liquidation oder als Zusammenstellung auf einem gesonderten Beiblatt festhalten,
- bei Überschreiten des Schwellenwerts eine schriftliche Begründung angeben.

Sofern die Liquidation formal nicht korrekt erstellt ist, besteht für den Patienten das Recht auf Verweigerung der Zahlung. Bei inhaltlichen Differenzen über einzelne Positionen zwischen Arzt und Patient ist der Patient dagegen zur Zahlung verpflichtet und kann die Ärztekammer um Vermittlung anrufen.
Auf der Rechnung gibt der Arzt in der Regel ein Zahlungsziel von 30 Tagen an. Wird eine Rechnung innerhalb dieser Frist nicht bezahlt, können vom Patienten Verzugszinsen verlangt werden. Eine Privatliquidation verjährt nach drei Jahren – gerechnet vom 31. Dezember des Jahres, in welchem sie ausgestellt wurde.

Ärztekammer
→ LF 1, S. 17

»Neuregelung im BGB
Keine Mahnung bei Geldforderungen mehr erforderlich
Das am 1. Mai 2000 in Kraft getretene Gesetz zur Beschleunigung fälliger Zahlungen beinhaltet eine grundlegende Änderung für die Arztpraxis. Ziel ist es, die Verzögerung von Zahlungen unattraktiv zu machen und die Möglichkeiten zu verbessern, fällige Ansprüche zügig gerichtlich geltend zu machen.
Künftig ist bei Geldforderungen keine Mahnung mehr erforderlich. Der Verzug tritt nach Ablauf von 30 Tagen ein, gerechnet von dem Tag an, an dem die Rechnung zugegangen ist. Ihr Eintreffen hat im Streitfall der Gläubiger zu beweisen, weil dies Voraussetzung für den Anspruch auf Verzugsschäden ist. Damit wird von der bisherigen Regelung abgewichen, dass ein Schuldner nur dann in Verzug gerät, wenn der Gläubiger noch zusätzlich eine Mahnung geschickt hat.
Problematisch an dieser Regelung ist für den Arzt zu beweisen, dass die Rechnung zugegangen ist. In besonders wichtigen Fällen sollte man die Rechnung, zum Beispiel nach Abschluss einer Behandlungsserie, persönlich dem Patienten aushändigen und sich den Empfang der Rechnung quittieren lassen.«

Deutsches Ärzteblatt, Heft 50, 15. Dezember 2000 (Auszug)

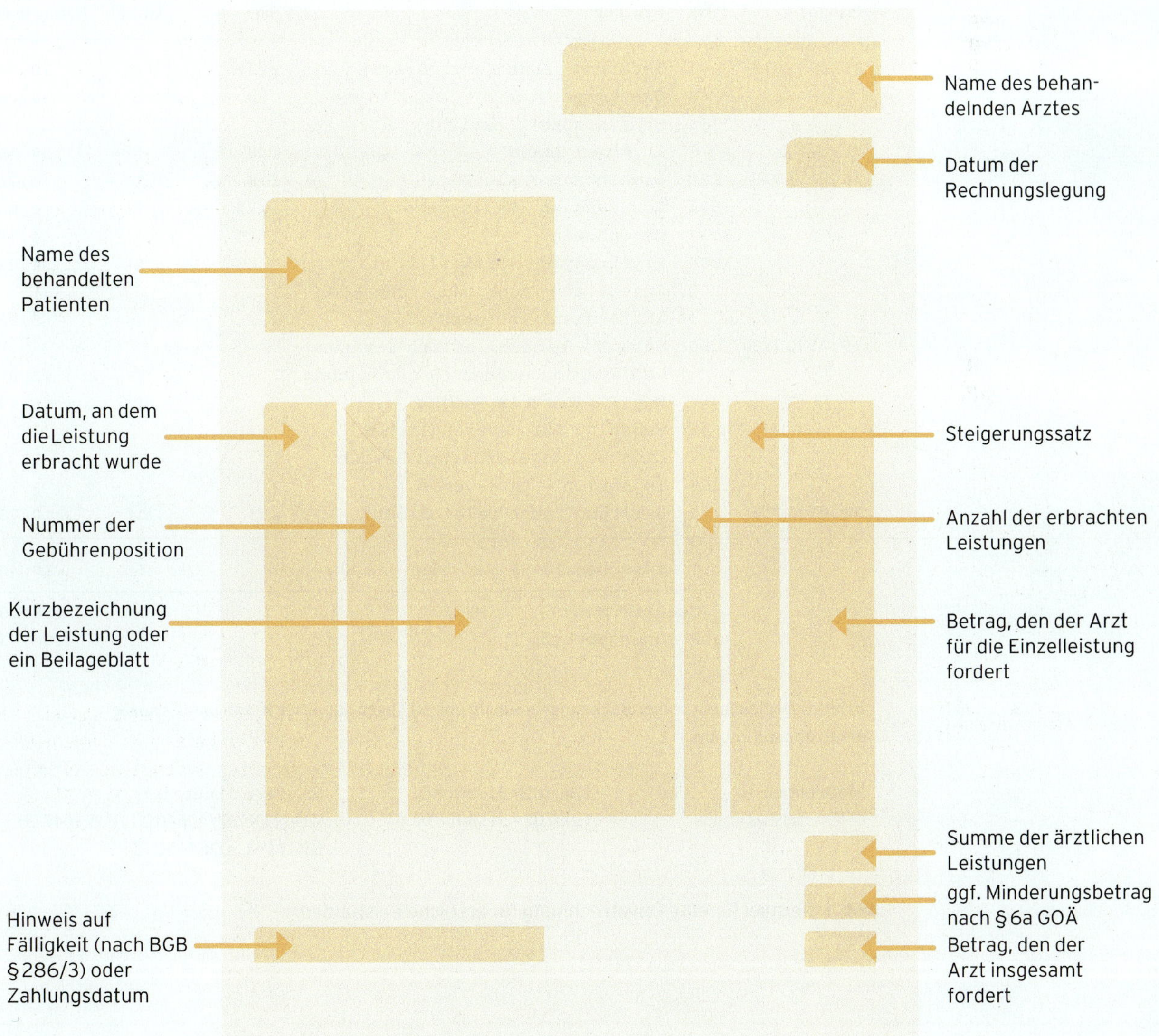

Abb. 1 Beispiel für den Aufbau einer formal korrekten Liquidation

HINWEIS

Nach §12 GOÄ muss die Diagnose nicht auf der Rechnung stehen. Dennoch kann es für den Patienten schwierig sein, den von ihm an den Arzt gezahlten Betrag von seiner privaten Versicherung zurückzubekommen, wenn die Diagnose auf der Rechnung fehlt.

Dr. med. Max Muster

Frau
Petra Dittfurth
Krämerstr. 45
45891 Gelsenkirchen

Gelsenkirchen, 30.03.2013
Rechnung Nr. 11373

Rechnung für ärztliche Leistungen

Patient: Petra Dittfurth, geb. 12.08.1954

Diagnosen: Hypertonie, Stauungslunge, sek. Anämie

Datum	Nr.	Leistung	Satz	Anzahl	Betrag in €
15.01.2013	1	Beratung (auch telefonisch)	2,3	1	10,73
	8	Ganzkörperstatus	2,3	1	34,86
	5135	Brustorgane-Übersicht, in einer Ebene	1,8	1	29,38
16.01.2013	250	Blutentnahme aus Vene	1,8	1	4,20
	3501	Blutsenkung (Praxislabor)	1,15	1	4,02
	3517	Hämoglobin	1,15	1	4,69
	3504	Erythrozyten (Praxislabor)	1,15	1	4,02
	252	Injektion - subkutan, submukös, intrakutan, intramuskulär	2,3	1	5,36
19.01.2013	50	Besuch - einschließlich Beratung und symptombezogene Untersuchung	2,3	1	42,90
		Weg > 2 bis 5 km Radius		1	6,64
	E	Zuschlag für unverzüglichen/ dringend angeforderten Besuch	1	1	9,33
	253	Injektion - intravenös	2,3	1	9,38
22.01.2013	1	Beratung (auch telefonisch)	2,3	1	10,73
	B	Zuschlag für Beratung zwischen 20-22 Uhr oder 6-8 Uhr	1	1	10,49
		Gesamtsumme			186,73
		Rechnungsbetrag			186,73

Erbitten Begleichung obiger Rechnung innerhalb von 30 Tagen auf unser Konto unter Angabe der Rechnungsnummer.

Musterstraße 10
45891 Gelsenkirchen

Fon: (0 24 51) 80 08 01
Fax: (0 24 51) 80 08 02

Sparkasse Mainz
IBAN DE68 5505 0120 1035 1047 00
BIC MALADE51MNZ

Abb. 1 Beispiel für eine Privatrechnung für ärztliche Leistungen

Gebührenverzeichnis der GOÄ

Im zweiten Teil der GOÄ findet sich das eigentliche Gebührenverzeichnis. Ebenso wie der EBM gliedert sich auch das Gebührenverzeichnis der GOÄ in Kapitel, die sich vor allem an den einzelnen ärztlichen Fachgruppen orientieren (Kapitel A bis P). Alle Leistungen sind fortlaufend nummeriert. Eine Hilfe bei der Ziffernsuche geben die zwei alphabetischen Sachverzeichnisse am Ende der Gebührenordnung, eines für Laborleistungen und eines für alle anderen Leistungen.

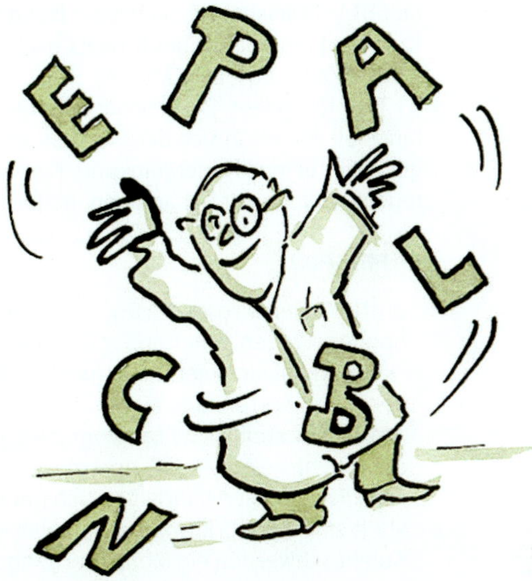

Alle Gebührenziffern können von allen Ärzten und Fachärzten abgerechnet werden; anders als im EBM gibt es in dieser Hinsicht keine Einschränkungen. Ein weiterer Unterschied zum EBM liegt im Umfang der jeweiligen Leistung: Während der EBM die ärztlichen Leistungen oftmals zu Pauschalen und Komplexen zusammenfasst, werden nach der GOÄ in der Regel Einzelleistungen aufgeführt:

A. Gebühren in besonderen Fällen, z. B. Ausstellen eines Wiederholungsrezepts
B. Grundleistungen und allgemeine Leistungen, z. B. Beratungen, Untersuchungen
C. Nicht gebietsbezogene Sonderleistungen, z. B. Verbände, Blutentnahmen
D. Anästhesieleistungen, z. B. Lokalanästhesie
E. Physikalisch-medizinische Leistungen, z. B. Wärmebehandlung, Elektrotherapie
F. Innere Medizin, Kinderheilkunde, Dermatologie, z. B. EKG, Prüfung der kindlichen Entwicklung
G. Neurologie, Psychiatrie und Psychotherapie, z. B. EEG
H. Geburtshilfe und Gynäkologie, z. B. Beistand bei einer Geburt, vaginale Behandlung
I. Augenheilkunde, z. B. Refraktionsbestimmung
J. Hals-, Nasen-, Ohrenheilkunde, z. B. Hörprüfung
K. Urologie, z. B. Spülung der Harnröhre
L. Chirurgie, Orthopädie, z. B. Versorgung von Wunden
M. Laboratoriumsuntersuchungen, z. B. Untersuchung von Blut
N. Histologie, Zytologie und Zytogenetik, z. B. histologische Untersuchung von Probenmaterial
O. Strahlendiagnostik, Nuklearmedizin, Magnetresonanztomografie und Strahlentherapie, z. B. Röntgen
P. Sektionsleistungen, z. B. Leichenschau

Das **Kapitel A** stellt eine Besonderheit dar: Dieses Kapitel nennt Ziffern aus anderen Kapiteln, die auch dort verzeichnet sind. In Bezug auf ihren Steigerungsfaktor gelten diese Ziffern aber als **technische Leistungen** und können daher nach § 5 GOÄ nur bis zum maximal 2,5fachen Vergütungssatz abgerechnet werden. Bei ihrer Nennung in ihren eigentlichen Kapiteln tragen die Gebührenziffern ein Sternchen, um auf den **reduzierten Gebührenrahmen** hinzuweisen.

BEISPIEL

Kapitel C verzeichnet die Gebührenziffer 250: Die venöse Blutentnahme gilt als technische Leistung und kann nur bis zum 2,5fachen Satz gesteigert werden.

250*	**Blutentnahme mittels Spritze, Kanüle oder Katheter aus der Vene**			
	1fach	1,8fach	2,5fach	1,0fach
40 Punkte	2,33	4,20	5,83	2,33

Die dem Kapitel B vorangestellten **allgemeinen Bestimmungen** enthalten u. a. einen wichtigen Hinweis, der für mehrere Gebührenziffern gilt und der sich deutlich von den Bestimmungen im EBM unterscheidet. So gilt ein **Behandlungsfall** in der GOÄ für die Behandlung derselben Krankheit innerhalb eines Monats nach der jeweils ersten Inanspruchnahme des Arztes. Dabei ist der Zeitraum eines Monats weder zwingend auf den Monatsnamen bezogen noch auf 31 Tage festgelegt. Bei gleicher Erkrankung liegt entsprechend immer dann ein neuer Behandlungsfall vor, wenn sich der Monatsname ändert und sich das Datum um eins erhöht hat. Dies gilt auch für jede Neuerkrankung. Kommt der Patient also zwischenzeitlich wegen einer anderen Erkrankung zur Behandlung, handelt es sich um zwei Behandlungsfälle.

BEISPIEL

Jutta Vogler wird am 19.06. von ihrer Hausärztin wegen akuter Kniebeschwerden behandelt. Wegen anhaltender Beschwerden kommt sie am 24.06. erneut in die Praxis.
→ Es handelt sich hier um **denselben Behandlungsfall**, da die ärztliche Leistung bei derselben Erkrankung innerhalb eines Monats erbracht wurde.
Am 30.06. stellt sich Frau Vogler wegen eines grippalen Infekts in der Praxis vor, außerdem sucht sie am 20.07. erneut wegen Kniebeschwerden den Rat ihrer Hausärztin.
→ In diesen Fällen handelt es sich um **zwei neue Behandlungsfälle**: Der grippale Infekt stellt eine neue Erkrankung dar, während seit der ersten Inanspruchnahme für die Kniebeschwerden ein Monat vergangen ist und entsprechend der Behandlungsfall neu beginnt.

MERKE

Nach EBM: umfasst alle ärztlichen Leistungen, die bei einem Patienten derselben Praxis in einem Quartal anfallen

Behandlungsfall

Nach GOÄ: umfasst alle ärztlichen Leistungen, die für einen Patienten zur Behandlung derselben Krankheit innerhalb eines Monats nach der ersten Inanspruchnahme des Arztes anfallen

4.3.2 Grundleistungen in der Arztpraxis

Zu den Grundleistungen in der Arztpraxis, die bei einem Arzt-Patienten-Kontakt am häufigsten abgerechnet werden, zählen vor allem die Gebührenziffern des **GOÄ-Kapitels B (Grundleistungen und allgemeine Leistungen)**. Hierzu gehören in erster Linie die Ziffern für Beratungs- und Untersuchungsleistungen.

Beratungen

1	**Beratung - auch mittels Fernsprecher**			
	1fach	2,3fach	3,5fach	1,2fach
80 Punkte	4,66 €	10,72 €	16,32 €	5,59 €

Die Beratung umfasst ein Gespräch, das auch kleinere Behandlungsmaßnahmen beinhalten kann (z. B. Schnell- oder Sprayverband).
Bei mehreren Arzt-Patienten-Kontakten an einem Tag kann die Ziffer 1 mehrmals, jeweils mit entsprechender Uhrzeitangabe, abgerechnet werden.

2*	**Ausstellung von Wiederholungsrezepten und/oder Überweisungen und/oder Übermittlung von Befunden oder ärztlichen Anordnungen - auch mittels Fernsprecher - durch die Arzthelferin und/oder Messung von Körperzuständen (z. B. Blutdruck, Temperatur) ohne Beratung, bei einer Inanspruchnahme des Arztes**			
	1fach	1,8fach	2,5fach	1,0fach
30 Punkte	1,75 €	3,15 €	4,37 €	1,75 €

Die Ziffer 2 kann nur als **alleinige Leistung** abgerechnet werden. Unter „Inanspruchnahme des Arztes" ist hier die Inanspruchnahme der Arztpraxis zu verstehen. Der Stern an der Ziffer signalisiert, dass die Leistung als technische Leistung gilt und daher mit reduziertem Gebührenrahmen abzurechnen ist, da die Ziffer auch in Kapitel A genannt wird.

Für längere Beratungen durch den Arzt (mindestens 10 Minuten) steht die Ziffer 3 zur Verfügung:

3	**Eingehende, das gewöhnliche Maß übersteigende Beratung – auch mittels Fernsprecher**			
	1fach	2,3fach	3,5fach	1,2fach
150 Punkte	8,74 €	20,11 €	30,66 €	10,49 €

Die Ziffer 3 darf **nur alleine** berechnet werden oder höchstens in Kombination mit Untersuchungsleistungen nach den Ziffern 5, 6, 7, 8, 800 oder 801 stehen.
Kommt beim gleichen Arzt-Patienten-Kontakt die Abrechnung noch einer weiteren Ziffer in Betracht, z. B. Ziffer 410 (Ultraschalluntersuchung), kann der Arzt die höher bewertete Ziffer abrechnen, die niedriger bewertete fällt dann weg, d. h., sie wird nicht berechnet.

MERKE

Immer dann, wenn zwei Ziffern nicht nebeneinander berechnet werden können, kann stets die **höher bewertete** Ziffer abgerechnet werden. Die niedrigere entfällt in diesem Fall.

BEISPIEL

Die Patientin Magda Schulz kommt mit einer Bronchitis zu ihrer Ärztin Dr. Krauser und wird von dieser untersucht und eingehend beraten. Die Ärztin stellt ihr eine Arbeitsunfähigkeitsbescheinigung aus.

Datum	GOÄ-Ziffer	Leistung	Steigerungssatz	Betrag in €
4. April	7	Vollständige körperliche Untersuchung Brustorgane	2,3	21,45
	3	Eingehende Beratung	2,3	20,11
	~~70~~	~~Kurze Bescheinigung~~	~~2,3~~	~~5,36~~

Da Ziffer 3 zwar neben Ziffer 7, nicht aber neben Ziffer 70 berechnet werden kann, Ziffer 3 aber höher bewertet ist, muss die Abrechnung der 70 entfallen.

Wenn die Ziffer 3 **mehr als einmal im Behandlungsfall** abgerechnet werden muss, ist eine besondere **Begründung** auf der Privatrechnung notwendig. Diese könnte z. B. in einer akuten Verschlimmerung liegen, einer Arzneimittelinteraktion, mangelnder Mitarbeit (❙ Non-Compliance) seitens des Patienten, neue/schwierige diagnostische und/oder therapeutische Erwägungen.

Non-Compliance
non, engl. = nicht
compliance, engl. = Einwilligung, Bereitschaft; z. B. fehlende Bereitschaft eines Patienten, therapeutische Anweisungen zu befolgen

4	**Erhebung der Fremdanamnese über einen Kranken und/oder Unterweisung und Führung der Bezugsperson(en) – im Zusammenhang mit der Behandlung eines Kranken**			
	1fach	2,3fach	3,5fach	1,2fach
220 Punkte	12,82 €	29,49 €	44,88 €	15,39 €

Kann das ärztliche Gespräch nur über eine Bezugsperson erfolgen, z. B. bei Säuglingen oder Menschen mit ❙ Zerebralsklerose, ist nicht Ziffer 1 oder 3, sondern Ziffer 4 abzurechnen. Diese darf nur einmal im Behandlungsfall abgerechnet werden.

Zerebralsklerose
Arteriosklerose der Hirngefäße

Untersuchungen

Für Untersuchungen können je nach Aufwand die **Ziffern 5 bis 8** zum Ansatz gebracht werden. Alle dieser Ziffern **schließen sich gegenseitig aus**, sodass nur jeweils eine von diesen abgerechnet werden kann.

5	**Symptombezogene Untersuchung**			
	1fach	2,3fach	3,5fach	1,2fach
80 Punkte	4,66 €	10,72 €	16,32 €	5,60 €

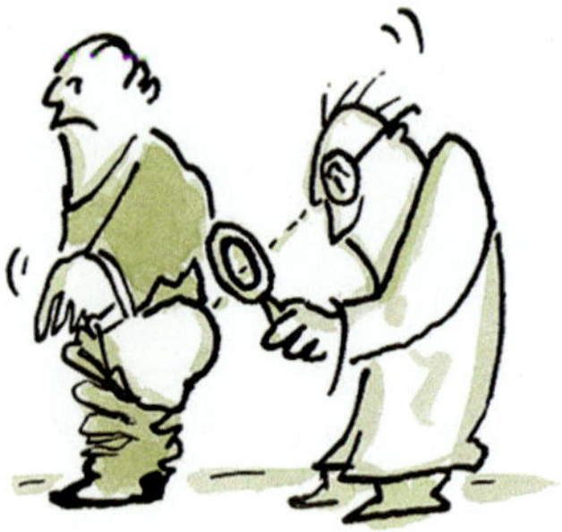

Auch wenn verschiedene Organe oder Organsysteme untersucht werden müssen, ist diese Leistung nur einmal bei dem gleichen Arzt-Patienten-Kontakt abrechnungsfähig.
Für die Ziffern 1 und/oder 5 gilt: Sie dürfen nur einmal im Behandlungsfall mit Ziffern der Kapitel C bis O abgerechnet werden, das sind die Ziffern 200 und höher. Dabei ist es egal, ob es nur die Ziffer 1 in Kombination mit Ziffern aus C bis O, nur die Ziffer 5 in Kombination mit Ziffern aus C bis O ist oder ob es beide Ziffern mit Ziffern aus C bis O sind. Die höher bewertete Ziffer oder Ziffernkombination wird berechnet.

BEISPIEL

Der Patient Martin Jansen kommt mit Schmerzen der LWS in die Praxis seines Hausarztes. Nach Untersuchung und Beratung erhält er eine Injektion und eine Kurzwellenbehandlung. Da sich seine Beschwerden nicht bessern, bekommt er am Folgetag erneut eine Injektion und eine Kurzwellenbehandlung.

Datum	GOÄ-Nr.	Leistung	Steigerungssatz	Betrag in €
4. April	5	sympt. Unters.	2,3	10,73
	252	Inj. i. m.	2,3	5,36
	548	Kurzwelle	1,8	3,88
	1	Beratung	2,3	10,73
5. April	~~252~~	~~Inj. i. m.~~	~~2,3~~	~~5,36~~
	~~548~~	~~Kurzwelle~~	~~1,8~~	~~3,88~~
	1	Beratung	2,3	10,73

Der Arzt rechnet für den 5. April nur die Ziffer 1 ab, da sich für die Ziffern 252 und 548 in der Summe ein geringerer Eurobetrag als für Ziffer 1 ergibt.

stomatognath
Mund und Kiefer betreffend

6	**Vollständige körperliche Untersuchung mindestens eines der folgenden Organsysteme: alle Augenabschnitte, der gesamte HNO-Bereich, das stomatognathe System, die Nieren und ableitenden Harnwege (bei Männern auch gegebenenfalls einschließlich der männlichen Geschlechtsorgane) oder Untersuchung zur Erhebung eines vollständigen Gefäßstatus – gegebenenfalls einschließlich Dokumentation**			
	1fach	2,3fach	3,5fach	1,2fach
100 Punkte	5,83 €	13,41 €	20,40 €	6,99 €

7	**Vollständige körperliche Untersuchung mindestens eines der folgenden Organsysteme: das gesamte Hautorgan, die Stütz- und Bewegungsorgane, alle Brustorgane, alle Bauchorgane, der gesamte weibliche Genitaltrakt (gegebenenfalls einschließlich Nieren und ableitender Harnwege) – gegebenenfalls einschließlich Dokumentation**			
	1fach	2,3fach	3,5fach	1,2fach
160 Punkte	9,33 €	21,45 €	32,64 €	11,19 €

Der Arzt kann die Ziffern 6 und 7 nur dann abrechnen, wenn es sich bei seiner Untersuchung um die in der Legende aufgeführten Organsysteme handelt und er diese vollständig untersucht. Dabei können die Ziffern 6 und 7 nicht nebeneinander berechnet werden. Als höher bewertete Ziffer rechnet der Arzt dann Ziffer 7 ab.

8	**Untersuchung zur Erhebung des Ganzkörperstatus, gegebenenfalls einschließlich Dokumentation**			
	1fach	2,3fach	3,5fach	1,2fach
260 Punkte	15,16 €	34,86 €	53,04 €	18,19 €

Der Ganzkörperstatus beinhaltet die Untersuchung der Haut, der sichtbaren Schleimhäute, der Brust- und Bauchorgane, der Stütz- und Bewegungsorgane sowie eine orientierende neurologische Untersuchung.

Für die Abrechnung der Ziffer 8 ist es notwendig, dass alle in der Legende aufgeführten Inhalte erbracht wurden. Neben Ziffer 8 sind weder die Ziffern 5 bis 7 noch die Ziffer 800 (eingehende neurologische Untersuchung) abrechenbar.

Zuschläge zu Beratungen und Untersuchungen
Zu den **Beratungs- und Untersuchungsziffern 1, 3, 4, 5, 6, 7 oder 8** sind **Zuschläge** berechenbar. Sie sind je Inanspruchnahme des Arztes jedoch immer nur einmal und nur mit dem **einfachen Gebührensatz** zu berechnen.

A	**Zuschlag für außerhalb der Sprechstunde erbrachte Leistungen**			
	1fach	2,3fach	3,5fach	1,2fach
70 Punkte	4,08 €	–	–	–

Der Zuschlag A kann nicht mit B, C oder D kombiniert werden.

B	**Zuschlag für in der Zeit zwischen 20:00 und 22:00 Uhr oder 06:00 und 8:00 Uhr außerhalb der Sprechstunde erbrachte Leistungen**			
	1fach	2,3fach	3,5fach	1,2fach
180 Punkte	10,49 €	–	–	–

Der Zuschlag B ist nicht zusammen mit A oder C abrechenbar.

C	**Zuschlag für in der Zeit zwischen 22:00 und 06:00 Uhr erbrachte Leistungen**			
	1fach	2,3fach	3,5fach	1,2fach
320 Punkte	18,65 €	–	–	–

Der Zuschlag C ist nicht zusammen mit A oder B berechenbar.

D	**Zuschlag für an Samstagen, Sonn- und Feiertagen erbrachte Leistungen**			
	1fach	2,3fach	3,5fach	1,2fach
220 Punkte	12,82 €	–	–	–

Der Zuschlag D kann zusätzlich zu B oder C berechnet werden, nicht aber zusätzlich zu A. Erbringt der Arzt die Leistung samstags innerhalb einer stattfindenden Sprechstunde, darf er nur den halben Gebührensatz von D berechnen.

K 1	**Zuschlag zu Untersuchungen nach den Nummern 5, 6, 7 oder 8 bei Kindern bis zum vollendeten 4. Lebensjahr**			
	1fach	2,3fach	3,5fach	1,2fach
120 Punkte	7,00 €	–	–	–

Zuschläge wochentags

00:00–06:00	06:00–08:00	08:00–20:00	20:00–22:00	22:00–00:00
C	B	ggf. A	B	C

Zuschläge samstags, sonntags, feiertags

00:00–06:00	06:00–08:00	08:00–20:00	20:00–22:00	22:00–00:00
D + C	D + B	D (ggf. ½ D)	D + B	D + C

BEISPIELE

1) Wegen akuter gesundheitlicher Probleme ruft Anna Bading am Dienstag um 23:15 Uhr bei ihrem Hausarzt an. Der Arzt berät sie telefonisch.

Datum	GOÄ-Nr.	Leistung	Steigerungssatz	Betrag in €
6. Juni	1	Beratung	2,3	10,73
	C	Zuschlag für Leistungen zwischen 22:00 und 06:00 Uhr	1,0	18,65

2) Der Patient Michael Klein sucht seinen Hausarzt wegen starker Schmerzen am Samstag um 20:20 Uhr in seiner Wohnung auf. Der Arzt untersucht ihn.

Datum	GOÄ-Nr.	Leistung	Steigerungssatz	Betrag in €
23. März	5	sympt. Unters.	2,3	10,73
	D	Zuschlag für Leistungen am Samstag	1,0	12,82
	B	Inanspruchnahme zwischen 20:00 und 22:00 Uhr	1,0	10,49

Besuche

Für **planbare Besuche** kann der Arzt vor allem die **Ziffern 50, 51 und 48** abrechnen. Für jeden Besuch darf **Wegegeld** berechnet werden. Wird gleichzeitig die Mitbesuchsziffer 51 abgerechnet, gilt das Wegegeld für alle besuchten Patienten nur anteilig.

Wegegeld
→ LF 2, S. 83

50	**Besuch, einschließlich Beratung und symptombezogener Untersuchung**			
	1fach	2,3fach	3,5fach	1,2fach
320 Punkte	18,65 €	42,90 €	65,28 €	22,38 €

51	**Besuch eines weiteren Kranken in derselben häuslichen Gemeinschaft in unmittelbarem Zusammenhang mit der Leistung nach Nummer 50 – einschließlich Beratung und symptombezogener Untersuchung**			
	1fach	2,3fach	3,5fach	1,2fach
250 Punkte	14,57 €	33,52 €	51,00 €	17,49 €

Für Visiten und Zweitvisiten am gleichen Tag im Krankenhaus oder auf der Belegstation gelten die Ziffern 45 und 46.

45	**Visite im Krankenhaus**			
	1fach	2,3fach	3,5fach	1,2fach
70 Punkte	4,08 €	9,38 €	14,28 €	4,90 €

Ziffer 45 kann nur dann am gleichen Behandlungstag mit anderen Ziffern aus Kapitel B der GOÄ berechnet werden, wenn diese zu einer anderen Uhrzeit erbracht werden.

46	**Zweitvisite im Krankenhaus**			
	1fach	2,3fach	3,5fach	1,2fach
50 Punkte	2,91 €	6,70 €	10,20 €	3,50 €

Erfordert der Krankheitsfall mehr als zwei Visiten am Tag, so ist hierfür eine Begründung notwendig.

Die Beratung und symptombezogene Untersuchung des Patienten ist in den Ziffern 50 und 51 bereits enthalten, weshalb die Ziffern 1 und 5 nicht zusätzlich abrechenbar sind.

48	**Besuch eines Patienten auf einer Pflegestation (z. B. in Alten- oder Pflegeheimen) – bei regelmäßiger Tätigkeit des Arztes auf der Pflegestation zu vorher vereinbarten Zeiten**			
	1fach	2,3fach	3,5fach	1,2fach
120 Punkte	6,99 €	16,09 €	24,48 €	8,39 €

Zuschläge zu Besuchen (Leistungen nach den Ziffern 45 bis 62)
Für **Besuche** unter bestimmten Bedingungen sieht die GOÄ eigene **Zuschläge** vor. Dabei sind die Zuschläge E, F, G und H nicht nebeneinander berechenbar. Für den Besuch nach Ziffer 48 ist nur der Zuschlag E zulässig.
Auch für diese Zuschläge gilt, dass sie stets mit **einfachem Gebührensatz** abzurechnen sind.

E	**Zuschlag für dringend angeforderte und unverzüglich erfolgte Ausführung**			
	1fach	2,3fach	3,5fach	1,2fach
160 Punkte	9,33 €	–	–	–

F	**Zuschlag für in der Zeit von 20:00 bis 22:00 Uhr oder 06:00 bis 08:00 Uhr erbrachte Leistungen**			
	1fach	2,3fach	3,5fach	1,2fach
260 Punkte	15,16 €	–	–	–

G	**Zuschlag für in der Zeit zwischen 22:00 und 06:00 Uhr erbrachte Leistungen**			
	1fach	2,3fach	3,5fach	1,2fach
450 Punkte	26,23 €	–	–	–

H	**Zuschlag für an Samstagen, Sonn- oder Feiertagen erbrachte Leistungen**			
	1fach	2,3fach	3,5fach	1,2fach
340 Punkte	19,82 €	–	–	–

J	**Zuschlag zur Visite bei Vorhalten eines vom Belegarzt zu vergütenden ärztlichen Bereitschaftsdienstes, je Tag**			
	1fach	2,3fach	3,5fach	1,2fach
80 Punkte	4,66 €	–	–	–

K2	**Zuschlag zu den Leistungen nach den Nummern 45, 46, 48, 50, 51, 55 oder 56 bei Kindern bis zum vollendeten 4. Lebensjahr**			
	1fach	2,3fach	3,5fach	1,2fach
120 Punkte	7,00 €	–	–	–

Zuschläge wochentags

00:00–06:00	06:00–08:00	08:00–20:00	20:00–22:00	22:00–00:00
G	F	ggf. E	F	G

Zuschläge samstags, sonntags, feiertags

00:00–06:00	06:00–08:00	08:00–20:00	20:00–22:00	22:00–00:00
H + G	H + F	H	H + F	H + G

MERKE

Die Zuschläge zu den Untersuchungs- und den Besuchsleistungen können untereinander folgendermaßen kombiniert werden:

A ➡ K 1 B ➡ D, K 1 C ➡ D, K 1
E ➡ J, K 2 F ➡ H, J, K 2 G ➡ H, J, K 2

BEISPIEL

Der hausärztliche Internist Dr. Bader wird am Himmelfahrtstag um 23:00 Uhr zu Lucia Walter gerufen. Die Wohnung der Patientin liegt 3 km von seiner Wohnung entfernt. Er untersucht die Bauch- und Brustorgane der Patientin.
Für seine Leistungen berechnet der Arzt Ziffer 50 (Besuch), Ziffer 7 (Vollständige körperliche Untersuchung der Brust- und Bauchorgane), die Zuschläge H (Zuschlag für Leistungen an Feiertagen) und G (Zuschlag für Inanspruchnahme zwischen 22:00 und 06:00 Uhr) sowie Wegegeld von 10,23 € (Weg 2 bis 5 km zwischen 20:00 und 08:00 Uhr).

Er kann also folgende Kosten berechnen:
- **Besuchsgebühr**
- **Zuschläge**
- **Wegegeld**
- **Gebühren für die erbrachten Leistungen**

Berichte und Briefe

Zu den häufigen allgemeinen Grundleistungen in der Arztpraxis gehört auch das Ausstellen von Bescheinigungen und Briefen.

70	**Kurze Bescheinigung oder kurzes Zeugnis, Arbeitsunfähigkeitsbescheinigung**			
	1fach	2,3fach	3,5fach	1,2fach
40 Punkte	2,33 €	5,36 €	8,16 €	2,80 €

Die Ziffer 70 ist auch für die Ausstellung von Schulbescheinigungen, Sportbefreiungsbescheinigungen u. Ä. berechenbar.

75	**Ausführlicher schriftlicher Krankheits- und Befundbericht (einschließlich Angaben zur Anamnese, zu dem(n) Befund(en), zur epikritischen Bewertung und gegebenenfalls zur Therapie**			
	1fach	2,3fach	3,5fach	1,2fach
130 Punkte	7,58 €	17,43 €	26,52 €	9,09 €

Hier ist zu beachten, dass z. B. nach Überweisungen die Befundmitteilung oder der einfache Befundbericht bereits mit der Gebühr für die betreffende Untersuchungsleistung abgegolten ist und nicht nach Ziffer 75 abgerechnet werden kann.

AUFGABEN

1 Wie ist die GOÄ gegliedert?

2 Geben Sie an, bei welchen Versicherten der Arzt seine Leistungen nach GOÄ abrechnet.

3 Erläutern Sie die Bezeichnungen Schwellenwert und Höchstsatz bei der Abrechnung nach GOÄ.

4 Nennen Sie die Angaben, die auf einer Privatrechnung aufgeführt sein müssen.

5 Rechnen Sie den folgenden Behandlungsfall ab: Die Patientin Herta Klose, 59 Jahre alt und privat versichert, kommt in die Praxis und lässt sich von ihrem Hausarzt untersuchen. Am gleichen Tag bittet sie den Arzt um 23:15 Uhr um einen Hausbesuch (2 km Entfernung). Der Arzt bestellt sie nach diesem für den Folgetag in die Sprechstunde, um ein Langzeit-EKG durchzuführen. Zwei Tage später kommt Frau Klose erneut, um die Ergebnisse zu besprechen. Der Arzt berät sie über 15 Minuten.

6 Rechnen Sie die Behandlung von Herrn Frank Röde ab (36 Jahre, Privatpatient): Der Patient kommt in die Samstagssprechstunde, wo ihn sein Hausarzt untersucht und auf seine Belegstation im Krankenhaus einweist. Am Folgetag führt der Arzt dort eine Visite durch. Zwei Wochen später kommt Herr Röde wieder in die Sprechstunde, um eine Überweisung abzuholen, wobei kein Arzt-Patienten-Kontakt stattfindet.

4.4 Gebührenordnung der Unfallversicherungen (UV-GOÄ)

Die **UV-GOÄ** ähnelt der GOÄ und findet Anwendung bei der Leistungsabrechnung von Behandlungen, die mit den Trägern der **gesetzlichen Unfallversicherung**, z. B. den Berufgenossenschaften, abgerechnet werden. In ihrem Aufbau entspricht die UV-GOÄ der GOÄ: Im Gebührenverzeichnis gelten oft die gleichen Gebührennummern und deren Leistungslegenden. In einigen Fällen weichen aber die Leistungslegende ab oder es kommen zusätzlich weitere Leistungsnummern hinzu.
Beide Gebührenordnungen (GOÄ und UV-GOÄ) unterscheiden sich grundsätzlich in drei Punkten:

- der Definition des Behandlungsfalls
- den Steigerungssätzen bzw. Festpreisen
- der Untergliederung in allgemeine und besondere Heilbehandlung

Als **Behandlungsfall** gilt

- die **gesamte ambulante Versorgung**,
- die von **demselben Arzt** nach der ersten Inanspruchnahme
- innerhalb von **drei Monaten** nach der ersten Inanspruchnahme des Arztes
- an **demselben Patienten**
- zulasten **desselben gesetzlichen UV-Trägers** vorgenommen worden ist.

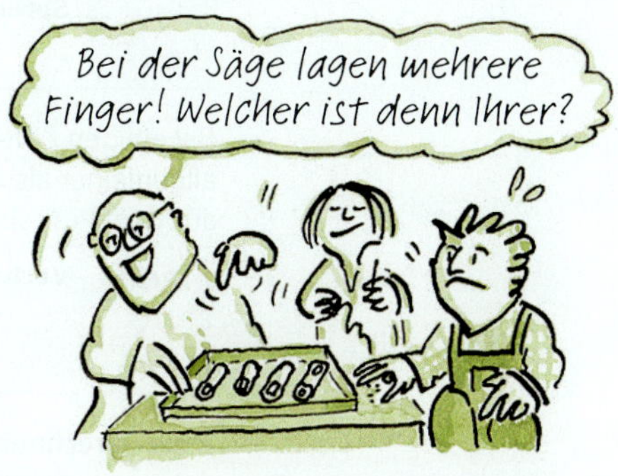
Bei der Säge lagen mehrere Finger! Welcher ist denn Ihrer?

Eine Steigerung der Gebührensätze wie in der GOÄ ist in der UV-GOÄ nicht möglich. Hier werden abrechenbare **Festpreise** für die erbrachten ärztlichen Leistungen angegeben.

Die UV-GOÄ unterscheidet in **allgemeine und besondere Heilbehandlung**:

- Unter einer **allgemeinen Heilbehandlung** versteht man die meist vom Hausarzt durchgeführte ärztliche Versorgung einer Unfallverletzung, die weder einen besonderen personellen, apparativ-technischen Aufwand noch eine spezifische unfallmedizinische Qualifikation des Arztes erfordert. Sofern der Patient nicht länger als am Unfalltag selbst arbeitsunfähig ist und die Behandlung voraussichtlich nicht länger als eine Woche dauern wird, kann diese Behandlung ein Hausarzt übernehmen. Dieser darf dem Patienten Arznei- und Verbandmittel verordnen.
- Eine **besondere Heilbehandlung** ist die fachärztliche Behandlung einer Unfallverletzung, die wegen ihrer Art und Schwere besondere unfallmedizinische Qualifikation verlangt. In der Regel sind dies unfallchirurgische D- und H-Ärzte, aber auch Orthopäden. Zu dieser Behandlung gehören die Erfassung der Zusammenhänge zwischen Arbeitstätigkeit und Unfallereignis sowie die Erfassung von Vorschäden beim Patienten, außerdem das Einleiten von medizinischen und schulischen/beruflichen Rehabilitationsmaßnahmen. Entsprechend ist bei besonderer Heilbehandlung auch die Verordnung von Heil- und Hilfsmitteln möglich.

Die UV-GOÄ kennt daher zweierlei Vergütungen: für die allgemeine und für die besondere Heilbehandlung.

Unfallversorgung
- ohne besonderen personellen und apparativ-technischen Aufwand
- ohne spezifische unfallmedizinische Qualifikation des Arztes

allgemeine Heilbehandlung

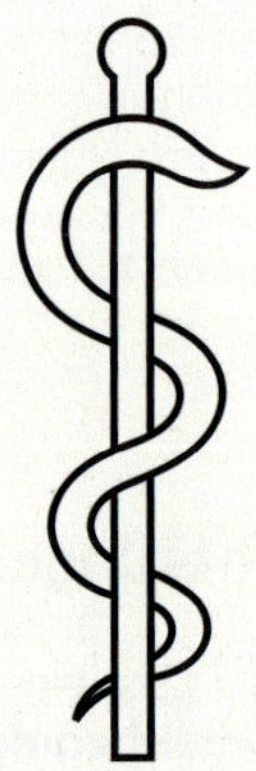

besondere Heilbehandlung

Unfallversorgung mit besonderer unfallmedizinischer Qualifikation des Arztes:
- Erfassen der Zusammenhänge zwischen ausgeübter Tätigkeit und Unfallhergang
- Erfassen von Vorschädigungen
- rechtzeitiges Einleiten aller notwendigen medizinischen und Rehabilitationsmaßnahmen

HINWEIS

Achtung, die Leistungsinhalte der Ziffer 1 nach GOÄ und der Ziffer 1 nach UV-GOÄ unterscheiden sich deutlich!

		UV Allg. €	UV Bes. €
1 UV-GOÄ	**Symptombezogene Untersuchung bei Unfallverletzung oder bei Verdacht auf das Vorliegen einer Berufskrankheit einschließlich Beratung** einmal im Behandlungsfall	6,21	7,73

Für Inanspruchnahmen außerhalb der Sprechstundenzeiten oder in der Nacht sind nach UV-GOÄ keine Zuschläge zu berechnen, sondern es gelten eigene Ziffern (z. B. UV-GOÄ 2 bis 5).

		UV Allg. €	UV Bes. €
2 UV-GOÄ	**Leistung nach Nummer 1, jedoch außerhalb der Sprechstunde**	7,18	8,93

Bei einigen Ziffern, z. B. Verbänden, erfolgt die Vergütung sog. besonderer Kosten (sowohl bei allgemeiner als auch bei besonderer Heilbehandlung). Dies kann u. a. ausgegebenes Material aus dem Praxisbestand sein.

		UV Allg. €	UV Bes. €	Besondere Kosten €
200 UV-GOÄ	**Verband**	3,24	4,04	1,32

Viele Abrechnungsprogramme ergänzen die besonderen Kosten automatisch bei Eingabe der entsprechenden Leistungsziffer.

Daneben sind in der UV-GOÄ für das Ausfüllen bestimmter Vordrucke feste **Berichtsgebühren** vorgesehen, z. B.:

125 UV-GOÄ	**Vordruck F 1050** Ärztliche Unfallmeldung	Berichtsgebühr in € 6,19
145 UV-GOÄ	**Vordruck F 2900** Überweisungsvordruck ÜV (§§ 26, 39 Vertrag Ärzte/UV-Träger)	Berichtsgebühr in € 3,49

Zusätzlich können **Portokosten** berechnet werden.

Die **Abrechnung** der ärztlichen Leistungen erfolgt direkt mit dem Unfallversicherungsträger. Dabei muss die Rechnung an den Unfallversicherungsträger folgende Angaben enthalten:

- Personalien des Unfallverletzten
- Unfalltag
- Unfallbetrieb
- Datum der Leistungserbringung
- Gebührenziffern mit den geltenden Eurobeträgen
- Auslagen für Unfallmeldung, Überweisung zum D-Arzt u. Ä.
- abrechnungsfähige Auslagen, z. B. Tetanus-Impfstoff

HINWEIS

Die genaue Abrechnung von Arbeitsunfällen finden Sie in LF 10, S. 209.

Die Rechnungsstellung erfolgt unmittelbar nach Abschluss der Behandlung mit dem zuständigen Unfallversicherungsträger. Hierfür wird die Rückseite des Formulars F 1050 (Ärztliche Unfallmeldung) verwendet.

Abrechnung

Berichtsgebühr (entfällt bei Vorstellung beim D-Arzt)	nach Nr. 125	UV-GOÄ	6,19 EUR		
					Besondere Kosten
Ärztliche Leistung	nach Nr. 1	UV-GOÄ	6,21 EUR		EUR
	nach Nr. 2009	UV-GOÄ	6,90 EUR		EUR
	nach Nr. 375	UV-GOÄ	3,45 EUR		EUR
	nach Nr. 11	UV-GOÄ	2,48 EUR		EUR
	nach Nr.	UV-GOÄ	EUR		EUR
	nach Nr.	UV-GOÄ	EUR		EUR
	nach Nr.	UV-GOÄ	EUR		EUR
	nach Nr.	UV-GOÄ	EUR		EUR
	nach Nr.	UV-GOÄ	EUR		EUR
	nach Nr.	UV-GOÄ	EUR		EUR
			EUR		EUR
Summe Besondere Kosten			0,00 EUR	←	
Porto			0,70 EUR		
		zusammen	25,93 EUR		

Rechnungsnummer	Institutionskennzeichen (IK) Falls kein IK – Bankverbindung (IBAN und BIC) –

BEISPIEL

Die Chemielehrerin Rebecca Neuber hat sich in der Schule durch zerbrochene Reagenzgläser in der rechten Handfläche geschnitten. Ihr Hausarzt übernimmt die Erstversorgung und die allgemeine Heilbehandlung, da keine besondere Heilbehandlung durch den D-Arzt notwendig ist: Frau Neuber ist über diesen Tag hinaus nicht arbeitsunfähig und die Behandlung wird sich nicht länger als eine Woche hinziehen. Der Arzt verbindet die Hand und stellt der Unfallkasse folgende Beträge in Rechnung:

Datum	UV-GOÄ-Nr.	Leistung	Betrag in €	Besondere Kosten
4. April	1	Beratung	6,21	
	125	Vordruck F 1050	6,16	
	2003	Erstversorgung große Wunde	8,97	

AUFGABEN

1 Geben Sie an, in welchen Fällen die UV-GOÄ zur Anwendung kommt.

2 Erläutern Sie, unter welchen Voraussetzungen ein Arzt allgemeine oder besondere Heilbehandlungen (UV-GOÄ) durchführen darf.

3 Geben Sie an, wie ein Behandlungsfall in der UV-GOÄ definiert ist.

4.5 Abrechnung von schriftlichen Mitteilungen (EBM und GOÄ)

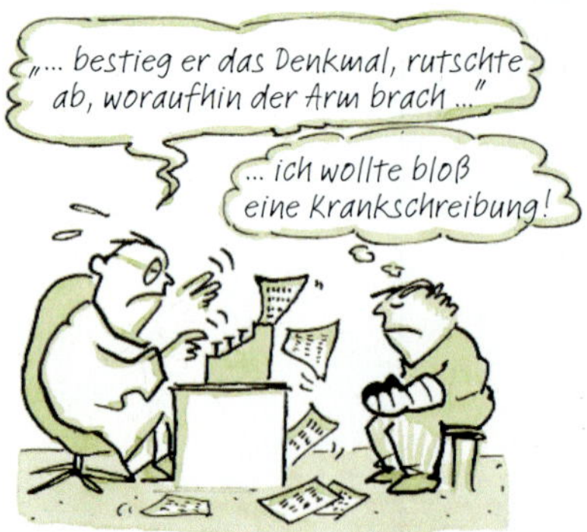
„... bestieg er das Denkmal, rutschte ab, woraufhin der Arm brach ...“
... ich wollte bloß eine Krankschreibung!

Die ärztliche Behandlung von Patienten erfordert in vielen Fällen den Austausch von Informationen mit verschiedenen Stellen. Dies betrifft z. B. die Kommunikation von Ärzten untereinander oder die Zusammenarbeit mit den Krankenkassen und privaten Krankenversicherungen.

Bei der Abrechnung nach dem **EBM** ist in vielen Fällen die Ausstellung von Berichten, Bescheinigungen und anderen schriftlichen Auskünften bereits in der zugehörigen ärztlichen Leistung enthalten; z. B. ist die Ausstellung der Arbeitsunfähigkeitsbescheinigung und Arztbriefe nach GOP 01601 ein Bestandteil der Versicherten- und der Grundpauschale. Ist die schriftliche Mitteilung dagegen nicht in der abgerechneten GOP enthalten, können zusätzlich eigenständige GOPs berechnet werden, z. B. GOP 01620 für die Bescheinigung auf Verlangen der Krankenkasse.

Ausstellung von Berichten (EBM) → LF 2, S. 74

Ausstellung von Berichten (GOÄ) → LF 2, S. 94

Arbeitsunfälle → LF 10, S. 209

Für die Abrechnung von schriftlichen Mitteilungen bei Privatpatienten sieht die **GOÄ** verschiedene Ziffern vor, die neben der sonstigen Behandlung des Patienten berechnet werden können, z. B. Ziffer 75 für den Arztbrief. Dies ist nicht möglich bei Überweisungen. Einheitliche Vordrucke gibt es nur für den Bereich der Arbeitsunfälle: Hier enthält die **UV-GOÄ** verschiedene Ziffern für das Ausstellen der Unfallmeldung bzw. der unterschiedlichen Arztberichte im Zusammenhang mit dem Arbeitsunfall.

Das Ausstellen von Dokumenten wie einem Impfpass oder dem Mutterpass kann der Arzt weder nach EBM noch nach GOÄ gesondert berechnen. Auch die dortigen Eintragungen sind mit der betreffenden Leistung abgegolten.

Abrechnung von Berichten		
	EBM	**GOÄ**
Arbeitsunfähigkeitsbescheinigung	mit der Versicherten- bzw. Grundpauschale abgegolten	70
Arbeitsunfälle (auch Kindergarten-, Schul-, Hochschulunfälle), Unfallmeldung	-	UV-GOÄ: 125 Hausarzt 126 Augenarzt 127 HNO-Arzt 132 D-Arzt
Arztbrief	01601 (sofern nicht mit Versicherten-/Grundpauschale abgegolten) + ggf. Porto 40120 ff.	75 + Porto
Arztbrief, Bericht: Kopie	01602 (sofern nicht mit Versicherten-/Grundpauschale abgegolten) + ggf. Porto Name des Hausarztes	Kosten nach §10 GOÄ
Befundbericht nach Untersuchung	01600 + ggf. Porto	75 + Porto
Bericht, schriftliche Stellungnahme an private Krankenversicherung; je nach Ausführung	-	70, 80 oder 85 + Porto
Berufskrankheit, Anzeige an BG	-	UV-GOÄ 141
Bescheinigung an GKV:		
– Bescheinigung oder kurzes Zeugnis, nur auf besonderes Verlangen der Krankenkasse, oder Ausstellen der vereinbarten Vordrucke Muster 41, 50, 58	01620	-
– Krankenbericht, nur auf Verlangen der Krankenkasse, oder Ausstellen der vereinbarten Vordrucke Muster 11, 53, 56, 57	01621	-
– ausführlicher schriftlicher Kurplan oder begründetes schriftliches Gutachten, nur auf Verlangen der Krankenkasse, oder Ausstellen der vereinbarten Vordrucke Muster 20 a–d, 51, 52	01622	-
– Kurvorschlag des Arztes für ambulante Kur nach Muster 25	01623	-
Diätplan, individuell, schriftlich	-	76
Entbindung: Bescheinigung über den mutmaßlichen Tag der Entbindung	mit GOP 01770 für Mutterschaftsvorsorge abgegolten	70
Krankheitsbericht auf Verlangen der GKV	01621	75
Leichenschau	-	100
Bericht an Medizinischen Dienst der Krankenkassen (MDK)	01621 + Porto, + Schreibgebühr, je Seite: 40142, wenn Abfassung in freier Form	75
Schulbescheinigung (Schulunfähigkeit, Krankheit, Befreiung vom Schulsport)	private Leistung	70
Bescheinigung über den mutmaßlichen Tag der Entbindung (Muster 3)	mit Versicherten-/Grundpauschale abgegolten	-
Schwangerschaftsbescheinigung für Arbeitgeber	private Leistung	70
Tauglichkeitsbescheinigung, z. B. Vereinssport	private Leistung	70 oder 75
Totenschein	private Leistung	100
vorläufiger Entlassungsbericht aus dem Krankenhaus	-	A 72 (analog 70)
Wiederholungsrezept (Arzneiverordnung): kurativ Empfängnisregelung	 01430 01820	 2 2

LF 3

Praxishygiene und Schutz vor Infektionskrankheiten organisieren

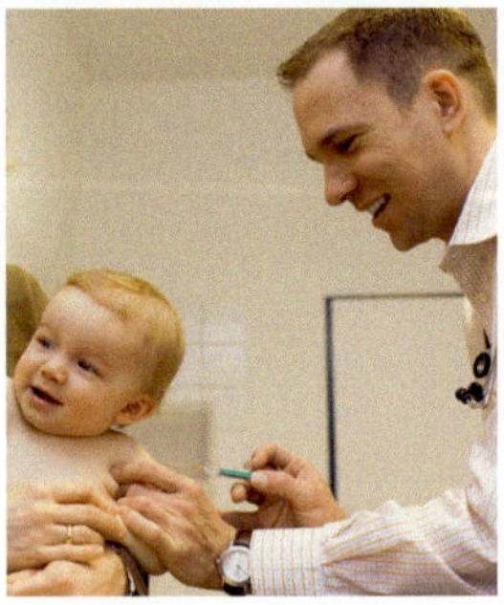

Die MFA Clara Wolf arbeitet heute am Empfang der Praxis von Dr. Klein und begrüßt Frau Walter, die mit ihrem Sohn Finn zum Impfen gekommen ist. Da die Mutter unsicher ist, ob es für eine Impfung nicht zu früh ist, informiert sie Clara Wolf über die von der STIKO empfohlenen Impfungen. Sie rät ihr, sich an diesen Empfehlungen zu orientieren und auch für sich selbst zu prüfen, ob nicht eine Auffrischimpfung notwendig sein könnte. Auch der Arzt bestätigt den Nutzen der Impfung und klärt über mögliche Nebenwirkungen auf. Während Dr. Klein das Kind vor der Impfung untersucht und einen Infekt ausschließt, bereitet Clara Wolf die Dokumentation im Impfbuch vor und notiert die Dokumentationsnummer der Impfleistung.

In vielen ärztlichen Praxen gehört das Erbringen von Impfleistungen zum täglichen Arbeitsablauf. Man unterscheidet hier Schutzimpfungen, die als präventive Maßnahme gegen verschiedene Infektionskrankheiten erfolgen (z. B. Diphtherie), und Impfungen, die in direktem zeitlichem Zusammenhang mit einer Verletzung stehen (z. B. Tetanus).
Bei gesetzlich versicherten Patienten richtet sich die Abrechnung von Impfleistungen nach den Richtlinien des **Gemeinsamen Bundesausschusses (G-BA)**. Demgegenüber werden Impfleistungen bei privat Versicherten nach GOÄ abgerechnet.
Spezielle Impfungen für Auslandsreisen (z. B. Impfung gegen Malaria) müssen in der Regel von allen Patienten privat beglichen werden. Bei Auslandsreisen aus beruflichen Gründen übernimmt dies der Arbeitgeber des Patienten.

MERKE

Abrechnung von Impfleistungen
Gesetzlich Versicherte: Abrechnung nach den Richtlinien des Gemeinsamen Bundesausschusses
Privat Versicherte: Abrechnung nach GOÄ

1 Abrechnung von Impfleistungen für gesetzlich Versicherte (EBM)

Auf den Seiten des Gemeinsamen Bundesausschusses finden Sie die Richtlinie über Schutzimpfungen.
www.g-ba.de
→ Informationsarchiv
→ Richtlinien
→ Schutzimpfungs-Richtlinie

Das Robert Koch-Institut stellt Informationen rund ums Impfen bereit.
www.rki.de

Satzungsleistungen
→ LF 2, S. 35

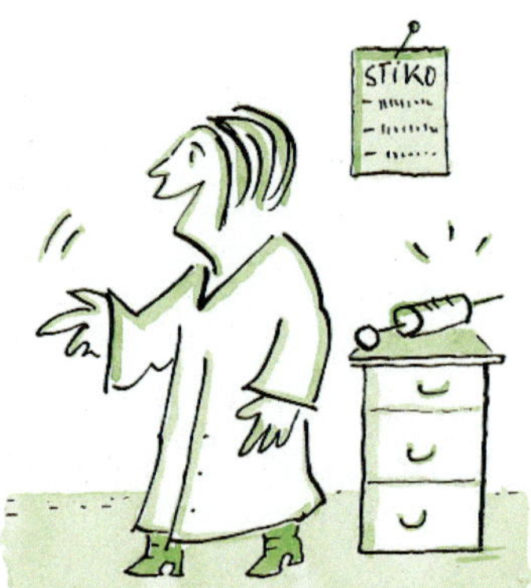

Nach Sozialgesetzbuch V (§ 92 Abs. 1 Satz 2 Nr. 15) haben alle Versicherten einen Anspruch auf Leistungen für Schutzimpfungen. Mit seiner **Schutzimpfungsrichtlinie (SI-RL)** regelt der Gemeinsame Bundesausschuss die Einzelheiten zu Voraussetzungen, Art und Umfang der Leistungen für Schutzimpfungen. Grundlage hierfür sind die Empfehlungen, die die **Ständige Impfkommission (STIKO)** beim Robert Koch-Institut hinsichtlich der **Standardimpfungen** für die jeweiligen Altersgruppen herausgibt.
Neben den Standardimpfungen werden auch Indikationsimpfungen abgerechnet, das sind z. B. Grippeschutzimpfungen für chronisch Kranke und medizinisches Personal. Außerdem bieten die regionalen KVen z. T. weitere Impfungen als **Satzungsleistungen** (Ermessensleistungen) an.

Alle von der STIKO zugelassenen Impfungen werden zulasten des jeweiligen Kostenträgers der Patienten abgerechnet. Für Mitglieder der GKV, der Bundeswehr und Bundespolizei wird der Impfstoff über den **Sprechstundenbedarf** bezogen. Bei Kostenträgern, die nicht an der Sprechstundenbedarfsvereinbarung teilnehmen, ist bei der zuständigen KV nachzufragen, ob die Einzelverordnung des Impfstoffs auf dem Arzneiverordnungsblatt (Muster 16) auf den Namen des Versicherten zulasten des jeweiligen Kostenträgers erfolgt oder ob ein Privatrezept auf den Namen des Patienten ausgestellt wird.

Die Impfleistung umfasst folgende Einzelleistungen:

- Impfberatung mit Informationen über den Nutzen der Impfung und die zu verhütende Krankheit und Erhebung der Impfanamnese
- Hinweise auf mögliche Nebenwirkungen, Kontraindikationen und Komplikationen
- Empfehlungen über Verhaltensmaßnahmen im Anschluss an die Impfung
- Informationen über Beginn und Dauer der Schutzwirkung sowie Hinweise zu Auffrischimpfungen
- Dokumentation der Impfung durch Eintragung in das Impfbuch: Impfdatum, Name der Krankheit, gegen die geimpft wird, Impfstoffpräparat und dessen Chargennummer, Impfdosis, Unterschrift des impfenden Arztes

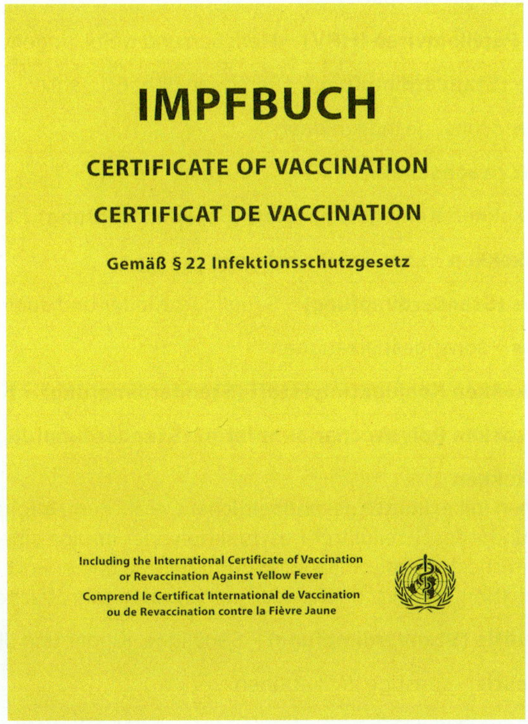

Abb. 1 Impfbuch

Eine Mehrfachimpfung gilt dabei als eine einzige Leistung. Erfolgt die Impfung als alleinige Leistung, kann keine Versicherten- oder Grundpauschale abgerechnet werden, da es sich um eine **präventive Leistung** handelt.

Schutzimpfungen gegen Tetanus und Tollwut im zeitlichen Zusammenhang mit einer Verletzung oder Passivimpfungen sind dagegen mit der Versicherten-/Grundpauschale abgegolten (Ausnahme z. B. bei der KV Hessen: Hier ist die aktive Tetanusimpfung zusätzlich mit der Nummer 89124 abrechenbar). Schließen sich später an diese Impfungen Auffrischimpfungen an, so sind diese mit der entsprechenden Impfpauschale abzurechnen.

Eine weitere Ausnahme stellen Arbeitsunfälle dar: Notwendige Impfungen im Rahmen einer berufsbedingten oder schulischen Verletzung werden zulasten des jeweiligen Unfallversicherungsträgers abgerechnet.

Die Abrechnung von Impfleistungen erfolgt mit **Pauschalen**, die außerhalb der budgetierten Gesamtvergütung liegen und **quartalsweise** mit der zuständigen KV abgerechnet werden. Die MFA notiert hierfür vom G-BA festgelegte und bundeseinheitliche **Dokumentationsnummern**. Diese Dokumentationsnummern werden zusätzlich ergänzt durch die Zusatzbuchstaben A, B und R:

Gesamtvergütung
→ LF 2, S. 36

- **A** – erste Dosen eines Impfzyklus bzw. unvollständige Impfserie
- **B** – letzte Dosis eines Impfzyklus
- **R** – Auffrischimpfung

Die folgende Liste gibt die Dokumentationsnummern für verschiedene Impfungen bzw. Kombinationsimpfungen an.

89100	**Diphtherie (Standardimpfung)** – Säuglinge, Kinder und Jugendliche bis 17 Jahre
89101	**Diphtherie** – sonstige Indikationen
89102	**Frühsommer-Meningoenzephalitis (FSME)**
89103	**Haemophilus influenzae Typ b (Standardimpfung)** – Säuglinge und Kleinkinder
89104	**Haemophilus influenzae Typ b** – sonstige Indikationen

89105	**Hepatitis A**
89106	**Hepatitis B (Standardimpfung)** – Säuglinge, Kinder und Jugendliche bis 17 Jahre
89107	**Hepatitis B** – sonstige Indikationen
89108	**Hepatitis B** – Dialysepatienten
89110	**Humane Papillomviren (HPV)** – Mädchen und weibl. Jugendliche 12 bis 17 Jahre
89111	**Influenza (Standardimpfung)** – Personen über 60 Jahre
89112	**Influenza** – sonstige Indikationen
89113	**Masern (Erwachsene)**
89114	**Meningokokken Konjugatimpfstoff (Standardimpfung)** – Kinder
89115	**Meningokokken** – sonstige Indikationen
89116	**Pertussis (Standardimpfung)** – Säuglinge, Kinder und Jugendliche bis 17 Jahre
89117	**Pertussis** – sonstige Indikationen
89118	**Pneumokokken Konjugatimpfstoff (Standardimpfung) – Kinder bis 24 Monate**
89119	**Pneumokokken Polysaccharidimpfstoff (Standardimpfung)** – Personen über 60 Jahre
89120	**Pneumokokken** – Personen mit erhöhter gesundheitlicher Gefährdung infolge angeborener oder erworbener Immundefekte mit T- und/oder B-zellulärer Restfunktion oder infolge einer chronischen Krankheit – bei weiterbestehender Indikation (angeborene und erworbene Immundefekte mit T- und/oder B-zellulärer Restfunktion, chronische Nierenkrankheiten / nephrotisches Syndrom)
89121	**Poliomyelitis (Standardimpfung)** – Säuglinge, Kinder und Jugendliche bis 17 Jahre
89122	**Poliomyelitis** – sonstige Indikationen
89123	**Röteln (Erwachsene)**
89124	**Tetanus**
89125	**Varizellen (Standardimpfung)** – Säuglinge, Kinder und Jugendliche bis 17 Jahre
89126	**Varizellen** – sonstige Indikationen
89200	**Diphtherie, Tetanus (DT)**
89201	**Diphtherie, Tetanus (Td)**
89202	**Hepatitis A und Hepatitis B (HA-HB)** – *nur* bei Vorliegen der Indikationen für eine Hepatitis A und eine Hepatitis-B-Impfung
89203	**Haemophilus influenzae Typ b, Hepatitis B (Hib-HB)**
89300	**Diphtherie, Pertussis, Tetanus (DTaP)**
89301	**Masern, Mumps, Röteln (MMR)** – Masern, Mumps, Röteln im Erwachsenenalter bei entsprechender bestehender Indikation
89302	**Diphtherie, Tetanus, Poliomyelitis (TdIPV)**
89303	**Diphtherie, Pertussis, Tetanus (Tdap)**
89400	**Diphtherie, Pertussis, Tetanus, Poliomyelitis (TdapIPV)**
89401	**Masern, Mumps, Röteln, Varizellen (MMRV)**
89500	**Diphtherie, Pertussis, Tetanus, Poliomyelitis, Haemophilus influenzae Typ b (DTaP-IPV-Hib)**
89600	**Diphtherie, Pertussis, Tetanus, Poliomyelitis, Haemophilus influenzae Typ b, Hepatitis B (DTaP-IPV-Hib-HB)**

BEISPIEL

1) Das Kind Lara Schöller erhält im 12. Lebensmonat von ihrem behandelnden Kinderarzt die Erstimpfung gegen Masern, Mumps, Röteln und Windpocken.

1. Behandlungstag	89401A

Der Dokumentationsnummer für MMRV muss der Zusatzbuchstabe A angefügt werden, da es sich um die Erstimpfung handelt. Die Versichertenpauschale ist hier nicht abrechenbar, da ausschließlich eine präventive Leistung erfolgt.

2) Lara Schöller kommt im 20. Lebensmonat zur Zweitimpfung MMRV.

1. Behandlungstag	89401B

3) Vor 10 Jahren erhielt der 55-jährige Michael Meier die erste Tetanusimpfung der danach vervollständigten Grundimmunisierung. Heute kommt er zur Auffrischimpfung.

1. Behandlungstag	89124R

4) Frau Meyer (62 Jahre) kommt in die Sprechstunde ihres Hausarztes Dr. Mischer, um eine Grippeschutzimpfung zu erhalten. Gleichzeitig holt sie eine neue Verordnung für ihr Dauermedikament zur Blutverdünnung (bei Herzrhythmusstörungen I49.3G) ab und lässt sich von ihrem Arzt hierzu ausführlich beraten.

1. Behandlungstag	03000 03230 89111

Die Versichertenpauschale ist neben der Dokumentationsnummer für die Impfung berechenbar, da gleichzeitig eine kurative Inanspruchnahme vorliegt.

5) Herr Linde aus Passau, 45 Jahre alt, kommt termingerecht zur Krebsvorsorge in die internistische Praxis von Dr. Hase. Gleichzeitig bittet er erstmalig um eine FSME-Impfung.

1. Behandlungstag	01731 89102A

Herr Linde erhält eine Indikationsimpfung, da er in einem FSME-Risikogebiet wohnt.

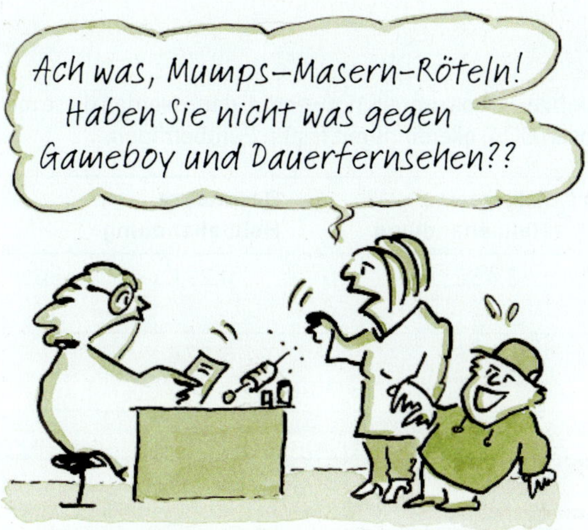
Ach was, Mumps-Masern-Röteln! Haben Sie nicht was gegen Gameboy und Dauerfernsehen??

2 Abrechnung von Impfleistungen für Privatpatienten (GOÄ)

Impfungen von Privatpatienten werden nach GOÄ abgerechnet: In Kapitel **C V. der GOÄ, Nicht gebietsbezogene Sonderleistungen**, sind die Impfziffern aufgeführt.
Da es für Privatpatienten keine Sprechstundenbedarfsvereinbarung gibt, muss der Impfstoff auf deren Namen rezeptiert oder ihnen in Rechnung gestellt werden.

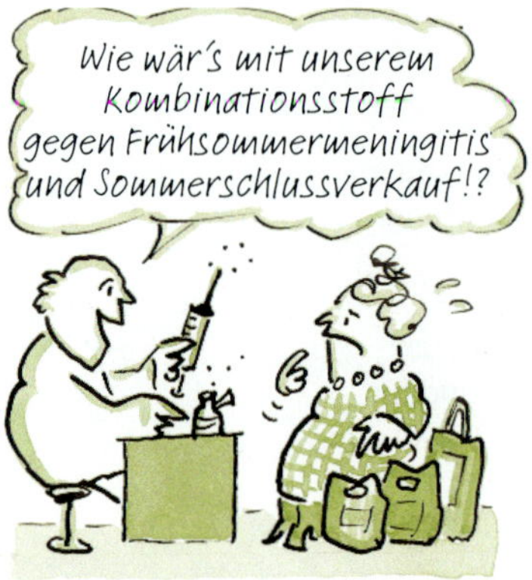

Es sind folgende Bestimmungen zu beachten:

- Neben der Impfung ist die Untersuchung auf Impffähigkeit gesondert nach Ziffer 5 oder ggf. in Einzelfällen nach Ziffer 6 berechnungsfähig.
- Sind Nachbeobachtungen am Tage der Impfung erforderlich, so sind diese in den Leistungssätzen enthalten und nicht gesondert berechnungsfähig.
- Neben Ziffer 375 kann Ziffer 1 für eine Impfberatung berechnet werden.
- Neben den Ziffern 376 bis 378 sind die Ziffern 1 und 2 und die ggf. erforderliche Eintragung in das Impfbuch nicht gesondert berechnungsfähig.
- Erfolgen zwei Einzelimpfungen, so ist Ziffer 375 nicht zweimal berechnungsfähig sondern Ziffer 375 und 377. Daneben kann Ziffer 1 nicht berechnet werden.

Auch Reiseimpfungen als IGeL-Leistung für gesetzliche Versicherte, wie z. B. die Impfung gegen Malaria, werden nach GOÄ abgerechnet.

Ziffer	Leistungsinhalt	1facher Satz	2,3facher Satz	3,5facher Satz
375	**Schutzimpfung (i.m., s.c.)** ggf. einschließlich Eintragung in das Impfbuch	4,66 €	10,72 €	16,32 €
376	**Schutzimpfung (oral)** einschließlich beratendem Gespräch	4,66 €	10,72 €	16,32 €
377	**Zusatzinjektion** bei Parallelimpfung	2,91 €	6,69 €	10,20 €
378	**Simultanimpfung** (gleichzeitige passive und aktive Impfung gegen Wundstarrkrampf)	6,99 €	16,10 €	24,48 €

UV-GOÄ

Sind Impfungen im Rahmen eines Schul- bzw. Arbeitsunfalls notwendig, dann werden diese mit den gleichen Ziffern abgerechnet wie nach GOÄ, allerdings mit festen Eurobeträgen.

Ziffer	Leistungsinhalt	Allgemeine Heilbehandlung	Besondere Heilbehandlung
375	**Schutzimpfung (i.m., s.c.)** ggf. einschließlich Eintragung in das Impfbuch	3,45 €	4,29 €
376	**Schutzimpfung (oral)** einschließlich beratendem Gespräch	5,52 €	6,87 €
377	**Zusatzinjektion** bei Parallelimpfung	3,45 €	4,29 €
378	**Simultanimpfung** (gleichzeitige passive und aktive Impfung gegen Wundstarrkrampf)	8,28 €	10,31 €

BEISPIELE

1) Frau Klein wird nach einer Beratung vom Privatarzt Dr. Schmitt gegen Influenza geimpft. Der Arzt rechnet die Impfung mit dem üblichen Schwellenwert ab.

	Ziffer	Schwellenwert	Eurobetrag
1. Behandlungstag	1	2,3	10,72 €
	375	2,3	10,72 €

O Neben der Impfziffer 375 kann die Ziffer 1 für die Impfberatung berechnet werden.

2) Herr Flor lässt sich wegen seiner Reise nach Nepal bei seinem Hausarzt gegen Cholera impfen. Er ist AOK-Patient.

	Ziffer	Schwellenwert	Eurobetrag
1. Behandlungstag	1	2,3	10,72 €
	375	2,3	10,72 €

Reiseimpfungen für gesetzlich Versicherte, die nicht zu den Pflichtleistungen der GKV gehören, müssen privat nach GOÄ beglichen werden.

3) Herr Bucher hat sich zu Hause verletzt und sucht die Praxis seines Hausarztes auf. Es erfolgt eine Wundversorgung, Verband und eine Tetagam- und Tetanol-Injektion.

	Ziffer	Schwellenwert	Eurobetrag
1. Behandlungstag	5	2,3	10,72 €
	2000	2,3	9,38 €
	378	2,3	16,10 €

Neben der Impfziffer 378 ist die Ziffer 1 nicht berechnungsfähig. Die Untersuchung auf Impffähigkeit kann daher mit Ziffer 5 abgerechnet werden.

4) Der Schüler Jonas hat sich im Sportunterricht eine Platzwunde am linken Knie zugezogen. Er sucht die Praxis seines Hausarztes auf. Die Wunde wird ohne Naht versorgt. Danach erfolgt eine Tetanol-Auffrischimpfung. Es ist keine Überweisung zum D-Arzt erforderlich. Die Abrechnung erfolgt nach UV-GOÄ.

	Ziffer	Schwellenwert	Eurobetrag	Besondere Kosten
1. Behandlungstag	1	Symptomzentrierte Untersuchung ...	6,21 €	
	125	Unfallmeldung	6,19 €	0,70 €
	2000	Wundversorgung	4,83 €	
	375	Impfung	3,45 €	

AUFGABEN

1 Geben Sie wieder, wofür die Zusatzbuchstaben A, B und R hinter den Impfpauschalen für GKV-Patienten stehen.

2 Die HIV-infizierte AOK-Patientin Michaela P. (26 J.) lässt sich gegen Pneumokokken impfen. Rechnen Sie diese Impfung ab.

3 Der privat krankenversicherte Sven Kramer (43 J.) lässt nach zehn Jahren seinen Impfschutz gegen Kinderlähmung, Wundstarrkrampf und Keuchhusten durch die Injektion eines Dreifachimpfstoffs in den linken Deltamuskel auffrischen. Geben Sie an, was sein Arzt abrechnet.

LF 4

Bei Diagnostik und Therapie von Erkrankungen des Bewegungsapparates assistieren

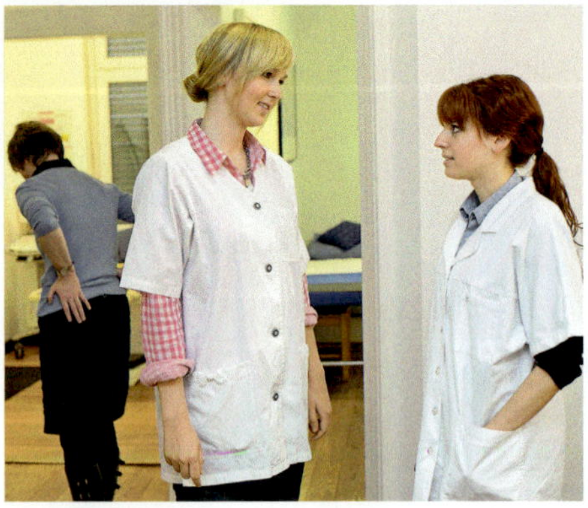

Gebückt und mit vorsichtigen Schritten betritt Verena Schulz, 42 Jahre alt, die Hausarztpraxis von Dr. Klein: Sie leide unter starken Schmerzen und bittet um einen Behandlungstermin noch am gleichen Vormittag. Die MFA Clara Wolf kommt ihr sogleich zu Hilfe, nimmt ihren Versichertennachweis entgegen und begleitet sie in ein Behandlungszimmer. „Oh je", seufzt die Auszubildende Serap, „das ist bestimmt ein Bandscheibenvorfall." Aber Clara Wolf beruhigt sie: „Warte es doch ab, hierzu muss Dr. Klein die Patientin erst untersuchen. Notfalls müssen wir eine Überweisung zum Orthopäden für eine Röntgendiagnostik oder eine Kernspinuntersuchung vorbereiten. Aber bis dahin können wir sie auch schon unterstützen: Viele Patienten wünschen eine Injektion von Schmerzmitteln oder der Doktor verschreibt auf einem Arzneiverordnungsblatt ein Schmerzmittel in Tablettenform. Auch mit Wärmetherapie oder Elektrotherapie kann man ihr gut helfen. Und dann kann Frau Schulz z. B. auch noch eine Heilmittelverordnung für Krankengymnastik bekommen."

Abrechnung von Laboruntersuchungen
→ LF 8, S. 163, 172

Bei Erkrankungen des Bewegungsapparats steht zunächst die ärztliche Untersuchung bei Hausärzten und Orthopäden im Vordergrund, aber auch medikamentöse und therapeutische Behandlungen und das Anlegen von Verbänden können durchgeführt und abgerechnet werden. Auch die Vorbereitung von Arzneimittel- oder Heil- und Hilfsmittelverordnungen kann notwendig sein. Daneben sind Laboruntersuchungen eine Möglichkeit, zu einer gesicherten Diagnose zu kommen.

1 Abrechnung bei Erkrankungen des Bewegungsapparats (EBM)

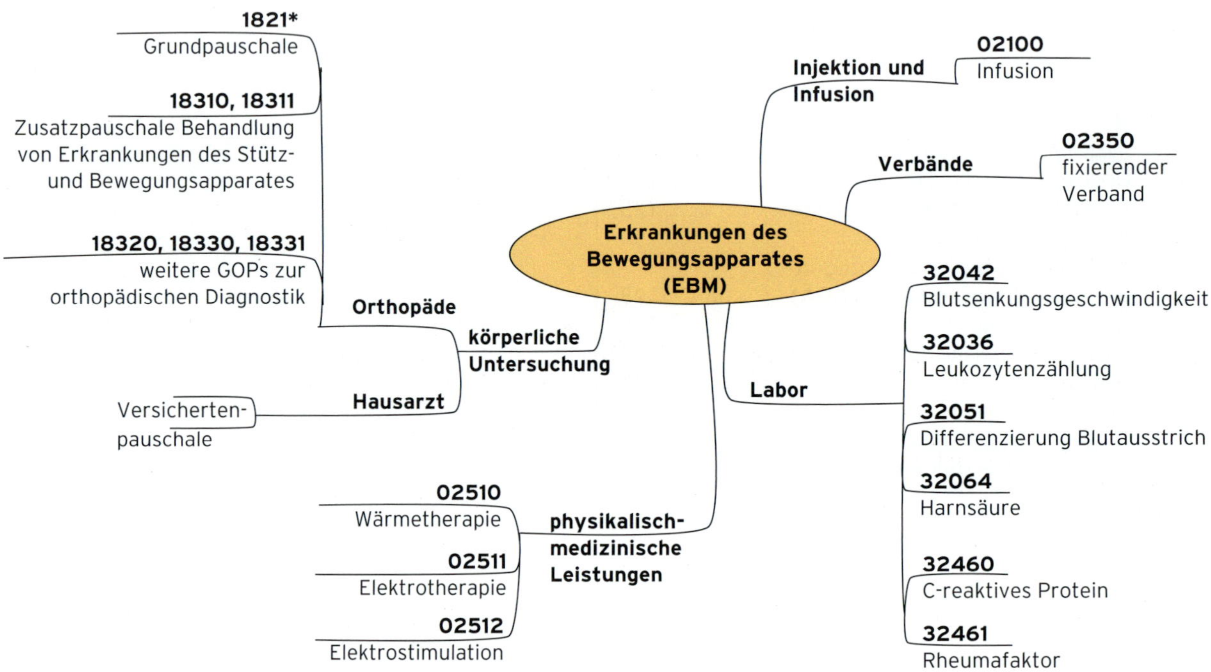

1.1 Hausärztliche Grundleistungen

Der Hausarzt untersucht und berät Frau Schulz, die Kassenpatientin ist, und kann hierfür, da es sich um den ersten Arzt-Patienten-Kontakt handelt, die hausärztliche Versichertenpauschale berechnen.

03000	Versichertenpauschale

Obligater Leistungsinhalt:
– Persönlicher Arzt-Patienten-Kontakt ...

Neben der körperlichen Untersuchung werden bei Beschwerden bzw. Erkrankungen im Bereich des Stütz- und Bewegungsapparates oft medikamentöse Behandlungen zur Schmerztherapie durchgeführt, die krampflösend und entzündungshemmend wirken. Hierfür können Injektionen und Infusionen notwendig sein.

Injektionen sind jedoch, unabhängig davon, ob sie subkutan, intramuskulär oder intravenös erfolgen, nicht als Einzelleistung berechenbar. Sie sind als Leistungen im Anhang 1 des EBM Bestandteil der Versicherten- bzw. Grundpauschale. Die **Infusion** nach GOP 02100 ist zwar nicht mit GOP 03000 abrechenbar, sie ist jedoch zusätzlich zu Grundpauschalen (auch die Notfallpauschale im organisierten Notdienst gehört dazu) berechnungsfähig.

Verbände oder Verbandwechsel können, sofern sie für eine Erkrankung erforderlich sind, nicht neben der hausärztlichen Versichertenpauschale berechnet werden: Der einfache Verband ist ebenso wie der fixierende Verband in der Leistung enthalten (siehe Verzeichnis der nicht gesondert berechnungsfähigen Leistungen im EBM-Anhang 1). Bei Behandlungen im organisierten Notfalldienst ist ein fixierender Verband jedoch berechenbar.

organisierter Notfalldienst
→ LF 5, S. 138

MERKE

Behandlungen des Bewegungsapparats durch den Hausarzt außerhalb des ärztlichen Notdienstes:
Infusionen, **Injektionen** und **Verbände** sind nicht als Einzelleistungen berechenbar, sondern in der hausärztlichen **Versichertenpauschale** enthalten.

BEISPIELE

1) Frau Schulz wird von Dr. Klein untersucht und ausführlich beraten. Ihre Muskulatur im Bereich der Lendenwirbelsäule ist schmerzhaft verspannt. Dr. Klein verordnet schmerz- und entzündungshemmende Tabletten, stellt eine Arbeitsunfähigkeitsbescheinigung für zwei Tage aus und gibt ihr eine Überweisung zum Orthopäden.

1. Behandlungstag	03000 (Versichertenpauschale Hausarzt) 03230 (ärztliches Gespräch)

Die Ausstellung der Verordnung und der Arbeitsunfähigkeitsbescheinigung ist wie die Überweisung nicht zusätzlich berechnungsfähig, weil diese Leistung in der Versichertenpauschale enthalten ist.

2) Der 66-jährige Ferdinand Bohr ist mit dem Fahrrad gestürzt und hat sich eine handtellergroße Schürfwunde am rechten Schienbein zugezogen. Sein Hausarzt Dr. Klein untersucht und berät ihn. Herrn Bohr wird ein Verband angelegt.

1. Behandlungstag	03000 (Versichertenpauschale Hausarzt)

Zu einer gesicherten Diagnose der Erkrankung können auch Laboruntersuchungen notwendig sein. Bei Erkrankungen des Stütz- und Bewegungsapparats sind folgenden **Laboruntersuchungen** denkbar:

Laboruntersuchungen

Blutsenkungsgeschwindigkeit, C-reaktives Protein, Bestimmung der Leukozytenzahl, Differenzialblutbild	Harnsäure	Rheumafaktoren
↓	↓	↓
Ausschluss einer Entzündung und von Infektionskrankheiten	Ausschluss einer Hyperurikämie, Gicht	Ausschluss einer rheumatischen Erkrankung

Hinweise zum Vorgehen und zur Abrechnung von Laboruntersuchungen finden Sie in LF 8.

1.2 Physikalische Therapie

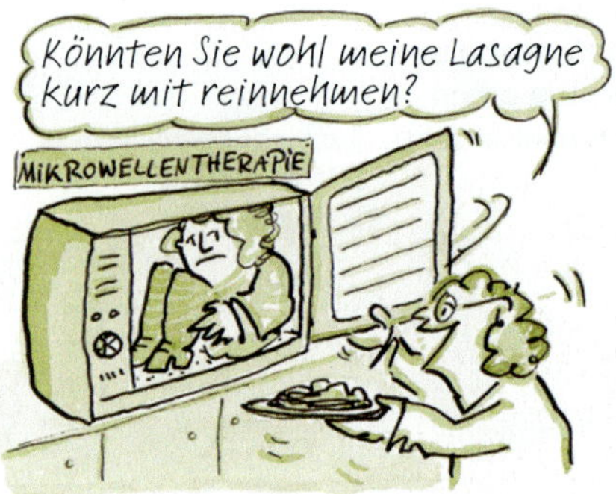

Die Patientin Verena Schulz erhält zur Schmerzlinderung physikalische Therapie.

Eine solche Therapie dient zur Verbesserung der Durchblutung von Haut und Muskulatur sowie dem Lösen von Blockaden und Verspannungen. Hierzu zählen Wärmetherapie, Kurz- und Mikrowellen- und Reizstrombehandlungen. Frau Schulz wird mit einer Wärmetherapie mittels Mikrowelle behandelt.

Neben der Versichertenpauschale sind verschiedene physikalische Therapiebehandlungen berechnungsfähig:

02510	Wärmetherapie

Obligater Leistungsinhalt:
- mittels Packungen mit Paraffinen und/oder
- mittels Peloiden und/oder
- mittels Heißluft und/oder
- mittels Kurz-, Dezimeterwelle und/oder
- mittels Mikrowelle und/oder
- mittels Hochfrequenzstrom und/oder
- mittels Infrarotbestrahlung und/oder
- mittels Ultraschall mit einer Leistungsdichte von weniger als 3 Watt pro cm^2

je Sitzung

Peloide
Schlammpackungen, z. B. Fangomatten

Die (Material-)Kosten für diese Leistung sind in der GOP enthalten und können nicht gesondert berechnet werden.

Der EBM kennt neben der Wärmetherapie keine GOPs für die Anwendung von Kältetherapien, wie sie etwa in der Behandlung akuter, verletzungsbedingter Schwellungen oder zur Vorbeugung größerer Blutergüsse nach stumpfen Muskelverletzungen zum Einsatz kommen. Diese müssen ggf. privat beglichen werden.

private Abrechnung
→ LF 1, S. 12

02511	**Elektrotherapie unter Anwendung niederfrequenter und/oder mittelfrequenter Ströme**

Obligater Leistungsinhalt:
- Galvanisation und/oder
- Reizstrom und/oder
- neofaradischer Schwellstrom und/oder
- Iontophorese und/oder
- amplitudenmodulierte Mittelfrequenztherapie und/oder
- Schwellstromtherapie und/oder
- Interferenzstromtherapie

je Sitzung

Die GOP 02511 ist im Behandlungsfall höchstens achtmal berechnungsfähig.

Galvanisation
Behandlung mit Gleichstrom mittels fester Elektroden oder in Form von Elektrobädern, z. B. Stangerbad

02512	**Gezielte Elektrostimulation bei spastischen und/oder schlaffen Lähmungen**

Obligater Leistungsinhalt:
- Elektrostimulation
- Festlegung der Reizparameter

je Sitzung

BEISPIELE

1) Nach Untersuchung, Beratung und Arzneimittelverordnung (für den ersten Behandlungstag bereits abgerechnet) erhält Frau Schulz von ihrem Hausarzt eine Mikrowellentherapie. Am Folgetag (2. Behandlungstag) kommt sie erneut zur Wärmebehandlung.

1. Behandlungstag	03000 (Versichertenpauschale) 02510 (Wärmetherapie)
2. Behandlungstag	02510 (Wärmetherapie)

2) Dr. Klein möchte kurz nach Ende der Sprechstunde am Dienstag um 19:10 Uhr gerade die Praxis abschließen, als zum dritten Mal in diesem Quartal Paul Wagner zu ihm kommt. Seine schmerzhaften muskulären Verspannungen im Bereich des rechten Trapezmuskels haben sich im Laufe des Tages so verstärkt, dass er befürchtet, heute nicht schlafen zu können. Dr. Klein führt eine Reizstromtherapie durch.

3. Behandlungstag	01100 (Unvorhergesehene Inanspruchnahme) 02511 (Elektrotherapie)

unvorhergesehene Inanspruchnahme
→ LF 2, S. 68

1.3 Vertragsärztliche Formulare (1)

Bei der Behandlung von GKV-Patienten kommen standardisierte **vertragsärztliche Formulare** zum Einsatz, die Bestandteil der Vordruckvereinbarungen sind. Zu ihnen gehören beispielsweise der Abrechnungsschein (Muster 5), aber auch Formulare für Überweisungen zu Fachärzten und Arzneimittelverordnungen.
Für privat Krankenversicherte gibt es mit Ausnahme des Betäubungsmittelrezepts keine Vorschriften über zu verwendende Vordrucke.

Alle Vordrucke stehen über **www.kbv.de** zum öffentlichen Download bereit.

1.3.1 Abrechnungsschein (Muster 5)

Ersatzverfahren → LF 2, S. 30
Versichertenkarte → LF 2, S. 28

Die Abrechnung der ärztlichen Leistungen für GKV-Patienten erfolgt über entsprechend KV-zertifizierte EDV-Programme online oder übergangsweise noch mittels Datenträger. Der im Folgenden erklärte Abrechnungsschein (Muster 5) kommt in analoger oder digitaler Form nur noch im Rahmen des sogenannten Ersatzverfahrens zum Einsatz.

1 Das Personalienfeld, der „Kopfteil" des Formulars, kann automatisch mithilfe der Versichertenkarte beschriftet werden. Dies beinhaltet folgende Informationen:

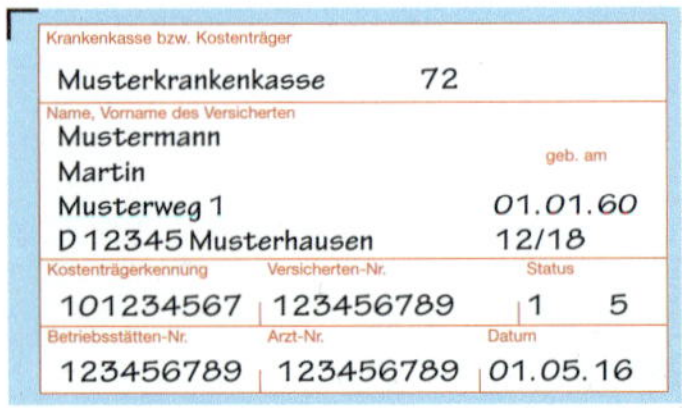
Krankenkasse bzw. Kostenträger
Musterkrankenkasse 72
Name, Vorname des Versicherten
Mustermann
Martin
Musterweg 1
D 12345 Musterhausen
geb. am
01.01.60
12/18
Kostenträgerkennung | Versicherten-Nr. | Status
101234567 | 123456789 | 1 5
Betriebsstätten-Nr. | Arzt-Nr. | Datum
123456789 | 123456789 | 01.05.16

- Name der Krankenkasse und WOP-Kennzeichen
- Name, Vorname und postalische Adresse des Versicherten
- Kostenträgerkennung
- Versichertennummer
- Versichertenstatus
- Gültigkeitszeitraum der Versichertenkarte

Das EDV-System der Praxis ergänzt außerdem die Betriebsstätten- und die Arztnummer der Arztes sowie das aktuelle Datum.

Betriebsstättennummer → LF 1, S. 13
lebenslange Arztnummer → LF 1, S. 13

2 Zu kennzeichnen sind die Felder
- ambulante Behandlung: bei Behandlung des Patienten in der ärztlichen Praxis,
- belegärztliche Behandlung: bei Behandlung des Patienten im Krankenhaus durch einen Belegarzt.

Arbeitsunfälle → LF 10, S. 209
Formular 1050 → LF 10, S. 210

3 Das Feld Unfall, Unfallfolgen muss gekennzeichnet werden, wenn ein privater Unfall die Ursache der Behandlung ist. Durch diese Markierung können die Krankenkassen ggf. Kosten gegenüber Dritten einfordern. Demgegenüber muss für Arbeitsunfälle das Formular 1050 für die Abrechnung mit dem Unfallversicherungsträger verwendet werden.

4 Unter Quartal werden das Quartal und Jahr eingetragen, z. B. 2 17 für das zweite Quartal 2017.

5 Die Felder
- Abklärung somatischer (= körperlicher) Ursachen vor Aufnahme einer Psychotherapie und
- anerkannte Psychotherapie

sind zu kennzeichnen, wenn die Behandlung der Abklärung somatischer (körperlicher) Ursachen vor Aufnahme einer Psychotherapie durch einen psychologischen Psychotherapeuten dient.

6 Das Geschlecht des Patienten oder der Patientin wird markiert.

7 Das Feld Diagnosen / ggf. Abrechnungsbegründungen dient der Angabe der Diagnose. Diese ist nach **ICD-10** verschlüsselt anzugeben.

MERKE

Die WHO gibt ein weltweit anerkanntes **Diagnoseklassifikationssystem** der Medizin heraus, die internationale statistische Klassifikation der Krankheiten und verwandter Gesundheitsprobleme (engl. **I**nternational Statistical **C**lassification of **D**iseases and Related Health Problems). ICD-10 ist die derzeit gültige Version; in Deutschland verwendet man für die Verschlüsselung die **ICD-10-GM** (GM = German Modification = deutsche Version) Auflage 2012.
Die Schlüsselnummer einer akuten Bronchitis ist z. B. die Nummer J 20.9.

Das Feld muss bei psychotherapeutischer Behandlung außerdem das Datum des Bewilligungsbescheides angeben.

8 Im Leistungsfeld werden die erbrachten ärztlichen Leistungen eingetragen: Hierfür trägt man hinter dem Datum der Leistungserbringung die fünfstellige Gebührenordnungsposition nach dem EBM ein. Sind mehrere GOPs abzurechen, wodurch sich diese über mehrere Zeilen erstrecken, dann muss die Datumsangabe nicht wiederholt werden.

9 Für ärztliche Leistungen im Rahmen der Mutterschaftsvorsorge trägt man den Tag der mutmaßlichen Entbindung nach der „Naegele-Regel" ein; ebenso ist bei belegärztlicher Behandlung die Dauer des stationären Aufenthaltes einzutragen.

Naegele-Regel
Regel zur Berechnung des voraussichtlichen Geburtstermins: erster Tag der letzten Periode plus sieben Tage minus drei Monate plus ein Jahr

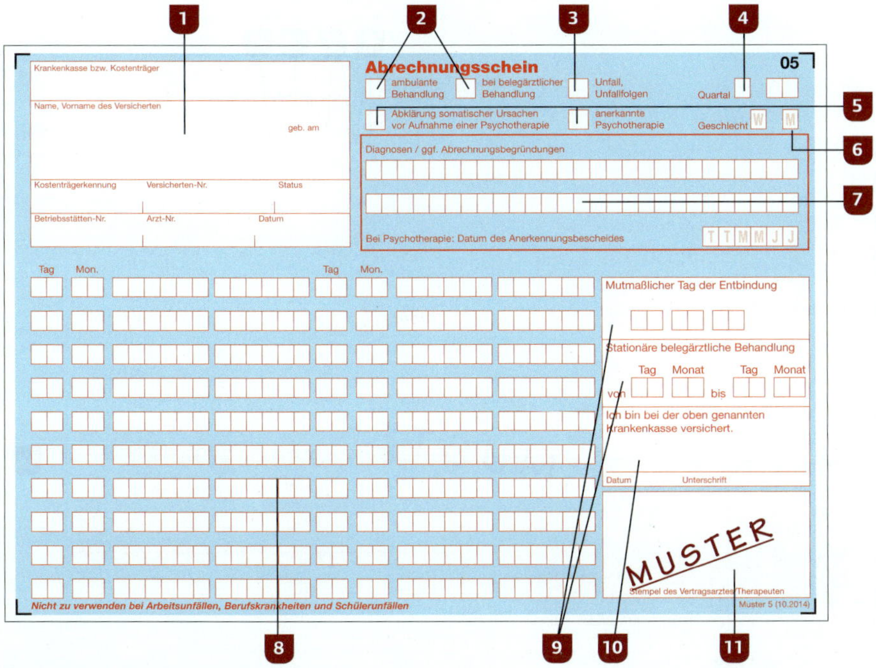
Abrechnungsschein 05
Krankenkasse bzw. Kostenträger
Name, Vorname des Versicherten
geb. am
Kostenträgerkennung Versicherten-Nr. Status
Betriebsstätten-Nr. Arzt-Nr. Datum
ambulante Behandlung
bei belegärztlicher Behandlung
Unfall, Unfallfolgen
Quartal
Abklärung somatischer Ursachen vor Aufnahme einer Psychotherapie
anerkannte Psychotherapie
Geschlecht W M
Diagnosen / ggf. Abrechnungsbegründungen
Bei Psychotherapie: Datum des Anerkennungsbescheides T T M M J J
Tag Mon. Tag Mon.
Mutmaßlicher Tag der Entbindung
Stationäre belegärztliche Behandlung
von Tag Monat bis Tag Monat
Ich bin bei der oben genannten Krankenkasse versichert.
Datum Unterschrift
MUSTER
Stempel des Vertragsarztes/Therapeuten
Muster 5 (10.2014)
Nicht zu verwenden bei Arbeitsunfällen, Berufskrankheiten und Schülerunfällen

Abb. 1 Abrechnungsschein (Muster 5)

10 Ein Abrechnungsschein kann verwendet werden, wenn die Versichertenkarte des Patienten nicht vorliegt (Ersatzverfahren). Der Patient bestätigt dann in diesem Feld mit Datum und Unterschrift, dass er bei der angegebenen Krankenkasse versichert ist.

11 Das Formular ist mit dem Vertragsarztstempel (mit KV-Nummer) zu kennzeichnen.

1.3.2 Arzneiverordnungsblatt (Muster 16)

Bei Erkrankungen des Bewegungsapparats kann eine weitere Therapiemaßnahme in der Verordnung von Arzneimitteln (z. B. Arzneimittel mit entzündungshemmenden, abschwellenden und schmerzstillenden Eigenschaften), Heil- und Hilfsmitteln liegen: Der Hausarzt verordnet im vorliegenden Beispiel seiner Patientin ein Schmerzmittel.

Verordnung von Arzneimitteln

Arzneimittel sind nach dem Arzneimittelgesetz (AMG) Stoffe und Zubereitungen aus Stoffen, die dazu bestimmt sind, durch Anwendung am oder im menschlichen Körper Krankheiten oder krankhafte Beschwerden zu heilen, zu lindern, zu verhüten oder zu erkennen. Dabei können sie auch zur Abwehr von Krankheitserregern, Parasiten oder körperfremden Stoffen verwendet werden.

Der Vertragsarzt kann mit dem **Arzneiverordnungsblatt (Muster 16; auch: Arzneimittelverordnungsblatt)** verschreibungspflichtige Arzneimittel und Verbandmittel verordnen. Rezeptfreie Medikamente sind jedoch nur in Ausnahmefällen bei bestimmten Indikationen verordnungsfähig, z. B. Acetylsalicylsäure (ASS) nach Schlaganfall. Außerdem sind rezeptfreie Medikamente bis zum 12. Lebensjahr oder bei Jugendlichen mit Entwicklungsstörungen verordnungsfähig.

Jeder Vertragsarzt muss seine eigenen Verordnungsblätter verwenden, die unten rechts in dem weißen Feld mit seiner Vertragsarztnummer kenntlich gemacht sind. Auf diese Weise können die Verordnungen des Arztes maschinell erfasst und ihm zugeordnet werden.

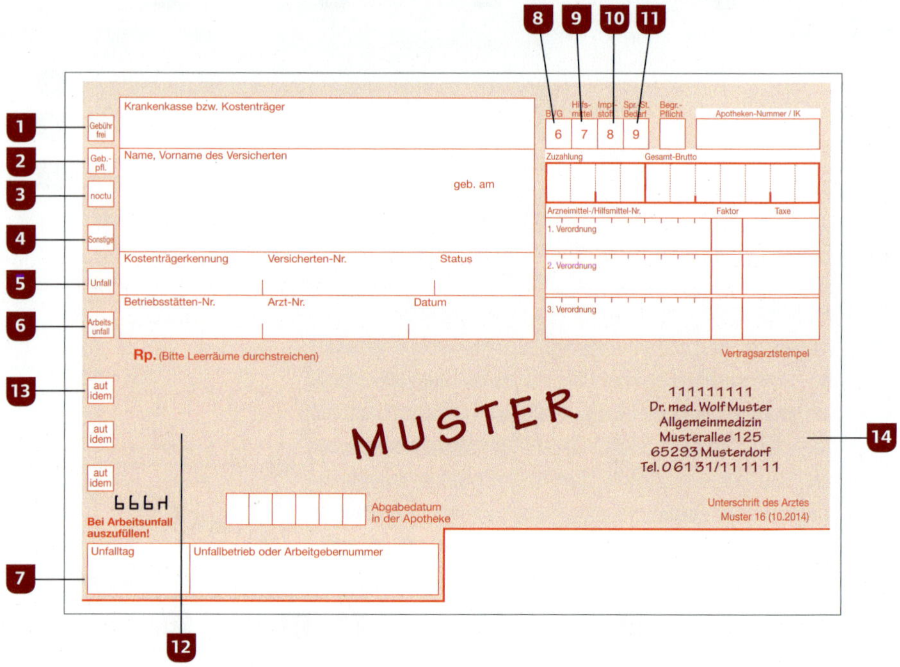

Abb. 1 Arzneiverordnungsblatt (Muster 16)

Wie alle vertragsärztlichen Formulare wird auch das Personalienfeld des Rezeptes mit Hilfe der Versichertenkarte bedruckt.

Zuzahlung bei Arzneimitteln → LF 2, S. 31

Links neben dem Personalienfeld finden sich sechs Felder, die u. a. die Zuzahlung des Patienten regeln. Von diesen ist mindestens eines anzukreuzen:

1 Gebührenfrei:

- bei Versicherten vor Vollendung des 18. Lebensjahres
- bei Versicherten, die von der Zuzahlung befreit sind (Vorlage des Befreiungsnachweises notwendig)
- Arznei-, Verband- und Hilfsmittel, die im Zusammenhang mit einer Schwangerschaft oder Entbindung verordnet werden
- Verordnungen zu Lasten eines Unfallversicherungsträgers nach Arbeitsunfall
- bei Patienten einiger Sonstiger Kostenträger, z. B. Bundespolizei

Sonstige Kostenträger → LF 2, S. 41

2 Gebührenpflichtig: Im Regelfall sind Verordnungen grundsätzlich gebührenpflichtig.

3 Noctu: Kreuzt der Arzt dieses Feld an, so muss der Patient außerhalb der Ladenschlusszeiten (bzw. zwischen 20:00 und 07:00 Uhr) in der Apotheke keine Nachttaxe zahlen.

4 Sonstige: Das Feld „Sonstige" ist bei Patienten von Sonstigen Kostenträgern anzukreuzen.

5 Unfall: Bei Verordnungen nach einem privaten Unfall muss das Feld Unfall gekennzeichnet werden.

Arbeitsunfall → LF 10, S. 209

6 Arbeitsunfall: Dieses Feld muss angekreuzt werden, wenn die Verordnung in Zusammenhang mit einem Arbeits- oder Schulunfall oder einer Berufskrankheit erfolgt. Daneben wird das Feld „Gebühr frei" angekreuzt.

7 Bei Arbeitsunfällen sind unten links zusätzlich der **Unfalltag** und der **Unfallbetrieb** einzutragen.

MERKE

Private Unfälle:
- Feld „Unfall" ankreuzen
- Abrechnung über die Krankenkasse des Patienten

Arbeitsunfälle:
- Feld „Arbeitsunfall" und „Gebühr frei" ankreuzen, Unfalltag und Unfallbetrieb ausfüllen
- Abrechnung über den Unfallversicherungsträger (z. B. Berufsgenossenschaft): Kostenträger oben eintragen (die Felder „Kostenträgerkennung", „Versicherten-Nr.", „Status", „eGK gültig bis" entfallen)

8 BVG: Das **Feld 6** muss bei Patienten angekreuzt werden, die nach dem Bundesentschädigungsgesetz (BEG) oder dem Bundesversorgungsgesetz (BVG) anspruchsberechtigt sind. Diese Patienten sind außerdem von der Zuzahlung befreit; es muss zusätzlich „Gebühr frei" angekreuzt werden.

9 Hilfsmittel: Bei der Verordnung von Hilfsmitteln ist **Feld 7** zu kennzeichnen.

10 Impfstoff: Für die Verordnung von Impfstoffen ist **Feld 8** anzukreuzen. Dies gilt nur für Impfstoffe im Rahmen der gültigen Impfvereinbarung, wogegen Reiseimpfstoffe auf Privatrezept verordnet werden müssen. Sollen die Impfstoffe für den Sprechstundenbedarf bezogen werden, dann muss gleichzeitig das Feld 9 und das Feld „Gebühr frei" markiert werden.

11 Spr.St.Bedarf: Bei der Verordnung von Sprechstundenbedarf ist das **Feld 9** anzukreuzen oder durch eine „9" zu markieren. Gleichzeitig muss das Feld „Gebühr frei" angekreuzt werden. Da diese Verordnungen nicht auf den Namen eines Patienten erfolgen, wird der Kostenträger für Sprechstundenbedarf eingetragen.

12 Rezept: Das eigentliche Verordnungsfeld dient der Angabe des **Wirkstoffs** oder des **Handelsnamens** der Verordnung (12a). Außerdem ist die **Darreichungsform** (12b), die **Wirkstoffmenge** (12c), die **Packungsgröße** (12c) und ggf. die **Einnahmeempfehlung** (12d) anzugeben.
Pro Rezept dürfen nur **maximal drei Arzneimittel oder Verbandmittel** verordnet werden; frei bleibender Platz muss entwertet werden.

13 Aut idem: Dieses Feld muss angekreuzt oder durchgestrichen werden, wenn der Apotheker nur genau das verordnete Medikament herausgeben darf. Die Abgabe des Arzneimittels eines anderen Herstellers mit demselben Wirkstoff ist in diesem Fall nicht möglich. Um sich vor Regressen (Rückforderungen) der KV und der gesetzlichen Krankenkassen zu schützen, sollte davon nur in begründeten Ausnahmefällen Gebrauch gemacht werden, z. B. bei nachgewiesenen, herstellerbezogenen Unverträglichkeiten eines Arzneimittels. Ist das Aut-idem-Feld nicht angekreuzt bzw. durchgestrichen, dann ist der Apotheker verpflichtet, vor Herausgabe des Medikaments zu überprüfen, ob nicht von der Krankenkasse des Patienten mit einem bestimmten Hersteller ein Rabattvertrag über ein wirkstoffgleiches, aber preiswerteres Medikament abgeschlossen wurde. Lehnt der Patient dieses preiswertere Medikament ab, dann muss er die entstehenden Mehrkosten vor Ort in der Apotheke selbst bezahlen und kann allenfalls versuchen, über seine Krankenkasse im Rahmen einer Ermessensleistung davon etwas erstattet zu bekommen.

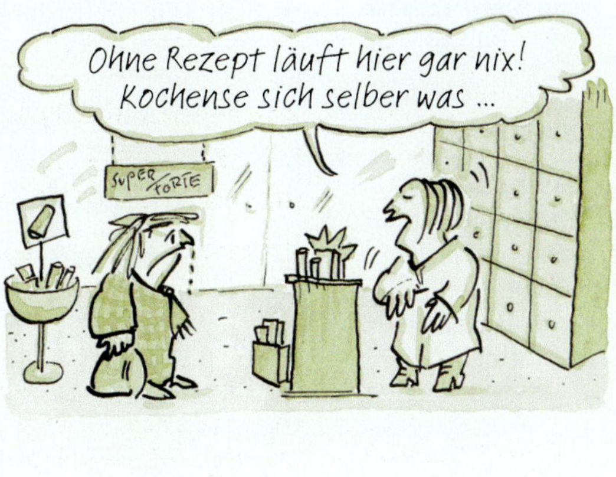
Ohne Rezept läuft hier gar nix! Kochense sich selber was ...
SUPER FORTE

14 **Stempel** und **Unterschrift** des Vertragsarztes

Bundesentschädigungsgesetz
→ LF 2, S. 44

Bundesversorgungsgesetz
→ LF 2, S. 42

Privatrezept
→ LF 4, S. 135

Sprechstundenbedarf
→ LF 6, S. 154

aut idem
lat. = oder dasselbe, derselbe Wirkstoff

Ermessensleistung
→ LF 2 S. 35

Verordnung von Hilfsmitteln

Mit dem Arzneiverordnungsblatt (Muster 16) können auch **Hilfsmittel** verordnet werden. Hierbei handelt es sich um Gegenstände oder technische Produkte, die fehlende oder beeinträchtigte Körperfunktionen ersetzen oder ausgleichen. Dies können z. B. Inkontinenzartikel,

Badewannenlifter, Toilettensitzerhöhungen, Gehstöcke, Rollatoren, Seh- und Hörhilfen, Inhalationsgeräte und anderes sein. Alle Hilfsmittel, deren Kosten von den gesetzlichen Krankenkassen übernommen werden, sind in einem Hilfsmittelkatalog aufgelistet.

Hilfsmittelkatalog der gesetzlichen Krankenkassen: **http://db1.rehadat.de/gkv2/Gkv.KHS**

Bei der Verordnung von Hilfsmitteln wird auf dem Verordnungsblatt (Muster 16) das Feld 7 markiert und zusätzlich zur besseren Orientierung des Leistungserbringers (z. B. Sanitätshaus) die Diagnose im Klartext angegeben.
Die **Rückseite des Verordnungsblattes** dient als Empfangsbescheinigung für die verordneten Hilfsmittel: Der Patient bestätigt mit Datum und Unterschrift den Erhalt eines Hilfsmittels und der Apotheker/Lieferant setzt seinen Stempel in das dafür vorgesehene Feld.

1.3.3 Betäubungsmittelrezept (BtM-Rezept)

Die Verordnung über das Verschreiben, die Abgabe und den Nachweis des Verbleibs von Betäubungsmitteln finden Sie unter **www.bundesrecht.juris.de/btmvv_1998/**

Arzneimittel, die unter die Betäubungsmittel-Verschreibungsverordnung fallen, dürfen nicht mit dem Arzneiverordnungsblatt (Muster 16) verordnet werden, sondern können nur auf dem amtlichen **Betäubungsmittelrezept (BtM-Rezept)** rezeptiert werden. Dieses Formblatt ist kein vertragsärztliches Formular: Es gilt für alle Krankenkassen und alle Sonstigen Kostenträger, d. h. auch für Privatpatienten. Die damit verbundenen besonderen Regelungen sind in der Betäubungsmittel-Verschreibungsverordnung nachzulesen.

MERKE

Das BtM-Rezept gilt für **alle** Patienten, auch für Privatpatienten.

Bundesinstitut für Arzneimittel und Medizinprodukte, Kurt-Georg-Kiesinger-Allee 3, 53175 Bonn

Das Bundesinstitut für Arzneimittel und Medizinprodukte gibt die Betäubungsmittelrezepte heraus. Der Arzt muss sie dort schriftlich oder mit einer Anforderungskarte anfordern. Die BtM-Rezepte sind mit einer fortlaufenden neunstelligen Rezeptnummer versehen, mit der sie dem verschreibenden Arzt eindeutig zugeordnet werden können. Sie dürfen nur im Vertretungsfall übertragen werden. In Praxen, in denen mehrere Ärzte BtM verschreiben, erhält jeder Arzt eigene BtM-Rezepte, deren Verwendung jeweils getrennt dokumentiert werden muss. BtM-Rezepte sind mit besonderen Sicherheitsmerkmalen vor Missbrauch geschützt: Das Linienmuster ist schwer zu scannen; außerdem erscheint das Rezept unter UV-A-Licht grünlich-fluoreszierend. BtM-Rezepte müssen gegen Diebstahl gesichert und ihr Verlust unverzüglich dem Bundesinstitut für Arzneimittel mitgeteilt werden. Verschreibt sich der Arzt bei der Ausstellung des Rezepts, dann muss auch das ungültige Formular noch drei Jahre in der Praxis aufbewahrt werden.

Dokumentation im Betäubungsmittel-Abgabe-Buch → LF 6, S.158

Betäubungsmittelrezepte sind dreiteilig:
- Blatt 1 (Teil II): für die Apotheke zur Verrechnung
- Blatt 2 (Teil III): zum Verbleib in der Praxis (Aufbewahrungspflicht drei Jahre)
- Blatt 3 (Teil I): für die Apotheke zur Aufbewahrung (drei Jahre)

Aufbewahrungspflicht von BtM-Rezepten → LF 6, S.158

HINWEIS

Seit März 2013 sind die BtM-Rezeptformulare mit zusätzlichen Sicherheitsmerkmalen im ersten Blatt ausgestattet.

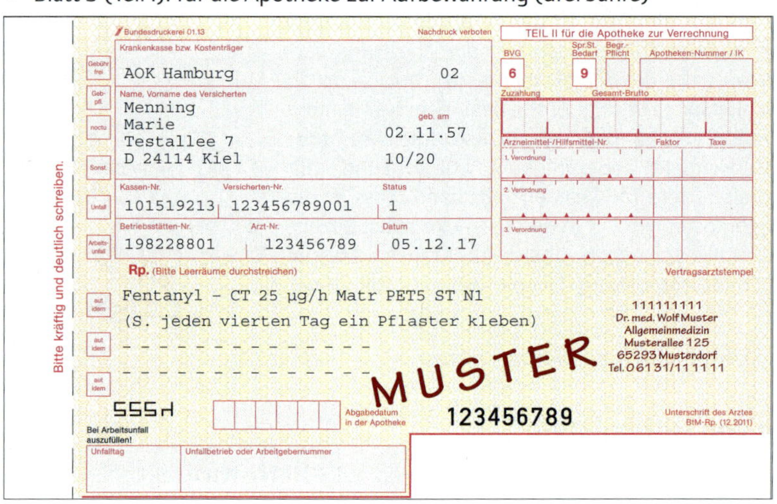
Bundesdruckerei 01.13 Nachdruck verboten
TEIL II für die Apotheke zur Verrechnung
Krankenkasse bzw. Kostenträger
AOK Hamburg 02
Name, Vorname des Versicherten
Menning
Marie
Testallee 7
D 24114 Kiel
geb. am 02.11.57
10/20
Kassen-Nr. 101519213 Versicherten-Nr. 123456789001 Status 1
Betriebsstätten-Nr. 198228801 Arzt-Nr. 123456789 Datum 05.12.17
BVG 6 Spr.St. Bedarf 9 Begr.-Pflicht Apotheken-Nummer / IK
Zuzahlung Gesamt-Brutto
Arzneimittel-/Hilfsmittel-Nr. Faktor Taxe
1. Verordnung
2. Verordnung
3. Verordnung
Rp. (Bitte Leerräume durchstreichen)
Fentanyl - CT 25 µg/h Matr PET5 ST N1
(S. jeden vierten Tag ein Pflaster kleben)
Vertragsarztstempel
111111111
Dr. med. Wolf Muster
Allgemeinmedizin
Musterallee 125
65293 Musterdorf
Tel. 06131/111111
MUSTER
123456789
Abgabedatum in der Apotheke
Unterschrift des Arztes
BtM-Rp. (12.2011)
Bei Arbeitsunfall auszufüllen!
Unfalltag Unfallbetrieb oder Arbeitgebernummer
Bitte kräftig und deutlich schreiben.

Abb. 1 BtM-Rezept, ausgefüllt

Die Ausfüllregeln für das Arzneiverordnungsblatt in Bezug auf das **Personalienfeld** und die **Markierungsfelder** gelten auch hier.
Für die Verschreibung im Verordnungsfeld müssen genauere **Verordnungsvorschriften** berücksichtigt werden:
- **Arzneimittelbezeichnung**, Menge in Gramm oder Milliliter, Stückzahl, Größe, Anzahl der Packungseinheiten
- **Dosierungsanweisung** mit Einzel- und Tagesdosis oder Vermerk „Gemäß schriftlicher Anweisung" (im Falle der Verordnung eines Substitutionsmittels, z. B. Methadon, nach § 5 Abs. 8 BtMVV, ist zusätzlich die Dauer in Tagen anzugeben, nach der das Substitutionsmittel verbraucht ist)
- **Name, Berufsbezeichnung** des verordnenden Arztes sowie zusätzlich Anschrift einschließlich Telefonnummer sind anzugeben, wenn der Arzt in Vertretung verordnet.
- vollständige Unterschrift des Arztes

Es ist außerdem festgelegt, dass die in der Verordnungsvorschrift angegebene **Verschreibungshöchstmenge** nur für einen Zeitraum von 30 Tagen verordnet werden darf. Diese Höchstmenge kann in begründeten Einzelfällen überschritten werden; in diesem Fall ist das Rezept mit einem „A" (Ausnahme) zu kennzeichnen.
In Ausnahmefällen darf ein Betäubungsmittel im Notdienst auch auf einem Arzneiverordnungsblatt (Muster 16) verordnet und mit dem Vermerk **„Notfallverschreibung"** kenntlich gemacht werden. Das BtM-Rezept muss dann umgehend nachgereicht und mit einem „N" versehen werden.

1.3.4 Arbeitsunfähigkeitsbescheinigung (Muster 1)

Die Beispielpatientin Verena Schulz wird von ihrem Hausarzt auf Grund ihrer starken Schmerzen für zwei Tage krankgeschrieben.

HINWEIS

Das hier dargestellte, seit 1. 1. 2016 gültige vierteilige Muster 1 ersetzt das bisherige dreiteilige Formular und integriert Inhalte, die bislang auf dem jetzt entfallenen Muster 17 (Bescheinigung für die Krankengeldzahlung) enthalten waren.

Der Arzt verwendet hierfür das vertragsärztliche Formular für die Arbeitsunfähigkeitsbescheinigung (Muster 1; → S. 120, Abb. 1). Sie darf nur nach einer ärztlichen Untersuchung ausgestellt werden. Es ist immer der Tag der Feststellung der Arbeitsunfähigkeit (AU) anzugeben. Entsprechend darf die Bescheinigung nur in Ausnahmefällen bis zu drei Tage rückdatiert werden. Das Formular dient außerdem der Informationsübermittlung zur Auszahlung von Krankengeld.
Die Bescheinigung ist ein vierteiliges Formular, das im Durchschreibeverfahren ausgefüllt oder in vier Teilen ausgedruckt wird:
- Muster 1a: zur Vorlage bei der Krankenkasse
- Muster 1b: zur Vorlage beim Arbeitgeber (enthält keine Diagnosemitteilung)
- Muster 1c: zum Verbleib beim Versicherten
- Muster 1d: zum Verbleib beim ausstellenden Arzt (Aufbewahrungsfrist ein Jahr)

Krankengeld
→ LF 2, S. 33

Wie bei jedem vertragsärztlichen Formular kann das **Personalienfeld** mit der elektronischen Gesundheitskarte ausgedruckt werden.
1 Das Feld **Erstbescheinigung** muss angekreuzt werden, wenn die Arbeitsunfähigkeit erstmalig festgestellt wird. Sofern die AU auf Grund der gleichen Erkrankung verlängert werden muss, wird Feld **2 Folgebescheinigung** angekreuzt.

Für Arbeitsunfälle gelten die folgenden Felder:
3 Es wird das Feld **Arbeitsunfall, Arbeitsunfallfolgen, Berufskrankheit** markiert.

Arbeitsunfall
→ LF 10, S. 209

4 „dem Durchgangsarzt überwiesen" wird angekreuzt, wenn diese Überweisung notwendig war.

Durchgangsarzt
→ LF 10, S. 214

Zusätzlich werden folgende Felder beschriftet:
5 Die Erstbescheinigung führt im Feld **„arbeitsunfähig seit"** sechsstellig das Datum des Beginns der AU auf. Folgebescheinigungen geben in der Regel das Datum des Beginns der AU nicht mehr an; in mancher Arztsoftware wird er automatisch mit ausgedruckt.

6 Das Feld **„voraussichtlich arbeitsunfähig bis"** gibt die anhand der ärztlichen Untersuchung anzunehmende voraussichtliche Dauer der AU an. Bei gleichzeitiger Krankenhauseinweisung ist dieses Feld mit „stationär" zu beschriften.

7 Das Datum im Feld **„Festgestellt am"** ist in der Regel identisch mit dem Ausstellungsdatum.

8 Vertragsarztstempel und **Unterschrift** des ausstellenden Arztes

Die folgenden Abschnitte des Formulars gelten nur für die Teile, die für den Arzt und die Krankenkasse bestimmt sind:
9 Die nach der Untersuchung gestellte **Diagnose** muss nach ICD-10 verschlüsselt angegeben werden.

10 Die Felder **„AU-begründete Diagnose(n)"** sind mit allen Diagnosen im ICD 10-Format zu befüllen, die die Arbeitsunfähigkeit begründen. Eine Angabe in Klartext ist nur zulässig, wenn weitergehende Hinweise nötig sind.

Weitere Hinweise finden sich in der Richtlinie des Gemeinsamen Bundesausschusses über die Beurteilung der Arbeitsunfähigkeit und die Maßnahmen zur stufenweisen Wiedereingliederung (Arbeitsunfähigkeitsrichtlinie). **www.g-ba.de/informationen/richtlinien/2/**

11 Bei Unfällen im privaten Bereich ist das Feld **„Sonstiger Unfall, Unfallfolgen"** anzukreuzen.

12 Das Feld **„Versorgungsleiden (BVG)"** kann nur markiert werden, wenn es sich bei der Erkrankung um ein vom Bundesversorgungsamt anerkanntes Leiden handelt.

13 Werden besondere Maßnahmen notwendig, sind die Felder **„Leistungen zur medizinischen Rehabilitation"** oder **„stufenweise Eingliederung"** anzukreuzen oder das Feld **„Sonstige"** auszufüllen.

14 Beträgt die Arbeitsunfähigkeit mehr als sechs Wochen oder trifft ein sonstiger Krankengeldfall zu, ist **„ab 4. AU-Woche oder sonstiger Krankengeldfall"** anzukreuzen.

15 Kann der Arzt einschätzen, dass die Arbeitsunfähigkeit bzw. der Krankengeldfall tatsächlich am oben genannten Datum endet, ist **„Endbescheinigung"** zu markieren.

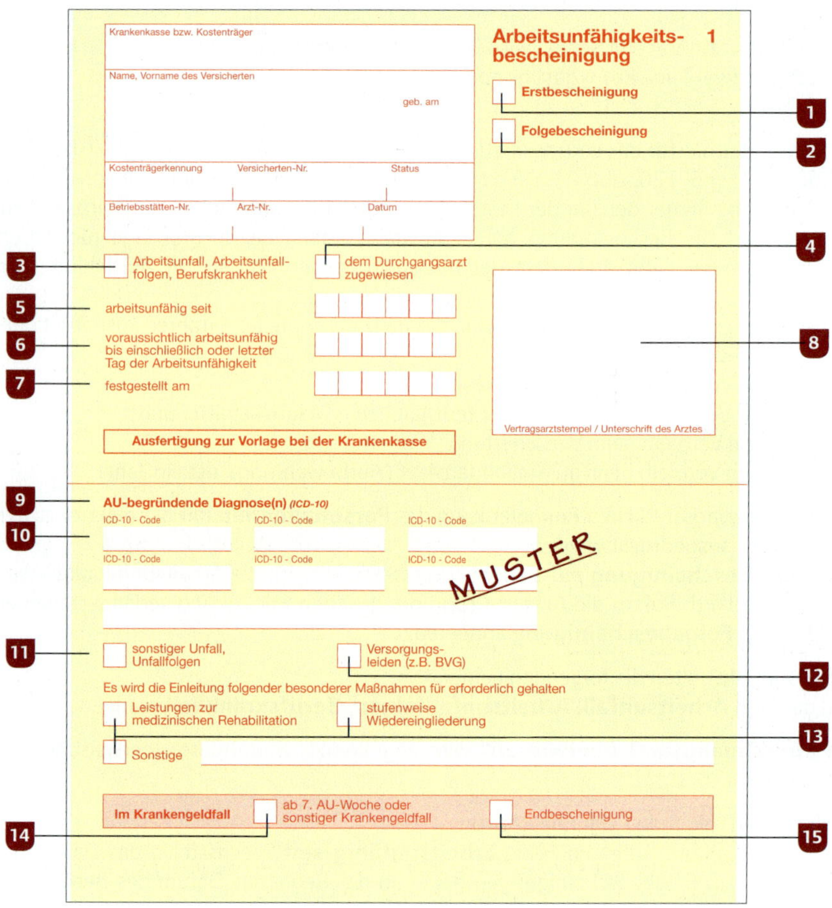

Abb. 1 Arbeitsunfähigkeitsbescheinigung (Muster 1)

1.3.5 Heilmittelverordnung (Muster 13, 14 und 18)

Heilmittel können therapeutische Maßnahmen sein, die zur Unterstützung der Heilung einer Krankheit verordnet werden, ihre Beschwerden lindern und einer Verschlimmerung entgegenwirken. Der Verordnung geht stets die ärztliche Untersuchung voraus.

Die Beispielpatientin Verena Schulz bekommt von ihrem Hausarzt zur Linderung ihrer Schmerzen und zur Vorbeugung einer Verschlimmerung Krankengymnastik verschrieben.

Der Arzt verwendet hierfür das Heilmittelverordnungsblatt (Muster 13).

MERKE

Nicht verwechseln!
Heilmittel sind **Dienstleistungen**: Sie helfen, eine Krankheit zu heilen, ihre Verschlimmerung zu verhüten oder Krankheitsbeschwerden zu lindern.
Hilfsmittel sind **Sachleistungen**: Sie ersetzen fehlende oder beeinträchtigte Körperfunktionen oder gleichen sie aus.

Heilmittel sind in drei Bereiche gegliedert, für die jeweils eigene Verordnungsformulare zu verwenden sind:
- Maßnahmen der Physikalischen Therapie/Podologischen Therapie (Muster 13)
- Maßnahmen der Stimm-, Sprech- und Sprachtherapie (Muster 14)
- Maßnahmen der Ergotherapie (Muster 18)

BEISPIEL

Physikalische Therapie: z. B. Krankengymnastik, Massagen und Wärmeanwendungen
Sprachtherapie: z. B. Übungen zur Verbesserung der sprachlichen Kommunikationsfähigkeit
Ergotherapie: z. B. sensomotorisch-perzeptive Behandlungen krankheitsbedingter Störungen von Körperfunktionen

Den Heilmittelkatalog finden Sie unter **www.g-ba.de**
→ Richtlinien
→ Heilmittel-Richtlinie

Die Verordnung von Heilmitteln ist über die **Heilmittel-Richtlinien des G-BA (Gemeinsamer Bundesausschuss der Ärzte und Krankenkassen)** und den dortigen indikationsbezogenen **Heilmittelkatalog** geregelt. Der Heilmittelkatalog gibt an, welche Maßnahmen in welcher Menge bei einer bestimmten Diagnose bei Erst- und Folgeverschreibung verordnet werden können. Dabei unterscheidet der Katalog zwischen **vorrangigen** (d. h. im Regelfall zu verordnenden) und **optionalen** (d. h., wenn aus bestimmten Gründen die Verordnung des vorrangigen Heilmittels nicht möglich ist) Heilmitteln. **Ergänzende** Heilmittel können außerdem nur gleichzeitig mit einem vorrangigen oder einem optionalen Heilmittel verordnet werden. Abweichungen von den Bestimmungen des Katalogs, d. h. vom Regelfall, müssen gesondert begründet und von der Krankenkasse genehmigt werden. Dies ist z. B. bei Dauerverordnungen der Fall.

HINWEIS

Ein Regelfall liegt vor, wenn die im Heilmittelkatalog aufgeführten Heilmittel verordnet werden und die Verordnungshöchstmenge nicht überschritten wird. Erkrankungsrückfälle oder neue Erkrankungsphasen können dazu führen, dass diese als neuer Regelfall gewertet werden. Allerdings muss zwischen beiden Verordnungen ein Abstand von zwölf Wochen liegen.

1 Das Personalienfeld wird ausgefüllt und gekennzeichnet.

2 Zur Verordnung sind grundsätzliche Angaben zu machen:
- **Art der Verordnung**
  - Erstverordnung
  - Folgeverordnung
  - Gruppentherapie
  - Verordnung außerhalb des Regelfalles
- Angabe des **Zeitpunkts des Therapiebeginns** (sofern der Beginn von dem in den Heilmittelrichtlinien vorgegebenen Zeitpunkt abweicht)
- **Hausbesuch** ja/nein
- **Therapiebericht** an den verordnenden Arzt ja/nein

3 Es folgen Angaben zum verordneten Heilmittel:
- **Verordnungsmenge**
- **Bezeichnung des Heilmittels** nach Maßgabe des Kataloges (auch Abkürzung)
- **Anzahl der Anwendungen** pro Woche

Entsprechend dem Regelfall sollte das vorrangige Heilmittel für die betreffende Diagnose verordnet werden.

4 Die folgenden Zeilen sind für die Angaben zur Diagnose und Therapiezielen zu nutzen. Diese sind dem Heilmittelkatalog zu entnehmen:
- **Indikationsschlüssel** und **Diagnose** mit Leitsymptomatik (Spalte eins und zwei im Heilmittelkatalog), außerdem ist auch der **ICD-10-Code** einzutragen
- gegebenenfalls Spezifizierung der **Therapieziele** (Spalte drei im Heilmittelkatalog)
- Begründung bei Verordnungen außerhalb des Regelfalls

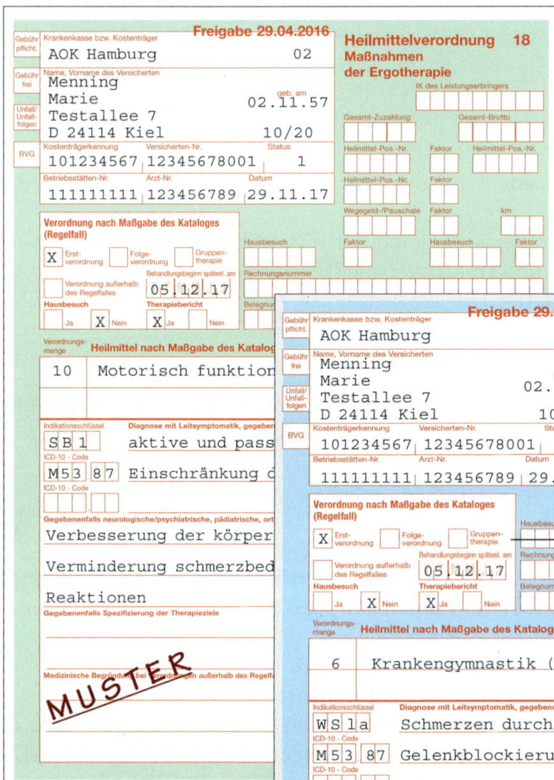
Freigabe 29.04.2016
Heilmittelverordnung 18
Maßnahmen der Ergotherapie
Krankenkasse bzw. Kostenträger: AOK Hamburg 02
Name, Vorname des Versicherten: Menning Marie, Testallee 7, D 24114 Kiel
geb. am: 02.11.57
10/20
Kostenträgerkennung: 101234567
Versicherten-Nr.: 12345678001
Status: 1
Betriebsstätten-Nr.: 111111111
Arzt-Nr.: 123456789
Datum: 29.11.17
Verordnung nach Maßgabe des Kataloges (Regelfall)
X Erstverordnung
Behandlungsbeginn spätest. am: 05.12.17
Hausbesuch: X Nein
Therapiebericht: X Ja
Verordnungsmenge / Heilmittel nach Maßgabe des Kataloges: 10 Motorisch funktion…
Indikationsschlüssel: SB1
Diagnose mit Leitsymptomatik: aktive und pass…
ICD-10-Code: M53.87 Einschränkung d…
Verbesserung der körper…
Verminderung schmerzbed…
Reaktionen
MUSTER

Abb. 1 Heilmittelverordnung: Maßnahmen der Ergotherapie (Muster 18)

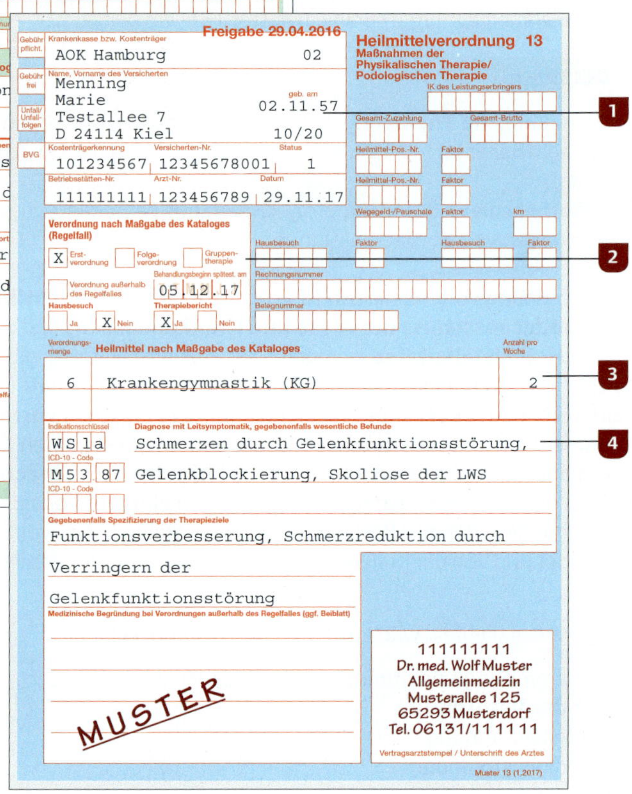
Freigabe 29.04.2016
Heilmittelverordnung 13
Maßnahmen der Physikalischen Therapie/ Podologischen Therapie
Krankenkasse bzw. Kostenträger: AOK Hamburg 02
Name, Vorname des Versicherten: Menning Marie, Testallee 7, D 24114 Kiel
geb. am: 02.11.57
10/20
Kostenträgerkennung: 101234567
Versicherten-Nr.: 12345678001
Status: 1
Betriebsstätten-Nr.: 111111111
Arzt-Nr.: 123456789
Datum: 29.11.17
Verordnung nach Maßgabe des Kataloges (Regelfall)
X Erstverordnung
Behandlungsbeginn spätest. am: 05.12.17
Hausbesuch: X Nein
Therapiebericht: X Ja
Verordnungsmenge: 6
Heilmittel nach Maßgabe des Kataloges: Krankengymnastik (KG)
Anzahl pro Woche: 2
Indikationsschlüssel: WS1a
Diagnose mit Leitsymptomatik, gegebenenfalls wesentliche Befunde: Schmerzen durch Gelenkfunktionsstörung, Gelenkblockierung, Skoliose der LWS
ICD-10-Code: M53.87
Gegebenenfalls Spezifizierung der Therapieziele: Funktionsverbesserung, Schmerzreduktion durch Verringern der Gelenkfunktionsstörung
Medizinische Begründung bei Verordnungen außerhalb des Regelfalles (ggf. Beiblatt)
MUSTER
111111111
Dr. med. Wolf Muster
Allgemeinmedizin
Musterallee 125
65293 Musterdorf
Tel. 06131/111111
Vertragsarztstempel / Unterschrift des Arztes
Muster 13 (1.2017)
1
2
3
4

Abb. 2 Heilmittelverordnung: Maßnahmen der Physikalischen Therapie/ Podologischen Therapie (Muster 13)

Auf der Rückseite der Formulare Muster 13, 14 und 18 kann die Krankenkasse Verordnungen außerhalb des Regelfalls genehmigen. Außerdem bestätigen hier die Patienten den Erhalt des Heilmittels. Daneben vermerkt der Arzt oder Therapeut ggf. den Therapieabbruch oder die Änderung der Therapie.

1.3.6 Überweisungsschein (Muster 6)

Die Patientin Verena Schulz wurde von ihrem Hausarzt wegen ihrer Schmerzen im Bereich der Lendenwirbelsäule behandelt. Zur genaueren Abklärung der Ursachen ihrer Schmerzen überweist er sie zu einem Facharzt, einem Orthopäden.

Zur gezielten Überweisung eines Patienten von einem Arzt (meist Hausarzt) zu einem anderen Vertragsarzt, meist einem Facharzt, aber auch zwischen Fachärzten, verwendet man den **Überweisungsschein (Muster 6)**. Das Formular wird auch verwendet für gezielte Überweisungen zu einer Behandlung nach § 116b SGB V (spezialisierte ambulante Behandlung durch Krankenhäuser).

Eine Überweisung darf nur ausgestellt werden, wenn eine gültige Versichertenkarte bzw. elektronische Gesundheitskarte vorgelegt wurde, es sei denn, Muster 85 wurde vorgelegt (Ersatz der eGK bei eingeschränktem Leistungsanspruch auf Grund von Beitragsrückständen).

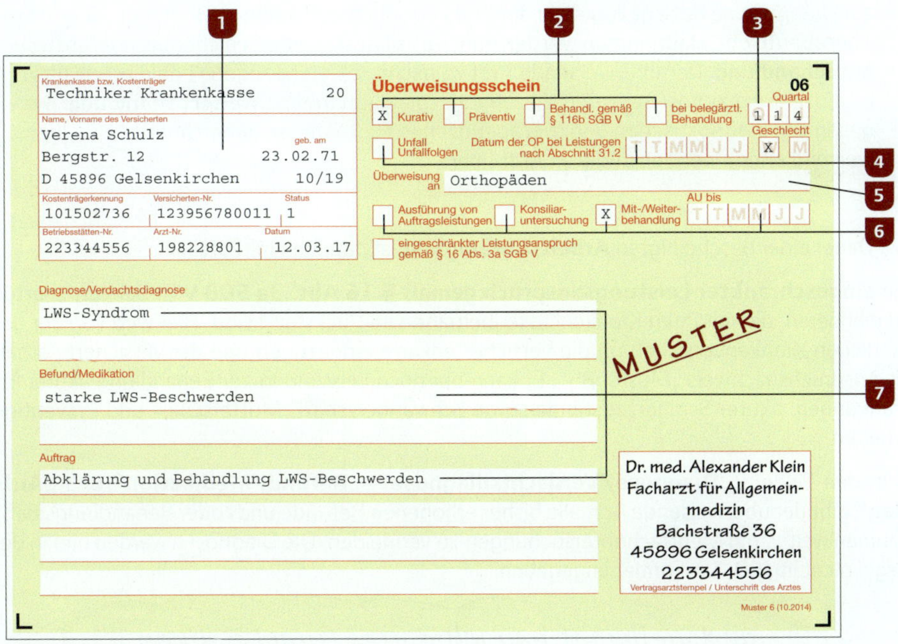
Krankenkasse bzw. Kostenträger
Techniker Krankenkasse 20
Name, Vorname des Versicherten
Verena Schulz
Bergstr. 12 geb. am 23.02.71
D 45896 Gelsenkirchen 10/19
Kostenträgerkennung 101502736 | Versicherten-Nr. 123956780011 | Status 1
Betriebsstätten-Nr. 223344556 | Arzt-Nr. 198228801 | Datum 12.03.17

Überweisungsschein 06 Quartal 1 1 4
X Kurativ | Präventiv | Behandl. gemäß § 116b SGB V | bei belegärztl. Behandlung
Unfall Unfallfolgen | Datum der OP bei Leistungen nach Abschnitt 31.2 T T M M J J | Geschlecht X M
Überweisung an Orthopäden
Ausführung von Auftragsleistungen | Konsiliaruntersuchung | X Mit-/Weiterbehandlung | AU bis T T M M J J
eingeschränkter Leistungsanspruch gemäß § 16 Abs. 3a SGB V

Diagnose/Verdachtsdiagnose
LWS-Syndrom
Befund/Medikation
starke LWS-Beschwerden
Auftrag
Abklärung und Behandlung LWS-Beschwerden

MUSTER

Dr. med. Alexander Klein
Facharzt für Allgemeinmedizin
Bachstraße 36
45896 Gelsenkirchen
223344556
Vertragsarztstempel / Unterschrift des Arztes

Muster 6 (10.2014)

Abb. 1 Überweisungsschein (Muster 6)

1 Die **Patientendaten** werden mit Hilfe des Lesegerätes oder der EDV-Anlage auf den Kopfteil des Scheins übertragen.

2 Der überweisende Arzt kennzeichnet, ob die Überweisung zu **kurativen**, **präventiven** oder **belegärztlichen** Leistungen oder zu Leistungen nach **§ 116b SGB V** erfolgt. In Fällen, in denen nach ambulanten Operationen eine Überweisung zu einem anderen Arzt erfolgt, ist das Datum der OP-Leistung unter dem Feld für belegärztliche Behandlung auszufüllen. Daneben wird unter „Auftrag" die Kennziffer der jeweiligen ambulanten Operation notiert.

ambulante Operation
OPS-Schlüssel für operative Prozeduren im Anhang 2 des EBM

MERKE

Kurative Medizin dient dazu, einen Kranken oder Verletzten zu heilen: Die Überweisung erfolgt wegen einer bestehenden Erkrankung.
Präventive Medizin soll vorbeugend das Entstehen von Gesundheitsschäden verhindern: Die Überweisung erfolgt zum Zweck einer Vorsorgeuntersuchung.

3 Das laufende **Quartal** ist anzugeben. Die Überweisung gilt über das Quartal hinaus, in dem sie ausgestellt ist, auch im Folgequartal. Allerdings muss die Versichertenkarte des Patienten auch dann noch gültig sein.
4 Bei privaten Unfällen ist **Unfall/Unfallfolgen** anzukreuzen.
5 **„Überweisung an"** gibt die ärztliche Fachrichtung an, an die überwiesen wird, z. B. Orthopäde. Wegen der freien Arztwahl wird kein konkreter Name genannt.
6 Außerdem ist die Auftragsart zu kennzeichnen: **Ausführung von Auftragsleistungen, Konsiliaruntersuchung** oder **Mit-/Weiterbehandlung.**

MERKE

- **Auftragsleistung:** Der die Überweisung annehmende Arzt darf ausschließlich die nach Art und Umfang genau benannte Leistung erbringen, z. B. Zielauftrag mit Röntgen-Thorax-Untersuchung.
- **Konsiliaruntersuchung:** Der die Überweisung annehmende Arzt wird ausschließlich zur Diagnose zu Rate gezogen. In der Wahl der diagnostischen Maßnahmen ist er frei. Therapeutische Maßnahmen werden vom Konsiliararzt jedoch nicht durchgeführt.
- **Mitbehandlung:** Der überweisende Arzt wünscht gebietsbezogene begleitende bzw. ergänzende diagnostische und therapeutische Maßnahmen. **Weiterbehandlung:** Die gesamten diagnostischen und therapeutischen Maßnahmen gehen auf den die Überweisung annehmenden anderen Arzt über.

Die Dauer einer bescheinigten **Arbeitsunfähigkeit** ist daneben mitzuteilen.

Ein **eingeschränkter Leistungsanspruch gemäß § 16 Abs. 3a SGB V** ist bei Versicherten zu markieren, die mit ihren Krankenkassenbeiträgen im Rückstand sind. Hier wird von der gesetzlichen Krankenversicherung die Versichertenkarte eingezogen und der Versicherte erhält als Anspruchsnachweis „Muster 85". Er kann nur noch Leistungen zur Behandlung akuter Erkrankungen, akuter Schmerzzustände sowie Schwangerschaft, Mutterschaft und Prävention erhalten.

7 In den Feldern **„Diagnose/Verdachtsdiagnose"**, **„Befund/Medikation"** und **„Auftrag"** gibt der überweisende Arzt alle bisher erhobenen Befunde und/oder Behandlungsmaßnahmen weiter, um Mehrfachuntersuchungen zu vermeiden. Die Diagnosen werden hier in der Regel nicht im ICD-10-Format angegeben.

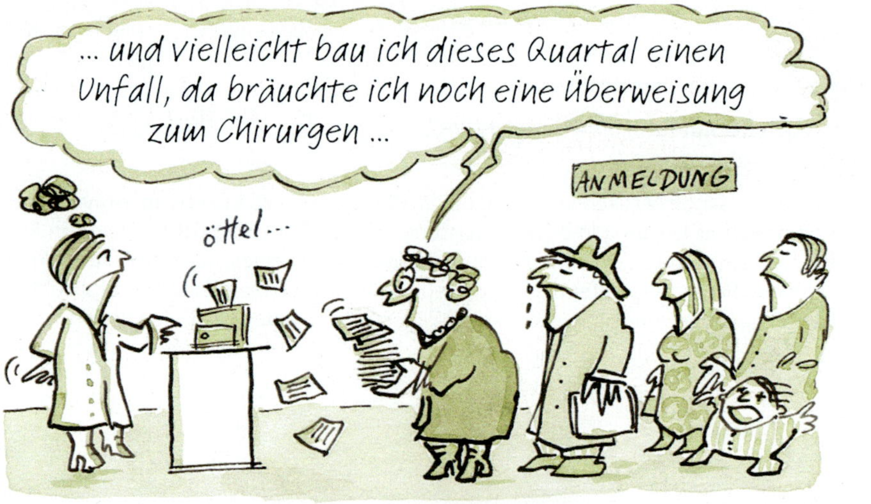
... und vielleicht bau ich dieses Quartal einen Unfall, da bräuchte ich noch eine Überweisung zum Chirurgen ...
ANMELDUNG
ötte!...

1.4 Abrechnung durch den Orthopäden

Mit der Überweisung ihres Hausarztes sucht Frau Schulz einen Orthopäden auf, der um Mit-/Weiterbehandlung gebeten wird.

Der Orthopäde kann bei der Erstuntersuchung im Behandlungsfall die Grundpauschale seiner Fachrichtung abrechnen.

Grundpauschale nach Altersklassen
→ LF 2, S. 58

18210, 18211, 18212	**Grundpauschale**

Obligater Leistungsinhalt:
- Persönlicher Arzt-Patienten-Kontakt

Fakultativer Leistungsinhalt:
- Weitere persönliche oder andere Arzt-Patienten-Kontakte gemäß 4.3.1 der Allgemeinen Bestimmungen
- ärztlicher Bericht entsprechend der Gebührenordnungsposition 01600
- individueller Arztbrief entsprechend der Gebührenordnungsposition 01601
- in Anhang 1 aufgeführte Leistungen

einmal im Behandlungsfall

MERKE

Der Orthopäde kann die **Grundpauschale** berechnen, weil er in der Überweisung um Mit-/Weiterbehandlung gebeten wird. Ist in der Überweisung **„Auftragsleistung"** angekreuzt, darf er nur die Auftragsleistung durchführen. Er rechnet hierfür die **Konsultationspauschale** GOP 01436 sowie die angeforderte Leistung, z. B. Röntgen, ab. Ist aber die angeforderte Leistung in Anhang 1 des EBM enthalten, so kann an Stelle der Konsultationspauschale die halbe Grundpauschale berechnet werden.

Konsultationspauschale
→ LF 2, S. 72

Je nach Behandlungsverlauf ist es für den orthopädisch tätigen Arzt auch möglich, weitere Zusatzpauschalen abzurechnen, z. B.:

18310	**Zusatzpauschale Behandlung und ggf. Diagnostik von Erkrankungen des Stütz- und Bewegungsapparates (angeboren, traumatisch, posttraumatisch, perioperativ) und/oder von (einer) entzündlichen Erkrankung(en) des Stütz- und Bewegungsapparates und/oder von (einer) Skelettanomalie(n) bei Neugeborenen, Säuglingen, Kleinkindern und Kindern**

einmal im Behandlungsfall

18311	**Zusatzpauschale Behandlung und ggf. Diagnostik von Erkrankungen des Stütz- und Bewegungsapparates (angeboren, erworben, degenerativ, posttraumatisch, perioperativ) und/oder einer entzündlichen Erkrankung des Stütz- und Bewegungsapparates bei Jugendlichen und bei Erwachsenen (außer degenerativen und funktionellen Erkrankungen der Wirbelsäule)**

einmal im Behandlungsfall

18320	**Orthopädische oder orthopädisch-rheumatologische Funktionsdiagnostik bzw. Assessment mittels Untersuchungsinventaren**
einmal im Behandlungsfall	

18330	**Diagnostik und/oder orthopädische Therapie eines Patienten mit einer Funktionsstörung der Hand**
einmal im Behandlungsfall	

18331	**Diagnostik und/oder Behandlung von degenerativen Erkrankungen der Wirbelsäule bei Jugendlichen und bei Erwachsenen**
einmal im Behandlungsfall	

Die obligaten und fakultativen Inhalte der GOPs 18310, 18311, 18320, 18330 und 18331 sowie deren Ausschlüsse sind im EBM nachzulesen. Nur bei Kenntnis der Ausschlüsse ist ein ordnungsgemäßes Abrechnen möglich.

BEISPIEL

Der Orthopäde untersucht und berät Frau Schulz. Er stellt schmerzhafte Muskelverspannungen bei einer vorbestehenden LWS-Skoliose fest. Wegen der Beschwerden quaddelt der Orthopäde zunächst den LWS-Bereich von Frau Schulz mit einem intrakutan verabreichten Lokalanästhetikum. Er bestellt sie für den Folgetag zur genaueren Untersuchung und Diagnose ein. Dem überweisenden Hausarzt Dr. Klein teilt er danach in einem ärztlichen Brief seine Diagnose und Therapieempfehlungen mit.

1. Behandlungstag	18211 (Grundpauschale für Versicherte ab Beginn des 6. Lebensjahres bis zum vollendeten 59. Lebensjahr)
2. Behandlungstag	18331 (Zusatzpauschale Diagnostik und/oder Behandlung von degenerativen Erkrankungen der Wirbelsäule bei Jugendlichen und Erwachsenen) 40120 (Kostenpauschale für Brief bis 20 g)

Der Orthopäde berechnet die Grundpauschale. Der ärztliche Brief ist nicht zusätzlich berechenbar, weil er in der Leistung enthalten ist. Für das Briefporto kann jedoch eine Kostenpauschale abgerechnet werden.

Verbände

Auch in der orthopädischen Grundpauschale sind einfache Verbände und Verbandwechsel in der Leistungsbeschreibung enthalten (siehe Verzeichnis nicht gesondert berechnungsfähiger Leistungen im EBM Anhang 1).

Für den Orthopäden ist es aber möglich, die einzige GOP zur Berechnung von Verbänden zur Abrechnung zu bringen, die der EBM vorsieht.

02350	**Fixierender Verband**
mit Einschluss mindestens eines großen Gelenkes unter Verwendung unelastischer, individuell anmodellierbarer, nicht weiterverwendbarer Materialien	

Als große Gelenke werden dabei folgende Gelenke angesehen:
- Schultergelenk
- Ellenbogengelenk
- Handgelenk
- Kniegelenk
- Fußgelenk

Als unelastische, individuell anmodellierbare, nicht weiterverwendbare Materialien sind hier zugelassen:
- Gips
- Kunststoff
- Tape

Auch für das Wiederanlegen einer Gipsschiene kann die GOP 02350 berechnet werden, wenn dabei mindestens ein großes Gelenk fixiert ist.
Fixierende Verbände kleiner Gelenke sind ebenso wie Verbände mit weiterverwendbaren Materialien nicht berechnungsfähig und mit der Grundpauschale abgegolten.

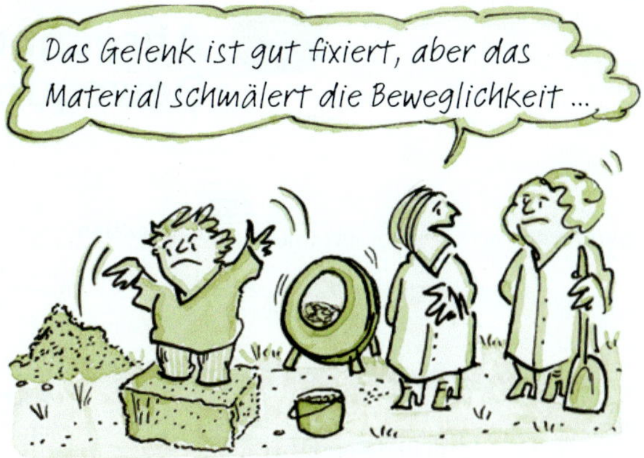
Das Gelenk ist gut fixiert, aber das Material schmälert die Beweglichkeit ...

AUFGABEN

1 Notieren Sie die Abrechnungsziffern der Hausarztes und des Orthopäden für folgenden Kassenpatienten: Der Patient Udo Kelm kommt zum ersten Mal im Quartal mit Knieschmerzen in die Hausarztpraxis. Der Arzt untersucht und berät ihn, legt eine Infusion von zehn Minuten Dauer und überweist ihn zum Orthopäden, den er um ein Röntgenbild des Knies bittet. Der Patient erhält eine Arbeitsunfähigkeitsbescheinigung. Füllen Sie die notwendigen Formulare aus und ergänzen Sie fehlende Angaben logisch.

2 Welche GOPs sind für die AOK-Patientin Theresa Reuss (17 J.) abzurechnen? Frau Reuss kommt mit einem verstauchten Fuß zum Orthopäden, den sie vor der Praxis antrifft, weil er gerade seine Sprechstunde beendet hat. Der Arzt untersucht und berät sie, er verschreibt ein Schmerzmittel und legt einen Verband an. Füllen Sie das notwendige Formular aus und ergänzen Sie fehlende Angaben logisch.

3 Unterscheiden Sie die Begriffe präventiv und kurativ.

4 Korrigieren Sie die Fehler in folgenden Abrechnungen.
Patient Kramer, 86 Jahre alt, beim Hausarzt: 03110, 18311
Patientin Weißer, 37 Jahre alt, beim Orthopäden: 01812, 01435
Patient Paul, 4 Jahre alt, beim Hausarzt: 18310, 04000, 03220

5 Geben Sie an, aus wie vielen Teilen das BtM-Rezept besteht und wer welchen Teil erhält.

6 Erklären Sie, wer welchen Teil einer Arbeitsunfähigkeitsbescheinigung erhält.

7 Nennen Sie die möglichen Überweisungsarten, die auf einem Überweisungsschein eingetragen werden können.

2 Abrechnung bei Erkrankungen des Bewegungsapparats (GOÄ)

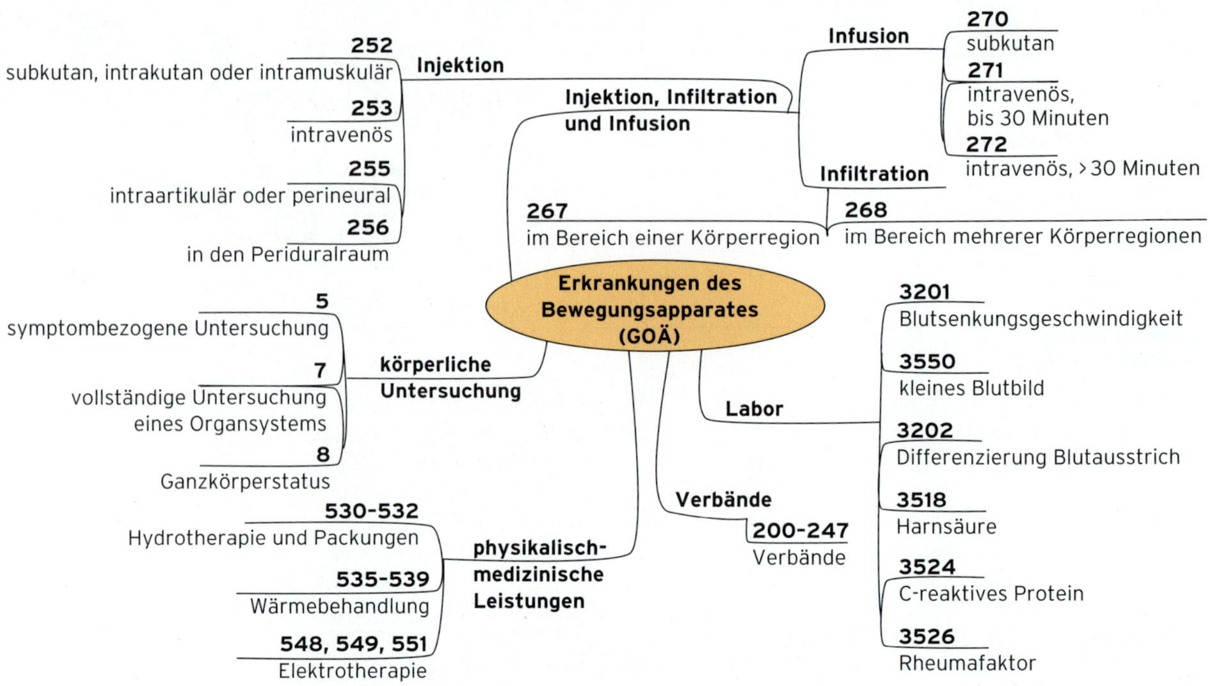

Die Patientin Petra Gerber ist Privatpatientin und kommt mit Schmerzen im Lendenwirbelbereich in die Praxis. Der Hausarzt untersucht die Patientin und führt medikamentöse sowie Wärme- und Elektrotherapie durch.

Nach GOÄ können bei Erkrankungen des Bewegungsapparats verschiedene **Untersuchungen**, Ziffern zur **physikalischen Therapie, Strahlendiagnostik, Laborleistungen** und **Verbände** berechnet werden.
Punktzahlen, Steigerungssätze, Beträge und Ausschlüsse sind hier z. T. gekürzt wiedergegeben; Sie finden sie, wenn sie hier nicht aufgeführt sind, jeweils im angegebenen Kapitel dieses Buches oder in der GOÄ. Dies gilt für die hier genannten Ziffern sowie für die der folgenden Abschnitte und Lernfelder.

2.1 Grundleistungen

5	**Symptombezogene Untersuchung**

Ziffer 5 → LF 2, S. 90
Zuschläge → LF 2, S. 91

Ziffer 5 ist nur einmal im Behandlungsfall neben den Leistungen der Kapitel C bis O berechenbar. Sollte die Untersuchung jedoch zu außergewöhnlichen Zeiten stattfinden, können neben der Untersuchung entsprechende Zuschläge berechnet werden.

7	**Vollständige körperliche Untersuchung ... eines der folgenden Organsysteme: ...**

Ziffer 7 → LF 2, S. 90
Besuche → LF 2, S. 92

Für die Untersuchung des Stütz- und Bewegungsapparats enthält die Ziffer 7 folgende Teilleistungen: Inspektion, Palpation und eine orientierende Funktionsprüfung der Wirbelsäule und Gelenke, einschließlich der Prüfung von Reflexen, d. h. eine vollständige Untersuchung des Bewegungsapparats. Die Ziffer 7 ist auch bei Hausbesuchen sowie zu zuschlagspflichtigen Zeiten berechnungsfähig.

8	Untersuchung zur Erhebung des Ganzkörperstatus, ...

Ziffer 8
→ LF 2, S. 91

800	Eingehende neurologische Untersuchung – ggf. einschließlich der Untersuchung des Augenhintergrundes			
	1fach	2,3fach	3,5fach	1,2fach
195 Punkte	11,37 €	26,14 €	39,78 €	13,64 €

Die Ziffer ist von allen Fachgebieten abrechenbar; allerdings ist sie nicht neben Ziffer 8 (Ganzkörperstatus) abrechnungsfähig.

2.2 Injektionen und Infusionen

Anders als bei der Abrechnung nach EBM enthält die GOÄ eigene Ziffern für die Abrechnung von Injektionen. Diese können z. B. im Rahmen einer Schmerztherapie für Privatpatienten Anwendung finden.

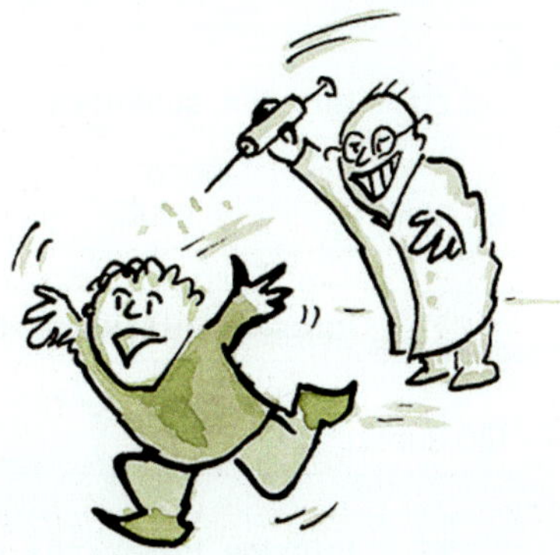

252	Injektion, subkutan, submukös, intrakutan oder intramuskulär			
	1fach	2,3fach	3,5fach	1,2fach
40 Punkte	2,33 €	5,36 €	8,16 €	2,80 €

Mehrere i.m. Injektionen (d. h. mit mehreren Einstichstellen) sind mehrfach und auch als delegationsfähige Leistung abrechnungsfähig. Für Impfleistungen ist sie nicht berechenbar.

253	Injektion, intravenös			
	1fach	2,3fach	3,5fach	1,2fach
70 Punkte	4,08 €	9,38 €	14,28 €	4,90 €

Werden bei liegender Kanüle mehrere Medikamente nacheinander verabreicht, sind die Ziffern 252 und 253 dennoch nur einmal abrechnungsfähig.

254	Injektion, intraarteriell			
	1fach	2,3fach	3,5fach	1,2fach
80 Punkte	4,66 €	10,73 €	16,23 €	5,60€

255	Injektion, intraartikulär oder perineural			
	1fach	2,3fach	3,5fach	1,2fach
95 Punkte	5,54 €	12,74 €	19,38 €	6,64€

Es kann stets die höher bewertete Leistungsziffer abgerechnet werden, wenn die Injektion im Zusammenhang mit einer Punktion (z. B. bei Erguss) gegeben wird.

256	Injektion in den Periduralraum			
	1fach	2,3fach	3,5fach	1,2fach
185 Punkte	10,78 €	24,80 €	37,74 €	12,94 €

267	**Medikamentöse Infiltrationsbehandlung im Bereich einer Körperregion, auch paravertebrale oder perineurale oder perikapsuläre oder retrobulbäre Injektion und/oder Infiltration, je Sitzung**			
	1fach	2,3fach	3,5fach	1,2fach
80 Punkte	4,66 €	10,73 €	16,32 €	5,60 €

268	**Medikamentöse Infiltrationsbehandlung im Bereich mehrerer Körperregionen (auch eine Körperregion beidseitig), je Sitzung**			
	1fach	2,3fach	3,5fach	1,2fach
130 Punkte	7,58 €	17,43 €	26,52 €	9,09 €

270	**Infusion, subkutan**			
	1fach	2,3fach	3,5fach	1,2fach
80 Punkte	4,66 €	10,73 €	16,32 €	5,60 €

271	**Infusion, intravenös, bis zu 30 Minuten Dauer**			
	1fach	2,3fach	3,5fach	1,2fach
120 Punkte	7,00 €	16,09 €	24,48 €	8,39 €

272	**Infusion, intravenös, von mehr als 30 Minuten Dauer**			
	1fach	2,3fach	3,5fach	1,2fach
180 Punkte	10,49 €	24,13 €	36,72 €	12,59 €

Je Gefäßzugang können i.v. Infusionen (Ziffern 271, 272) einmal, insgesamt aber nicht mehr als zweimal pro Behandlungstag abgerechnet werden. Bei Infusionen kann die verwendete Venenverweilkanüle sowie das Infusionsbesteck als Auslage zusätzlich berechnet werden.

BEISPIEL

Der Hausarzt untersucht und berät die Privatpatientin Petra Gerber. Sie erhält außerdem zunächst ein Rezept über ein Schmerzmittel in Tablettenform und eine Arbeitsunfähigkeitsbescheinigung (AU).

Datum	GOÄ-Nr.	Leistung	Steigerungssatz	Betrag in €
15.10.	5	sympt. Untersuchung	2,3	10,72
	1	Beratung	2,3	10,72
	70	Kurze Bescheinigung, AU	2,3	5,36

Der Arzt kann sowohl die Untersuchung als auch die Beratung abrechnen. Daneben ist die Ausstellung der Arbeitsunfähigkeitsbescheinigung zusätzlich abrechenbar.

2.3 Verbände

In Kapitel C der GOÄ (Nicht gebietsbezogene Sonderleistungen) sind von Ziffer 200 bis 247 verschiedene Ziffern für die Abrechnung von vielen Arten von Verbänden zu finden, z. B. Tape, Schienenverband, Gipsverband, Klebeverband, Gipsschienen.

MERKE

Das Verbandmaterial, Schienen und Gipsbinden sind nicht in der jeweiligen Leistung enthalten und können nach §10 GOÄ zusätzlich als Auslagen berechnet oder über Privatrezept verordnet werden.

200 Verband - ausgenommen Schnell- und Sprühverbände, Augen-, Ohrenklappen oder Dreiecktücher

	1fach	2,3fach	3,5fach	1,2fach
45 Punkte	2,62 €	6,03 €	9,18 €	3,15 €

Ziffer 200 ist nicht abrechnungsfähig nach operativen Eingriffen („künstlich" erzeugten Wunden); dort ist der Verband ebenso wie nach Punktion, Infusion, Transfusion oder Injektion in der Leistung enthalten. Nach Wundversorgungen nach den Ziffern 2000 bis 2005 ist Ziffer 200 auch nicht berechenbar, jedoch neben | Ziffer 2006. Ein Verbandwechsel kann für jede Wunde immer einzeln abgerechnet werden. Gleichzeitig mit dem Wundverband können auch Verbände abgerechnet werden, die anderen therapeutischen Zwecken dienen, z. B. Kompressionsverbände, Gipsverbände, Schienen: 200 + 204, 200 + 208, 200 + 210.

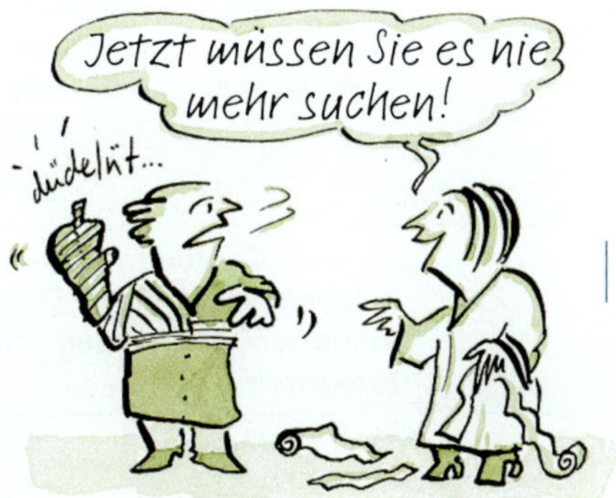

Ziffer 2006
→ LF 10, S. 205

201 Redressierender Klebeverband des Brustkorbs oder dachziegelförmiger Klebeverband - ausgenommen Nabelverband

	1fach	2,3fach	3,5fach	1,2fach
65 Punkte	3,79 €	8,71 €	13,26 €	4,55 €

204 Zirkulärer Verband des Kopfes oder des Rumpfes (auch als Wundverband); stabilisierender Verband des Halses, des Schulter- oder Hüftgelenks oder einer Extremität über mindestens zwei große Gelenke; Schanz'scher Halskrawattenverband; Kompressionsverband

	1fach	2,3fach	3,5fach	1,2fach
95 Punkte	5,54 €	12,74 €	19,38 €	6,64 €

Unter Ziffer 204 genannte Verbände können Wundverbände sein oder zur Ruhigstellung dienen. Kompressionsverbände sind zusätzlich berechenbar zu Operationsziffern, zu Punktionsziffern (hier auch als Druckverband) sowie zu Salbenverbänden.

206 Tape-Verband eines kleinen Gelenks

	1fach	2,3fach	3,5fach	1,2fach
70 Punkte	4,08 €	9,38 €	14,28 €	4,90 €

207	**Tape-Verband eines großen Gelenks oder Zinkleimverband**			
	1fach	2,3fach	3,5fach	1,2fach
100 Punkte	5,83 €	13,41 €	20,40 €	6,99 €

208	**Stärke- oder Gipsfixation, zusätzlich zu einem Verband**			
	1fach	2,3fach	3,5fach	1,2fach
30 Punkte	1,75 €	4,02 €	6,12 €	2,10 €

Ziffer 208 zusätzlich berechnet, wenn ein bestehender Verband verstärkt wird.

210	**Kleiner Schienenverband – auch als Notverband bei Frakturen**			
	1fach	**2,3fach**	**3,5fach**	**1,2fach**
75 Punkte	**4,37 €**	**10,05 €**	**15,30 €**	**5,25 €**

Ein kleiner Schienenverband ist z. B. bei Verdacht auf Fraktur oder Distorsion anzulegen. Die zugehörige Ziffer 210 ist zusätzlich zu chirurgischen Leistungen am gleichen Tag abrechnungsfähig, ebenso als zusätzlicher Verband.

211	**Kleiner Schienenverband – bei Wiederanlegung derselben, gegebenenfalls auch veränderten Schiene**			
	1fach	2,3fach	3,5fach	1,2fach
60 Punkte	3,50 €	8,04 €	12,24 €	5,94 €

212	**Schienenverband mit Einschluss von mindestens zwei großen Gelenken (Schulter-, Ellenbogen-, Hand-, Knie-, Fußgelenk) – auch als Notverband bei Frakturen**			
	1fach	2,3fach	3,5fach	1,2fach
160 Punkte	9,33 €	21,45 €	32,64 €	11,19 €

213	**Schienenverband mit Einschluss von mindestens zwei großen Gelenken (Schulter-, Ellenbogen-, Hand-, Knie-, Fußgelenk) – bei Wiederanlegung derselben, gegebenenfalls auch veränderten Schiene**			
	1fach	2,3fach	3,5fach	1,2fach
100 Punkte	5,83 €	13,41 €	20,40 €	6,99 €

214	**Abduktionsschienenverband – auch mit Stärke- oder Gipsfixation**			
	1fach	2,3fach	3,5fach	1,2fach
240 Punkte	13,99 €	32,17 €	48,96 €	16,79 €

217	**Streckverband**			
	1fach	2,3fach	3,5fach	1,2fach
230 Punkte	13,41 €	30,83€	46,92 €	16,09 €

Die Ziffer 217 kann auch zusätzlich zu Frakturbehandlungen berechnet werden.

246	**Abnahme des zirkulären Gipsverbandes**			
	1fach	2,3fach	3,5fach	1,2fach
150 Punkte	8,74 €	20,11 €	30,60 €	10,49 €

Nur bei zirkulär angelegten Gipsverbänden ist Ziffer 246 abrechenbar.

2.4 Physikalisch-medizinische Leistungen

In den Arztpraxen gelten die **physikalisch-medizinischen Leistungen** als **technische Leistungen** und sind somit mit **reduziertem Gebührenrahmen**, nämlich dem 1,8fachen des Gebührensatzes, abzurechnen. Der reduzierte Gebührenrahmen ist mit einem Stern nach der Ziffer kenntlich gemacht.

reduzierter Gebührenrahmen
→ LF 2, S. 87

Das Kapitel E der GOÄ (Physikalisch-medizinische Leistungen) sieht auch Abrechnungsziffern für Krankengymnastik und Übungsbehandlungen (Ziffern 505 bis 518) sowie Massagen (Ziffern 520 und 527) vor. Diese Leistungen werden aber eher von ärztlichen Praxen verordnet, als dass sie in der Praxis erbracht werden. Eine größere Rolle spielen im Bereich der Erkrankungen des Bewegungsapparats die Hydrotherapie, Wärmebehandlungen und Elektrotherapie.

Hydrotherapie

530*	**Kalt- oder Heißpackung(en) oder heiße Rolle, je Sitzung**			
	1fach	1,8fach	2,5fach	1,0fach
35 Punkte	2,04 €	3,67 €	5,10 €	2,04 €

Wärmebehandlung

535*	**Heißluftbehandlung eines Körperteils (z. B. Kopf oder Arm)**			
	1fach	1,8fach	2,5fach	1,0fach
33 Punkte	1,92 €	3,46 €	4,81 €	1,92 €

536*	**Heißluftbehandlung mehrerer Körperteile (z. B. Rumpf oder Beine)**			
	1fach	1,8fach	2,5fach	1,0fach
51 Punkte	2,97 €	5,35 €	7,43 €	2,97 €

538*	**Infrarotbehandlung, je Sitzung**			
	1fach	1,8fach	2,5fach	1,0fach
40 Punkte	2,33 €	4,20 €	5,83 €	2,33 €

539*	**Ultraschallbehandlung**			
	1fach	1,8fach	2,5fach	1,0fach
44 Punkte	2,56 €	4,62 €	6,41 €	2,56 €

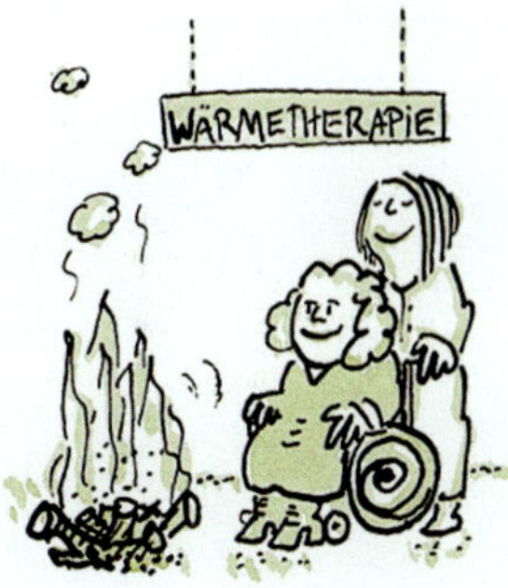

Elektrotherapie

548*	**Kurzwellen-, Mikrowellenbehandlung (Anwendung hochfrequenter Ströme)**			
	1fach	1,8fach	2,5fach	1,0fach
37 Punkte	2,16 €	3,88 €	5,39 €	2,16 €

549*	**Kurzwellen-, Mikrowellenbehandlung (Anwendung hochfrequenter Ströme) bei Behandlung verschiedener Körperregionen in einer Sitzung**			
	1fach	1,8fach	2,5fach	1,0fach
55 Punkte	3,21 €	5,77 €	8,01 €	3,21 €

551*	**Reizstrombehandlung (Anwendung niederfrequenter Ströme) – auch bei wechselweiser Anwendung verschiedener Impuls- oder Stromformen und ggf. unter Anwendung von Saugelektroden**			
	1fach	1,8fach	2,5fach	1,0fach
48 Punkte	2,80 €	5,04 €	6,99 €	3,64 €

BEISPIELE

1) Die Privatpatientin Petra Gerber kommt nach der Behandlung am ersten Behandlungstag (Untersuchung, Beratung, Medikamentenverordnung) erneut in die Praxis und erhält eine Mikrowellentherapie.

Datum	GOÄ-Nr.	Leistung	Steigerungssatz	Betrag in €
15.10.	5	sympt. Unters.	2,3	10,72
	1	Beratung	2,3	10,72
16.10.	1	Beratung	2,3	10,72
	~~548*~~	~~Mikrowelle~~	~~1,8~~	~~3,88~~

Der Arzt rechnet am zweiten Behandlungstag die Mikrowellenbehandlung mit reduziertem Gebührenrahmen ab. Außerdem kann er erneut die Ziffer 1 berechnen. Da Ziffer 1 aber nur einmal im Behandlungsfall zusammen mit Ziffern aus den Kapiteln C bis O abgerechnet werden darf, kann nur die höher bewertete Ziffer angerechnet werden. In diesem Fall wird die 548* gestrichen.

2) Der Hausarzt Dr. Klein macht am Mittwochvormittag einen Hausbesuch bei seinem 3,5 km entfernt wohnenden gehbehinderten Privatpatienten Friedrich Felder. Es ist der erste Arzt-Patienten-Kontakt im Behandlungsfall. Er berät ihn und untersucht den Stütz- und Bewegungsapparat vollständig. Anschließend erneuert er den Tape-Verband am linken Knie von Herrn Felder.

Datum	GOÄ-Nr.	Leistung	Steigerungssatz	Betrag in €
24.07.	50	Besuch	2,3	40,90
	7	Vollständige Untersuchung eines Organsystems	2,3	21,45
	207	Tape-Verband	2,3	13,41
	Wegegeld			6,64

Dr. Klein rechnet den Besuch mit dem Wegegeld sowie die vollständige Untersuchung und den Verband ab. Die Ziffer 50 für den Besuch enthält auch eine Beratung und eine symptombezogene Untersuchung. Da Ziffer 7 einen höheren Aufwand darstellt, ist sie neben der Ziffer 50 berechenbar.

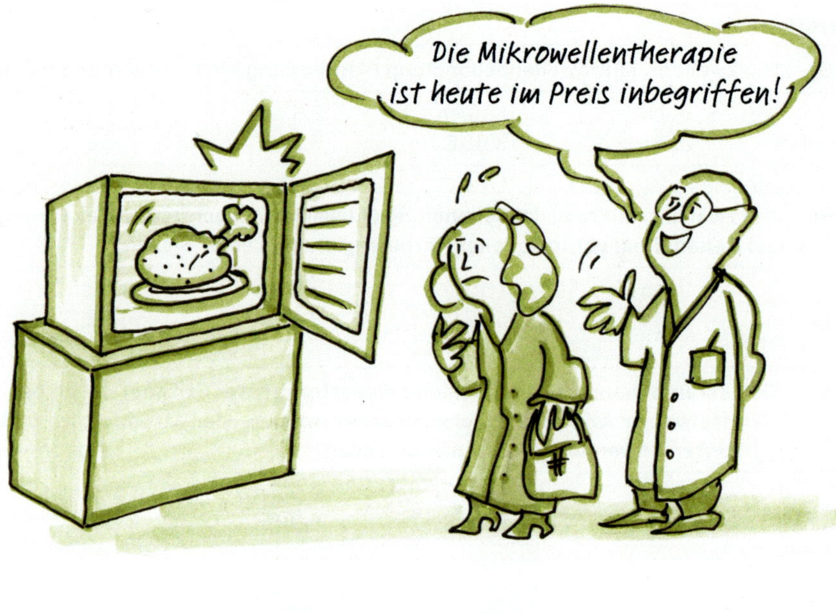

2.5 Verordnung von Arzneimitteln bei Privatpatienten (Privatrezept)

Zur medikamentösen Behandlung zu Hause verordnet der Arzt der Patientin Petra Gerber ein Schmerzmittel.

Arzneimittelverschreibungen für Privatpatienten werden nicht auf dem vertragsärztlichen Formular Muster 16 verordnet, sondern mittels Privatrezept. Neben Verschreibungen für Privatpatienten sind hierauf auch Verordnungen für gesetzlich Versicherte möglich, wenn diese ihre Versichertenkarte nicht vorlegen oder aber ein Arzneimittel verschrieben bekommen, dessen Kosten nicht von der gesetzlichen Krankenkasse getragen wird. Private Verordnungen für Kassenpatienten werden oft auch auf sog. „grünen" Rezepten verordnet. Diese Rezepte sind am Fuß des Formulars mit dem Hinweis versehen, dass der Patient das Rezept bei vielen gesetzlichen Krankenkassen zur Voll- oder Teilerstattung als Satzungsleistung einreichen kann.

Der Privatpatient bezahlt das verordnete Medikament in der Apotheke und lässt sich den Betrag von seiner privaten Krankenkasse erstatten.

Für das Privatrezept gibt es keine festen formalen Bestimmungen, weshalb es in jeder Praxis unterschiedlich gestaltet sein kann. Häufig ähnelt es aber Muster 16 und unterscheidet sich nur in der Farbe.

HINWEIS

Achtung: Privatrezepte müssen stets mit dem Privatarztstempel oder einem entsprechenden Aufdruck versehen werden. Mit einem Kassenarztstempel wird das Rezept zum Vertragsarztformular.

Das Privatrezept sollte folgende Informationen enthalten:

- Name, Geburtsdatum und Anschrift des Patienten
- Datum
- Rezept: Name des Arzneimittels, Darreichungsform, Packungsgröße
- Unterschrift des Arztes und Privatarztstempel

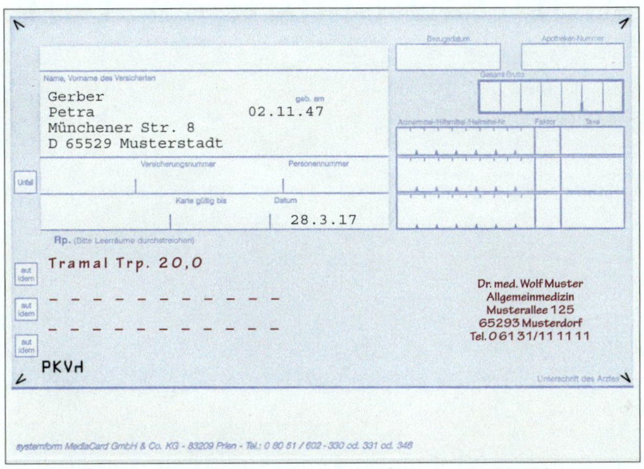
Bezugsdatum
Apotheken-Nummer
Gesamt-Brutto
Name, Vorname des Versicherten
Gerber
Petra
Münchener Str. 8
D 65529 Musterstadt
geb. am 02.11.47
Arzneimittel-/Hilfsmittel-/Heilmittel-Nr. | Faktor | Taxe
Unfall
Versicherungsnummer
Personennummer
Karte gültig bis
Datum 28.3.17
Rp. (Bitte Leerräume durchstreichen)
aut idem
Tramal Trp. 20,0
aut idem
\- - - - - - - - - - - -
aut idem
\- - - - - - - - - - - -
PKVH
Dr. med. Wolf Muster
Allgemeinmedizin
Musterallee 125
65293 Musterdorf
Tel. 06131/111111
Unterschrift des Arztes
systemform MediaCard GmbH & Co. KG - 83209 Prien - Tel.: 0 80 51 / 602 - 330 od. 331 od. 348

AUFGABEN

1 Unterscheiden Sie die Abrechnung von Verbänden nach EBM und nach GOÄ.

2 Notieren Sie die Abrechnungsziffern des Hausarztes und des Orthopäden für folgenden Privatpatienten: Der Patient Fabian Kerres kommt zum ersten Mal im Quartal mit Knieschmerzen in die Hausarztpraxis. Der Arzt untersucht und berät ihn und behandelt das Knie mit Reizstrom. Er überweist ihn zum Orthopäden, der ihn untersucht und dem Hausarzt einen Brief schreibt, in dem er die Diagnose mitteilt.

3 Welche Ziffern sind für die Privatpatientin Tina Alling (17 J.) abzurechnen? Frau Alling kommt mit einem verstauchten Fuß zum Orthopäden, den sie vor der Praxis antrifft, weil er gerade um 20:00 Uhr seine Sprechstunde beendet hat. Der Arzt untersucht und berät sie. Er legt einen Verband an.

4 Der Hausarzt Dr. Niehaus erhebt am 27.06. bei der Privatpatientin Carla Jansen wegen ihrer Arthritis einen Ganzkörperstatus. An den Tagen 28.06., 04.07. und 29.07. berät er sie jeweils telefonisch. Was rechnet der Arzt jeweils ab?

LF 5

Zwischenfällen vorbeugen und in Notfallsituationen Hilfe leisten

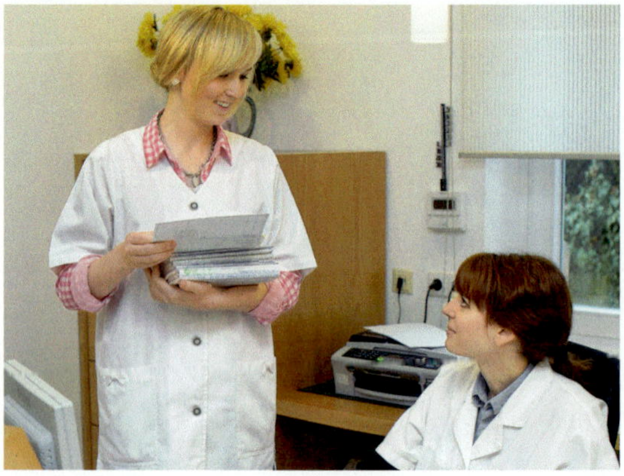

Am Wochenende war Dr. Klein wieder zum organisierten Notfalldienst eingeteilt – und nun übergibt er der MFA Clara Wolf einen Stapel Papier, damit sie die erbrachten Leistungen in der Abrechnung berücksichtigen kann. „Ach klar", meint die Auszubildende Serap, „dann kann ich das ja gleich in den Computer eingeben." Clara Wolf muss sie bremsen: „Nicht so voreilig, Notfall ist nicht gleich Notfall. Dr. Klein war am Freitag nach der Sprechstunde auch zu einem dringenden Besuch gerufen worden – dieser Notfall wird ganz anders abgerechnet als sein Dienst im organisierten Notfalldienst. Sieh dir z. B. diesen Notfall-/Vertretungsschein an, den er zur Abrechnung benutzt."

1 Abrechnung von Behandlungen in Notfallsituationen (EBM)

besondere Inanspruchnahme → LF 2, S. 68
Besuche → LF 2, S. 70

Bei ärztlichen Leistungen in Notfallsituationen kann der Arzt unter Beachtung der Ausschlüsse alle GOPs abrechnen, die auch sonst berechnet werden. Da die Behandlung in **Notfällen** häufig in besonderen Situationen und zu ungewöhnlichen Zeiten stattfindet, können oftmals GOPs zur **besonderen Inanspruchnahme** oder zu **Besuchen** angesetzt werden. Im EBM findet sich darüber hinaus ein eigenes Kapitel „Leistungen im Notfall und im organisierten ärztlichen Not(fall)dienst", das spezielle **Notfallpositionen** bereithält, die ggf. mit den anderen GOPs kombiniert werden können.

MERKE

Es ist wichtig zu unterscheiden, ob die ärztlichen Leistungen bei Notfällen im **regulären Sprechstundenbetrieb**, zu **besonderen Zeiten** oder aber im **organisierten Notfalldienst** erbracht werden.

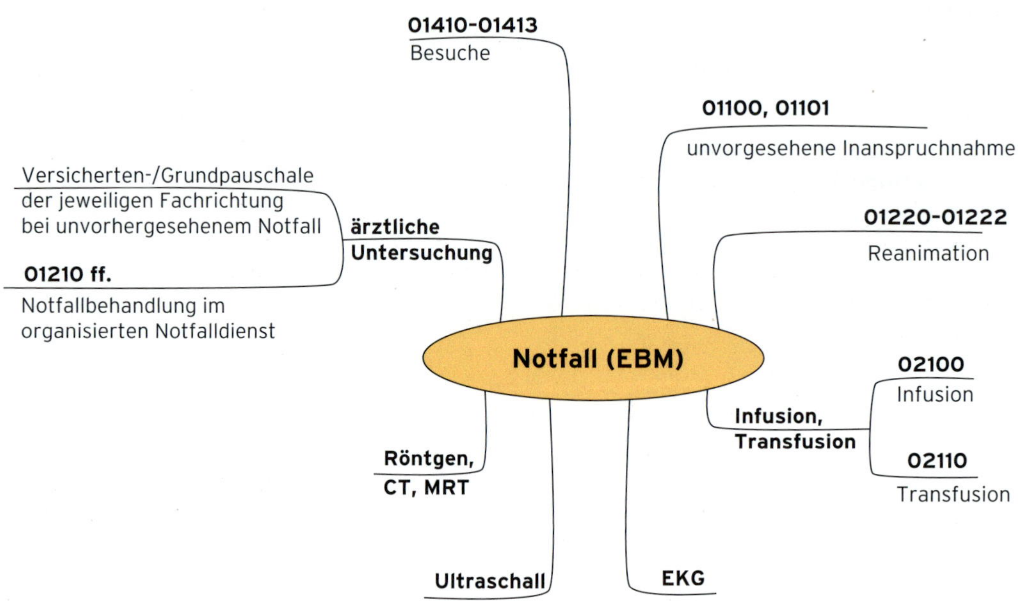

1.1 Notfallsituationen außerhalb des organisierten Notfalldienstes

Zwischenfälle während der Sprechstunde sind für die Abrechnung der ärztlichen Leistungen keine besonderen Fälle: Notfallleistungen wie die Untersuchung des Patienten oder die Messung von Blutdruck und Puls werden mit der **Versicherten-** bzw. der **Grundpauschale** der jeweiligen Fachrichtung abgerechnet. Die Berechnung weiterer Leistungen, die nicht in Anhang 1 des EBM genannt werden, ist darüber hinaus möglich.

Versichertenpauschale → LF 2, S. 57
Grundpauschale → LF 2, S. 57

03000	**Versichertenpauschale ...**

Wird der Arzt zu einem (dringenden) Besuch gerufen, sind zusätzlich die **Besuchspositionen** des EBM abrechenbar.

01410 - 01413	**Besuche ...**

Außerhalb der Sprechstundenzeiten oder am Wochenende ist außerhalb des organisierten ärztlichen Notfalldienstes die Berechnung der GOPs 01100 und 01101 für **unvorhergesehene Inanspruchnahme** möglich.

unvorhergesehene Inanspruchnahme → LF 2, S. 68

01100, 01101	**Unvorhergesehene Inanspruchnahme ...**

Der Hausarzt berechnet zu diesen Zeiten bei unvorgesehener Inanspruchnahme anstelle der GOP 03000 die **Versichertenpauschale 03030**.

Versichertenpauschale 03030 → LF 2, S. 63

BEISPIELE

Die Patientin Regina Meyer (53 Jahre) kommt zum ersten Mal in diesem Quartal mit akuter Atemnot in die Sprechstunde ihres Hausarztes. Der Arzt untersucht sie, diagnostiziert eine beginnende Pneumonie und verschreibt ein Medikament. In der Nacht sucht Frau Meyer um 00:45 Uhr wegen einer Verschlechterung ihrer Atemnot erneut telefonisch Rat.

1. Behandlungstag	03000 (Versichertenpauschale)
2. Behandlungstag, 00:45 Uhr	01101 (Unvorhergesehene Inanspruchnahme)

1.2 Leistungen im Notfall und im organisierten Notfalldienst

Aus den Berufsordnungen der Ärzte und dem Sicherstellungsauftrag der Kassenärztlichen Vereinigung ergibt sich die Verpflichtung der niedergelassenen Ärzte, eine Notfallversorgung auch in den sprechstundenfreien Zeiten aufrechtzuerhalten. Meist organisieren die Ärztekammer und die Kassenärztliche Vereinigung einen gemeinsamen Notfalldienst.

Für den **organisierten Notfalldienst** gelten besondere Regeln:

MERKE

Die Abrechnung im organisierten Notfalldienst erfolgt auf dem **Notfall-/Vertretungsschein (Muster 19)**.

Muster 19 → LF 5, S. 144

Für diesen organisierten Notfalldienst und weitere Notfallbehandlungen, in denen ein Arzt in Notfällen vertretungsweise Behandlungen übernimmt, nennt der EBM eigene **Notfallpauschalen** für den diensthabenden Notfallarzt. Für die Berechnung der Notfallpauschalen ist immer die Uhrzeit der Inanspruchnahme anzugeben.

01210	**Notfallpauschale im organisierten Not(-fall)dienst und Notfallpauschale für nicht an der vertragsärztlichen Versorgung teilnehmende Ärzte, Institute und Krankenhäuser**

- zwischen 07:00 und 19:00 Uhr (außer an Samstagen, gesetzlichen Feiertagen und am 24. und 31. Dezember)

Obligater Leistungsinhalt:
- Persönlicher Arzt-Patienten-Kontakt im organisierten Not(-fall)-dienst ...

Fakultativer Leistungsinhalt:
- in Anhang 1, Spalte GP, aufgeführte Leistungen

einmal im Behandlungsfall

01212	**Notfallpauschale II im organisierten Not(-fall)dienst und Notfallpauschale für nicht an der vertragsärztlichen Versorgung teilnehmende Ärzte ...**

- zwischen 19:00 und 07:00 Uhr sowie ganztägig an Samstagen, gesetzlichen Feiertagen und am 24. und 31. Dezember

Ärzte aller Fachrichtungen dürfen die Leistung nach den GOPs 01210 und 01212 abrechnen. Für diese Pauschalen ist keine Altersdifferenzierung der Patienten in der Abrechnung vorgesehen. Die gleichzeitige Abrechnung von Leistungen bei unvorhergesehener Inanspruchnahme (GOP 01100 und 01101) ist jedoch ausgeschlossen.

Besuche im organisierten Not(-fall)dienst werden immer mit der GOP 01418 abgerechnet, wobei stets die Uhrzeit mit anzugeben ist.

01418	**Besuch im organisierten Not(-fall)dienst**

Statt eines festen Wegegeldes werden die tatsächlich gefahrenen Kilometer auf dem Notfall-/Vertretungsschein mit einer Nachkommastelle links neben dem Stempelfeld eingetragen (z. B. 2,3 km).

Findet im selben Behandlungsfall mindestens ein weiterer persönlicher Arzt-Patienten-Kontakt außerhalb einer Notfallbehandlung bzw. außerhalb des organisierten Notfalldienstes statt, kann neben den GOPs 01210 und 01212 auch die jeweilige arztgruppenspezifische Versicherten- oder Grundpauschale abgerechnet werden.

Alle als fakultativer Leistungsinhalt angegebenen Teilleistungen sind von einer zusätzlichen Berechnung ausgeschlossen. Weitere Leistungen können nur dann abgerechnet werden, wenn sie im direkten Zusammenhang mit der Notfallversorgung stehen. Beratungs-, Gesprächs- und Erörterungsleistungen sind daher nicht berechnungsfähig.

Für **jeden weiteren Arzt-Patienten-Kontakt** im organisierten Notfalldienst kann der Arzt je nach Uhrzeit der Behandlung verschiedene Notfallkonsultationspauschalen berechnen.

01214	**Notfallkonsultationspauschale I im organisierten Not(fall)dienst und für nicht an der vertragsärztlichen Versorgung teilnehmende Ärzte ...**

Obligater Leistungsinhalt:
- Weiterer persönlicher oder anderer Arzt-Patienten-Kontakt ... im organisierten Not(fall)dienst ... außerhalb der in den Gebührenordnungspositionen 01216 und 01218 angegebenen Zeiten

je Arzt-Patienten-Kontakt

Es ist jedoch nicht möglich, die GOP 01214 in der gleichen Sitzung wie 01210 und 01212 zu berechnen. Gleiches gilt für die GOPs 01216 und 01218.

01216	**Notfallkonsultationspauschale II im organisierten Not(fall)dienst und für nicht an der vertragsärztlichen Versorgung teilnehmende Ärzte ...**

bei Inanspruchnahme
- zwischen 19:00 und 22:00 Uhr,
- an Samstagen, Sonntagen und gesetzlichen Feiertagen, am 24.12. und 31.12. zwischen 07:00 und 19:00 Uhr

Obligater Leistungsinhalt:
- weiterer persönlicher oder anderer Arzt-Patienten-Kontakt ...

je Arzt-Patienten-Kontakt

01218	**Notfallkonsultationspauschale III im organisierten Not(fall)dienst und für nicht an der vertragsärztlichen Versorgung teilnehmende Ärzte ...**

bei Inanspruchnahme
- zwischen 22:00 und 07:00 Uhr
- an Samstagen, Sonntagen und gesetzlichen Feiertagen, am 24.12. und 31.12. zwischen 19:00 und 07:00 Uhr

Obligater Leistungsinhalt:
- weiterer persönlicher oder anderer Arzt-Patienten-Kontakt ...

MERKE

Erster persönlicher Arzt-Patienten-Kontakt im organisierten Notfalldienst im Behandlungsfall	→	**GOP 01210 oder 01212** (je nach Tag in der Woche und Uhrzeit
Weitere persönliche oder andere Arzt-Patientenkontakte im organisierten Notfalldienst	→	**GOP 01214, 01216 oder 01218** (je nach Tag in der Woche und Uhrzeit)

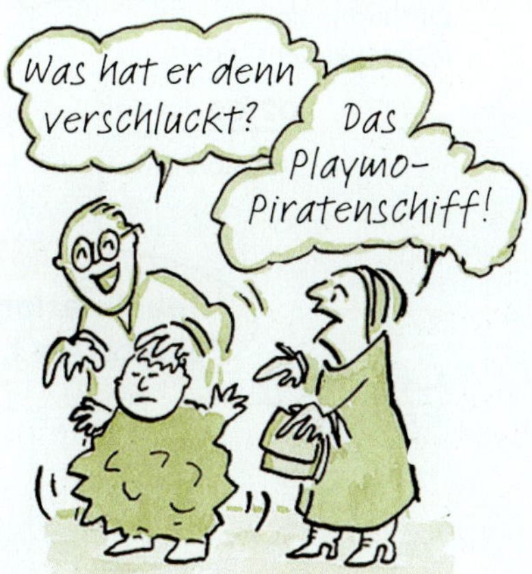

BEISPIELE

1) Am Samstag um 06:30 Uhr sucht Antonia Wege die ärztliche Notdienstzentrale auf. Um 13:00 Uhr erscheint sie zum zweiten Mal, da sie die ihr verordneten Tabletten nicht verträgt. Am Abend holt sie sich um 21:45 Uhr ein weiteres Mal telefonischen Rat.

1. Behandlungstag	01212 (06:30 Uhr) 01216 (13:30 Uhr) 01218 (21:45 Uhr)

2) Frau Amling, Mutter des dreijährigen Tim, ruft am Freitag um 18:30 Uhr den kinderärztlichen Notfalldienst an und bittet um telefonischen Rat, da das Kind Fieber und einen starken Hautausschlag hat. Der Kinderarzt beruhigt die Mutter und bittet sie am nächsten Tag mit ihrem Sohn in die reguläre Sprechstunde.

1. Behandlungstag	01214 (18:30 Uhr)
2. Behandlungstag	04000

3) Philipp Schnell lässt sich an diesem Mittwoch (17:00 Uhr) von seinem im ärztlichen Bereitschaftsdienst befindlichen Hausarzt behandeln, nachdem er sich am Montag in der Sprechstunde vorgestellt hatte.

2. Behandlungstag	01214 (17:00 Uhr)

1.3 Reanimation

Bei äußerst lebensbedrohlichen Notfällen mit einem Herz-Kreislaufstillstand wird der Arzt eine Herzmassage und eine künstliche Beatmung durchführen. Für die Abrechnung dieser Leistung sieht der EBM die Berechnung des Reanimationskomplexes und dessen Zuschläge für Beatmung und Defibrillation vor. Die Leistung kann sowohl in der regulären Sprechstunde als auch im organisierten Notfalldienst abgerechnet werden.

01220	Reanimationskomplex

Obligater Leistungsinhalt:
– künstliche Beatmung und/oder extrathorakale Herzmassage

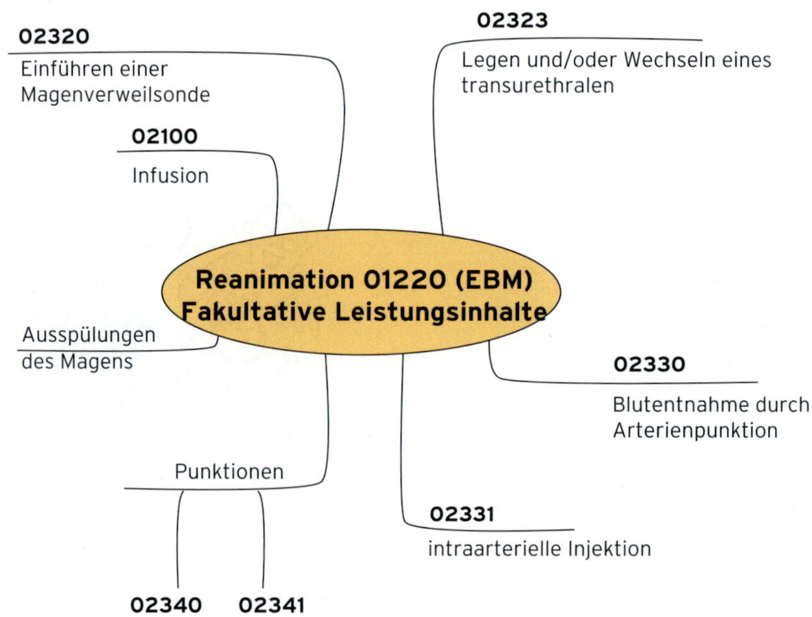

Hierbei ist zu beachten, dass der Komplex als fakultative Leistungsinhalte viele weitere Leistungen enthält, die daneben in gleicher Sitzung nicht zusätzlich berechnet werden können, z. B. Infusionen, Legen einer Magensonde oder eines Harnblasenkatheters, Magenspülung, intraarterielle Injektionen, unterschiedliche Punktionen.

Ist neben der Reanimation eine **Koniotomie** oder eine **endotracheale Intubation** notwendig, kann zusätzlich der Zuschlag 01221 abgerechnet werden, bei einer Defibrillation der Zuschlag 01222.

Koniotomie
Notfall-Luftröhrenschnitt zwischen Schild- und Ringknorpel

endotracheale Intubation
Einführung eines Tubus in die Trachea

01221	**Zuschlag zu der Gebührenordnungsposition 01220**
Obligater Leistungsinhalt: – Koniotomie und/oder – endotracheale Intubation	

Bei der Reanimation eines Neugeborenen unmittelbar nach der Geburt kann die GOP 01220 nur zusammen mit dem Zuschlag nach GOP 01221 abgerechnet werden.

01222	**Zuschlag zu der Gebührenordnungsposition 01220**
Obligater Leistungsinhalt: – Elektrodefibrillation(en) und/oder – Elektrostimulation(en) des Herzens	

1.4 Injektionen, Infusionen und Transfusionen

Notfallbehandlungen in der regulären Sprechstunde werden bei Hausärzten mit der Versichertenpauschale abgerechnet, zu der alle im EBM Anhang 1 in der Spalte „VP" gelisteten Leistungen gehören, auch **Injektionen**. Dagegen können von Ärzten aller Fachgebiete, also auch Hausärzten, **Infusionen** und **Transfusionen** im organisierten Notfalldienst im Zusammenhang mit den Notfall-GOPs 01210 bis 01219 zusätzlich berechnet werden.

02100	**Infusion**
Obligater Leistungsinhalt: Infusion – intravenös und/oder – in das Knochenmark und/oder – mittels Portsystem und/oder – intraarteriell Dauer mindestens 10 Minuten	

02110	**Erst-Transfusion**
Obligater Leistungsinhalt: – Transfusion der ersten Blutkonserve und/oder – Transfusion der ersten Blutpräparation und/oder – Transfusion von Frischblut	

BEISPIELE

Während ihres Notdienstes wird die Hausärztin Dr. Forch am Montag um 18:20 Uhr in ein Seniorenheim gerufen: Paul Wehr (78 Jahre) ist gestürzt und hat dabei das Bewusstsein verloren. Dr. Forch prüft die Vitalzeichen und legt eine Infusion. Weil sich der Zustand des Patienten bis zum Herzstillstand verschlechtert, beginnt die Ärztin mit der Reanimation, bis 20 Minuten später der Rettungswagen eintrifft und Herrn Wehr ins nächste Krankenhaus bringt.

1. Behandlungstag	01411 - tatsächlich gefahrene Kilometer 01210 (18:20 Uhr) 01220

Verweilen
→ LF 2, S. 73

Die Infusion kann nicht gesondert berechnet werden, weil sie fakultativer Bestandteil der GOP 01220 ist. Auch das Verweilen (GOP 01440) ist nicht berechenbar, weil es nur 20 Minuten beträgt und erst nach 30 Minuten berechnet werden kann.

1.5 Vertragsärztliche Formulare (2)

Bei Zwischen- und Notfällen werden in der Arztpraxis u. U. weitere vertragsärztliche Formulare benötigt: Notfälle und Behandlungen im organisierten Notfalldienst werden stets auf dem Notfall-/Vertretungsschein abgerechnet, schwer erkrankte Patienten müssen manchmal zur Behandlung ins Krankenhaus eingewiesen werden, wofür ggf. ein Krankentransport notwendig ist. Hierfür verwendet der Arzt die Verordnung von Krankenhausbehandlung (Muster 2) und die Verordnung einer Krankenbeförderung (Muster 4).

1.5.1 Notfall-/Vertretungsschein (Muster 19)

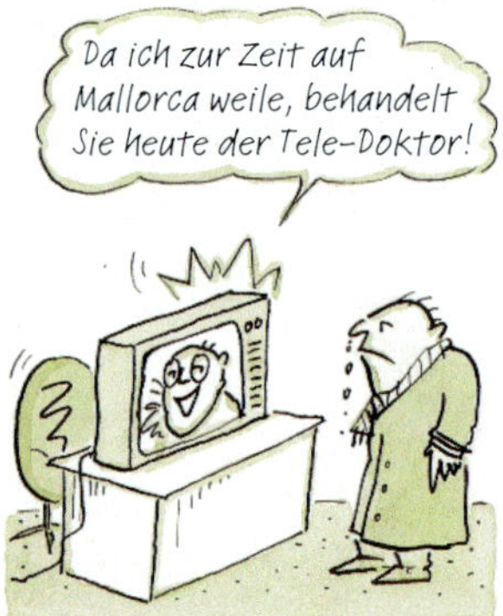
Da ich zur Zeit auf Mallorca weile, behandelt Sie heute der Tele-Doktor!

Der Notfall-/Vertretungsschein dient der Abrechnung von ärztlichen Leistungen in folgenden Fällen:

- im ärztlichen (organisierten) Notfalldienst,
- bei Urlaubs- und Krankheitsvertretungen
- im Notfall (Behandlung außerhalb des organisierten Notfalldienstes für Patienten anderer Ärzte)

Das Formular ist dreiteilig. Es wird im Durchschreibeverfahren ausgefüllt. Jeder Teil erfüllt einen eigenen Zweck:

- Teil 19a: Abrechnung mit der KV
- Teil 19b: Mitteilung an den weiterbehandelnden Arzt (wird dem Patienten mitgegeben)
- Teil 19c: zum Verbleib beim abrechnenden Arzt

Ersatzverfahren
→ LF 2, S. 30

1 Wie jedes vertragsärztliche Formular wird das Personalienfeld mittels Versichertenkarte ausgedruckt oder (sofern diese nicht verfügbar ist) im Ersatzverfahren handschriftlich ausgefüllt.

2 Wird ein Patient im organisierten Notfalldienst (Wochenende, Feiertage) behandelt, markiert man das Feld **ärztlicher Notfalldienst**.

3 Das Feld **Urlaubs- oder Krankheitsvertretung** wird angekreuzt, wenn der Arzt den Patienten für einen Kollegen behandelt.

4 Das Feld **Notfall** muss angekreuzt werden, wenn ein Patient notfallmäßig behandelt wird, der normalerweise nicht in der Behandlung dieses Arztes steht.

MERKE

Das Ankreuzen der Felder **ärztlicher Notfalldienst, Urlaubs- oder Krankheitsvertretung** und **Notfall** darf nicht vergessen werden, da fremde Patienten das Praxisbudget nicht belasten. Die Felder sind also wichtig für die spätere Abrechnung der Leistung.

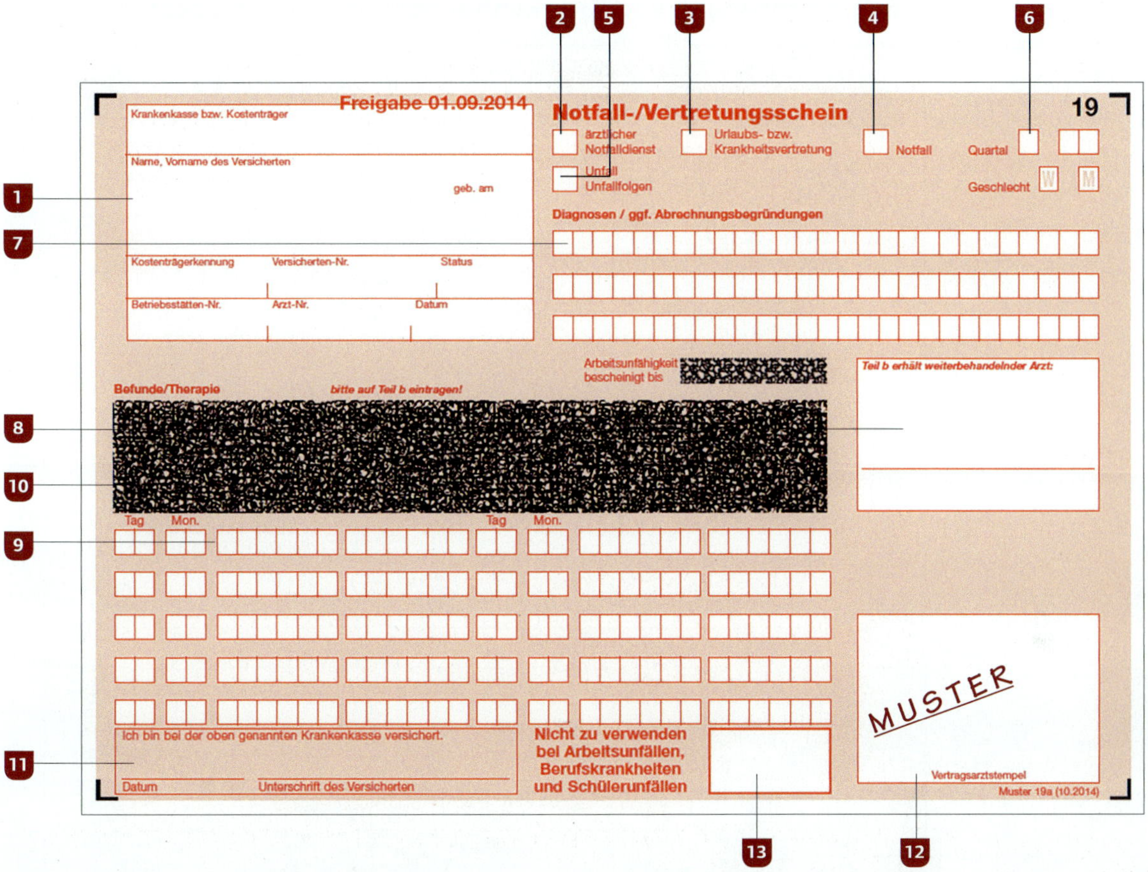

Abb. 1 Notfall-/Vertretungsschein (Muster 19)

5 Zusätzlich ist es bei einem privaten Unfall nötig, das Feld **Unfall/Unfallfolgen** zu markieren, nicht jedoch bei Arbeitsunfällen, Berufskrankheiten und Schülerunfällen.

6 Das geltende Quartal ist einzutragen.

7 Die **Diagnose** oder ggf. mehrere Diagnosen sind wie auf jedem Abrechnungsschein | ICD-10-verschlüsselt anzugeben.

ICD-10
→ LF 4, S. 114

8 Ist eine Weiterbehandlung erforderlich, wird der **weiterbehandelnde Arzt** eingetragen.

9 Bei manueller **Abrechnung** werden die Abrechnungsziffern neben dem Tagesdatum in die vorgesehenen Felder eingetragen.

10 Auf Blatt b und c trägt der Arzt Mitteilungen an den weiterbehandelnden Arzt ein (z. B. **Befund, Therapie**, Verordnungen sowie eine Arbeitsunfähigkeit); Blatt a ist hier aus Datenschutzgründen geschwärzt.

11 Mit **Datum** und **Unterschrift** bestätigt der Patient die Zugehörigkeit zur im Adressfeld angegebenen Krankenkasse.

12 **Vertragsarztstempel** des abrechnenden Arztes

13 Bei Hausbesuchen, die im organisierten Notfalldienst durchgeführt werden, werden die **gefahrenen Kilometer** mit einer Nachkommastelle eingetragen.

MERKE

Im organisierten Notfalldienst wird **keine Kilometerpauschale** abgerechnet: Der Arzt notiert die **gefahrenen Kilometer** von seinem Praxissitz bis zum Einsatzort und zurück.

1.5.2 Verordnung von Krankenhausbehandlung (Muster 2)

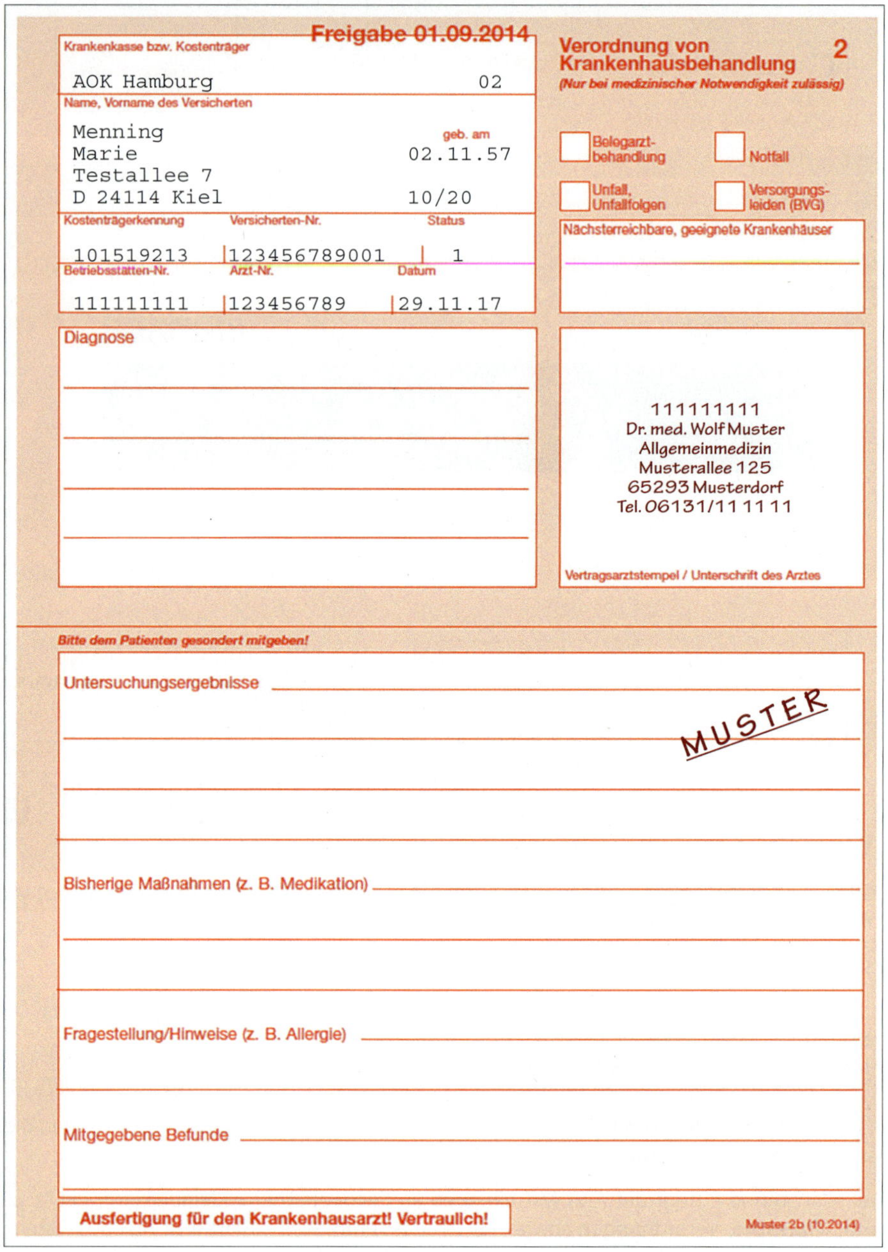

Freigabe 01.09.2014

Krankenkasse bzw. Kostenträger
AOK Hamburg 02

Name, Vorname des Versicherten
Menning
Marie
Testallee 7
D 24114 Kiel

geb. am
02.11.57
10/20

Kostenträgerkennung | Versicherten-Nr. | Status
101519213 | 123456789001 | 1

Betriebsstätten-Nr. | Arzt-Nr. | Datum
111111111 | 123456789 | 29.11.17

Verordnung von Krankenhausbehandlung 2
(Nur bei medizinischer Notwendigkeit zulässig)

Belegarztbehandlung
Notfall
Unfall, Unfallfolgen
Versorgungsleiden (BVG)

Nächsterreichbare, geeignete Krankenhäuser

Diagnose

111111111
Dr. med. Wolf Muster
Allgemeinmedizin
Musterallee 125
65293 Musterdorf
Tel. 06131/111111

Vertragsarztstempel / Unterschrift des Arztes

Bitte dem Patienten gesondert mitgeben!

Untersuchungsergebnisse

MUSTER

Bisherige Maßnahmen (z. B. Medikation)

Fragestellung/Hinweise (z. B. Allergie)

Mitgegebene Befunde

Ausfertigung für den Krankenhausarzt! Vertraulich!

Muster 2b (10.2014)

Abb. 1 Verordnung von Krankenhausbehandlung (Muster 2)

HINWEIS

Die Krankenhauseinweisungs-Richtlinie (KE-RL) des G-BA schreibt vor, dass der Arzt zuvor alle ambulanten Behandlungsangebote als Alternative in Erwägung gezogen haben muss.

Das Muster 2 besteht aus drei Blättern:

- Muster 2a für das Krankenhaus zur Abrechnung
- Muster 2b für den Krankenhausarzt
- Muster 2c zum Verbleib beim einweisenden Arzt

Nur bei **medizinischer Notwendigkeit** kann eine Verordnung von Krankenhausbehandlung erfolgen. Diese Notwendigkeit muss entweder aus der angegebenen Diagnose klar ersichtlich sein (z. B. akute Appendizitis) oder genau begründet werden.
In bestimmten Fällen ist die Verordnung von Krankenhausbehandlung von der zuständigen Krankenkasse zu genehmigen: Der Patient erhält den Teil 2a der Verordnung und legt ihn seiner Krankenkasse vor. Deren **Genehmigung** erfolgt auf der Rückseite des Formulars. Die Genehmigungspflicht entfällt in Notfällen und bei Entbindungen.

Beim Ausfüllen der Verordnung von Krankenhausbehandlung sind folgende Besonderheiten zu beachten:
- Das Personalienfeld wird mit der Versichertenkarte ausgefüllt.
- **Belegarztbehandlung** ist anzukreuzen, wenn die Krankenhausbehandlung durch einen Belegarzt auf seiner Station erfolgt.
- Wenn die Krankenhausbehandlung sofort und dringend erforderlich ist, muss **Notfall** angekreuzt werden.
- **Unfall** ist zu markieren bei privaten Unfällen oder Folgen eines privaten Unfalls.
- Bei Patienten mit vom Versorgungsamt anerkannten Leiden wird zusätzlich **Versorgungsleiden (BVG)** angekreuzt.
- In das Feld **Krankenhäuser** trägt man zwei nahe liegende Krankenhäuser ein, in denen die entsprechende Leistung durchgeführt werden kann.

1.5.3 Verordnung einer Krankenbeförderung (Muster 4)

Eine **Krankenbeförderung** muss verordnet werden, da diese immer von der Krankenkasse zu genehmigen ist. Der Vertragsarzt muss also die Verordnung vor der Beförderung ausstellen. Ausnahme: In Notfällen kann er nachträglich verordnen, eine Genehmigung muss dann nicht eingeholt werden. In jedem Fall muss die Fahrt medizinisch notwendig sein.

HINWEIS

Ein **Notfall** liegt für die Verordnung von Krankenbeförderung vor, wenn sich der Patient in Lebensgefahr befindet oder wenn schwere gesundheitliche Schäden zu befürchten sind, falls er nicht unverzüglich die erforderliche medizinische Versorgung erhält.

1 Das **Personalienfeld** ist mit Hilfe der Versichertenkarte auszufüllen und die Felder **gebührenfrei** oder **gebührenpflichtig** sind hinsichtlich der | Zuzahlung anzukreuzen.
2 Die Felder **Unfall**, **Arbeitsunfall**, **Versorgungsleiden, sonstiger Schaden** sind entsprechend zu kennzeichnen.

Zuzahlung
→ LF 2, S. 32

Das Formular untergliedert sich in zwei Teile:
- in Angaben zur Hauptleistung, in deren Zusammenhang die Krankenbeförderung notwendig ist und
- in Angaben zum Beförderungsmittel.

3 Für die Hauptleistung ist in **Krankenhaus (A), ambulante Operation (B)** oder **ambulante Behandlung (C)** zu unterscheiden und muss entsprechend den Inhalten ausgefüllt werden.
4 Bei der von der Krankenkasse zu genehmigenden ambulanten Behandlung ist zu kennzeichnen, ob es sich um eine Leistung in der Praxis eines Vertragsarztes handelt oder um eine Krankenhausbehandlung. Für diese Behandlungen werden in der Regel sogenannte **Krankenfahrten** verordnet:

MERKE

Krankenfahrten sind Fahrten mit öffentlichen Verkehrsmitteln, privaten Kraftfahrzeugen, Mietwagen (auch Wagen mit behindertengerechter Einrichtung zur Beförderung von Rollstuhlfahrern) oder Taxis.

Nur Krankenfahrten mit Begründung können genehmigt werden, da die Kassen die Kosten von Fahrten zu einer ambulanten Behandlung nur in Ausnahmefällen übernehmen. Hierzu müssen folgende Felder ausgefüllt werden:
5 Hochfrequente Behandlung, z. B. bei Dialysepatienten, parenteraler antineoplastischer Arzneimitteltherapie bzw. onkologischer Chemotherapie oder Strahlentherapie sowie vergleichbaren Ausnahmefällen.
6 Dauerhafte Mobilitätseinschränkung: Hier sind die Merkzeichen aG (außergewöhnliche Gehbehinderung), Bl (Blindheit), H (Hilflosigkeit) dem Schwerbehindertenausweis sowie die Pflegegrade 3, 4 oder 5 dem Einstufungsbescheid gemäß SGB XI (Pflegeversicherung) zu entnehmen. Ein vergleichbarer Grund kann z. B. eine akute Gehbehinderung nach Fraktur sein. Hierfür ist die Diagnose ICD-10-verschlüsselt zu vermerken.
7 Unter **Beförderungsmittel** ist das benötigte geeignete Beförderungsmittel zu kennzeichnen.
8 Angaben zur erforderlichen **medizinisch-technische Ausstattung** und
9 der Beförderungsweg **von – nach** sind anzukreuzen.
10 Muss ein Arzt oder Pfleger den Transport zur notärztlichen/fachlichen Betreuung oder Trageleistungen begleiten, sind Angaben zur **medizinisch-fachliche Betreuung** zu machen.

HINWEIS

„Andere Beförderungsmittel" sind z. B. Fahrzeuge mit behindertengerechter Ausstattung.

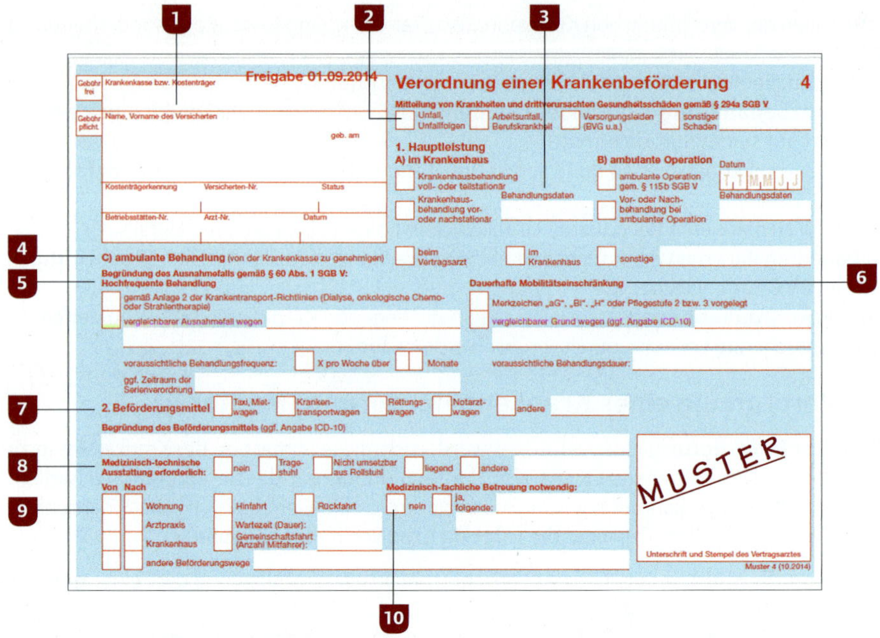

Abb. 1 Verordnung einer Krankenbeförderung (Muster 4)

Die Rückseite des Formulars dient der Genehmigung des Krankentransportes durch die Krankenkasse und der Empfangsbestätigung durch den Versicherten.

AUFGABEN

1 Rechnen Sie die Behandlung der AOK-Patientin Erika Luzzi (59 Jahre) ab: Sie wird außerhalb des ärztlichen Notdienstes um 21:00 Uhr von ihrem Ehemann zu ihrem hausärztlichen Internisten Dr. Klose gebracht, da sie unter starken Schmerzen im Brustbereich, Atemnot und Schwindelgefühl leide. Der Arzt untersucht die Patientin, schreibt ein EKG und verabreicht eine intravenöse Injektion. Alle Befunde liegen im Normbereich. Der Arzt bestellt sie für den Folgetag in die Sprechstunde.

2 Rechnen Sie ab: Um 05:00 Uhr wird die Allgemeinmedizinerin Dr. Gray im Rahmen des organisierten Notdienstes zu einem bewusstlosen Patienten in dessen Wohnung gerufen. Die Ärztin legt bei dem Patienten Bertold Lach eine Infusion, jedoch verschlechtert sich sein Zustand dann zunehmend, bis hin zu einem Herzstillstand. Die Ärztin führt nun eine Reanimation durch, bis der Rettungswagen 15 Minuten später erscheint. Sie begleitet ihn in die Klinik. Der Patient ist bei der TK versichert.

3 Geben Sie an, in wie viele Teile der Notfall-/Vertretungsschein gegliedert ist. Für wen ist welcher Teil bestimmt?

4 Begründen Sie, weshalb das Ankreuzen der Felder „ärztlicher Notfalldienst", „Urlaubs- und Krankheitsvertretung" sowie „Notfall" auf dem Notfall-/Vertretungsschein für die Abrechnung in der Praxis wichtig ist.

5 Der Patient bekommt eine Verordnung von Krankenhausbehandlung ausgehändigt. Was muss er veranlassen, wenn er nicht als Notfall eingewiesen wird? Wozu ist dieser Schritt notwendig?

6 Geben Sie an, in welche Teile sich die Verordnung von Krankenbeförderung untergliedert und welche Angaben hier jeweils zu machen sind.

2 Abrechnung von Behandlungen in Notfallsituationen (GOÄ)

Für die Abrechnung von Behandlungen in Notfallsituationen gibt es in der GOÄ kein eigenständiges Kapitel. Alle in den Gebührenordnungen vorhandenen Ziffern sind auch für Notfallbehandlungen abrechenbar.

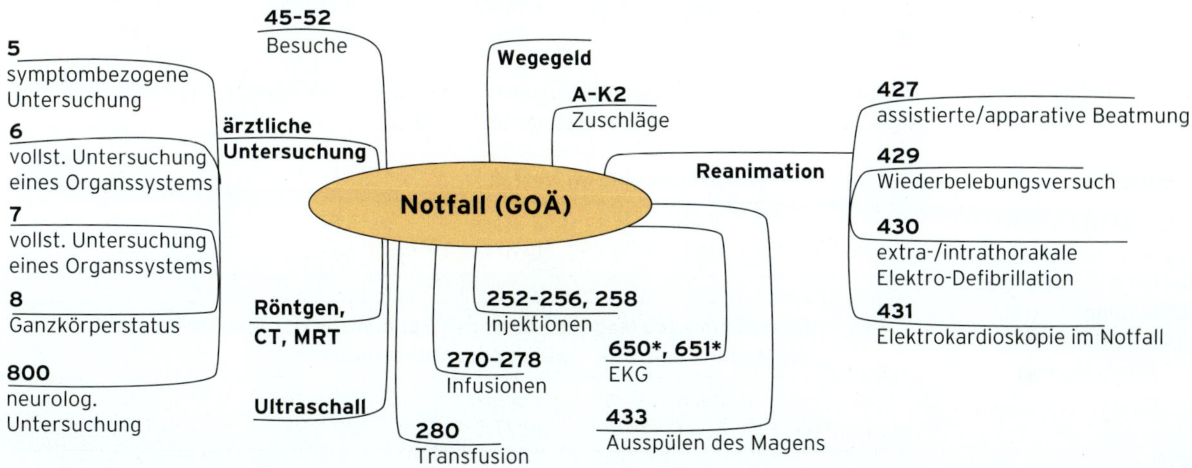

2.1 Grundleistungen

Für die **Untersuchung** von Patienten in Notfällen stehen folgende **Ziffern** zur Verfügung:
- 5 Symptombezogene Untersuchung
- 6 Vollständige Untersuchung eines Organsystems
- 7 Vollständige Untersuchung eines Organsystems
- 8 Ganzkörperstatus

Untersuchung → LF 2, S. 90

HINWEIS

Auch die Beratungsziffern 1, 3 und 4 können natürlich angerechnet werden.

Sie können mit den Ziffern für alle zusätzlich anfallenden Leistungen abgerechnet werden. Außerdem ist eine **neurologische Untersuchung** (Ziffer 800) berechenbar.

Wird die Leistung bei Besuchen erbracht, können zusätzlich die entsprechenden **Besuchsziffern** und das **Wegegeld** berechnet werden. Bei Behandlungen zu besonderen Zeiten oder bei der Behandlung von Kindern werden **Zuschläge** hinzugerechnet.

Besuche → LF 2, S. 92
Wegegeld → LF 2, S. 83
Zuschläge → LF 2, S. 93

2.2 Reanimation und andere intensivmedizinische Leistungen

Die intensivmedizinische Behandlung von Patienten ist nach GOÄ nicht zu einer umfangreichen Reanimationspauschale zusammengefasst, sondern besteht aus Einzelleistungen. Diese sind in Abschnitt C VII, „Intensivmedizinische und sonstige Leistungen" zu finden, z. B.:

427	**Assistierte und/oder kontrollierte apparative Beatmung durch Saug-Druck-Verfahren bei vitaler Indikation, bis zu 12 Stunden Dauer**			
	1fach	2,3fach	3,5fach	1,2fach
150 Punkte	8,74 €	20,11 €	30,60 €	10,49 €

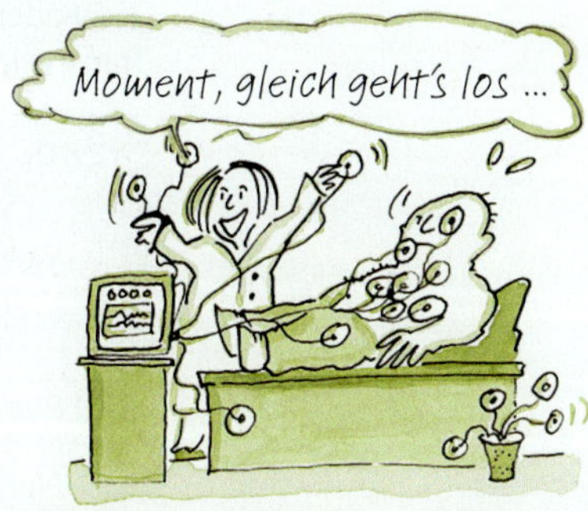

429	**Wiederbelebungsversuch – einschließlich künstlicher Beatmung und extrathorakaler indirekter Herzmassage, ggf. einschließlich Intubation**			
	1fach	2,3fach	3,5fach	1,2fach
400 Punkte	23,31 €	53,62 €	81,60 €	27,98 €

430	**Extra- oder intrathorakale Elektro-Defibrillation und/oder -Stimulation des Herzens**			
	1fach	2,3fach	3,5fach	1,2fach
400 Punkte	23,31 €	53,62 €	81,60 €	27,98 €

Die Ziffer 430 ist auch bei mehrfachen Stromstößen nur einmal berechnungsfähig, wenn sie in engem zeitlichem Zusammenhang ausgeführt werden.

HINWEIS

Eine Elektrokardioskopie ist die nur im Notfall abrechenbare fortlaufende Betrachtung der EKG-Kurve auf einem Monitor.

431	**Elektrokardioskopie im Notfall**			
	1fach	2,3fach	3,5fach	1,2fach
100 Punkte	5,83 €	13,41 €	20,40 €	6,99 €

433	**Ausspülung des Magens – auch mit Sondierung der Speiseröhre und des Magens und/oder Spülung des Duodenums**			
	1fach	2,3fach	3,5fach	1,2fach
140 Punkte	8,16 €	18,77 €	28,56 €	9,79 €

Die Ziffer 433 kann bei Vergiftungen und als Notfallmaßnahme berechnet werden, jedoch nicht als begleitende Maßnahme, z. B. bei Anästhesien.

650*	**Elektrokardiografische Untersuchung zur Feststellung einer Rhythmusstörung und/oder zur Verlaufkontrolle – ggf. als Notfall-EKG**			
	1fach	2,3fach	3,5fach	1,0fach
152 Punkte	8,86 €	15,95 €	22,15 €	8,86 €

651*	**Elektrokardiografische Untersuchung in Ruhe – auch ggf. nach Belastung – mit Extremitäten- und Brustwandableitungen (mindestens 9 Ableitungen)**			
	1fach	2,3fach	3,5fach	1,0fach
253 Punkte	14,75 €	26,54 €	36,87 €	14,75 €

Bei der Abrechnung nach GOÄ können in Notfällen weitere Einzelleistungen berechnet werden, die nach dem EBM unter die fakultativen Leistungsinhalte der Reanimationspauschale fallen: **Injektionen** (Ziffern 252, 253, 254, 255, 256, 258); **Infusionen** (Ziffern 270–278), z. B. eine Dauertropfinfusion (Ziffer 274), die Einführung einer **Magenverweilsonde** (Ziffer 670), die Anlegung einer perkutanen **Harnblasenfistel** durch Punktion (Ziffer 1795), die **Katheterisierung der Harnblase** beim Mann (Ziffer 1728) oder bei der Frau (Ziffer 1730), die **Spülung der Harnblase** und/oder Instillation von Medikamenten (Ziffer 1729 beim Mann, Ziffer 1731 bei der Frau) oder die **Blutentnahme** mittels Spritze oder Kanüle aus der Vene (Ziffer 250) oder der Arterie (Ziffer 251).
Transfusionen können mit Ziffer 280 berechnet werden:

280	**Transfusion der ersten Blutkonserve (auch Frischblut) oder des ersten Blutbestandteilpräparats – einschließlich Identitätssicherung im ABO-System (Bedside-Test) und Dokumentation der Konserven- bzw. Chargennummer**			
	1fach	2,3fach	3,5fach	1,2fach
330 Punkte	19,23 €	44,24 €	67,32 €	23,08 €

BEISPIEL

Der Hausarzt Dr. Klein wird während der Sprechstunde zu einem dringenden Besuch bei seinem 2,8 km entfernt wohnenden Patienten Jacek Kaschubowski gerufen, bei dem der Verdacht auf einen Herzinfarkt besteht. Der Arzt untersucht ihn, führt ein Notfall-EKG durch und verabreicht eine intravenöse Injektion. Der Rettungswagen bringt den Patienten ins Krankenhaus.

Datum	GOÄ-Nr.	Leistung	Steigerungssatz	Betrag in €
23.05.	50	Besuch	2,3fach	42,90
	E	Zuschlag	1fach	9,33
	Wegegeld			6,64
	7	Untersuchung Brustorgane	2,3fach	32,64
	650*	Notfall-EKG	1,8fach	15,95
	253	Injektion i.v.	2,3fach	9,38

AUFGABEN

1 Rechnen Sie die Behandlung der Privatpatientin Karin Fritz (59 Jahre) ab: Sie wird um 21:00 Uhr von ihrem Ehemann zu ihrem hausärztlichen Internisten Dr. Klose gebracht, da sie unter starken Schmerzen im Brustbereich, Atemnot und Schwindelgefühl leide. Der Arzt untersucht die Patientin, schreibt ein EKG und verabreicht eine intravenöse Injektion. Alle Befunde liegen im Normbereich. Der Arzt bestellt sie für den Folgetag in die Sprechstunde.

2 Der Kinderarzt Dr. Fischler wird um 00:30 Uhr zur 3 km entfernt wohnenden zweijährigen Laura Mebert gerufen, die unter großer Atemnot leidet. Nach der Untersuchung der Patientin legt er zur Stabilisierung des Kreislaufs eine Infusion. Bis zum Eintreffen des Rettungswagens verweilt der Arzt zehn Minuten bei der Patientin und begleitet sie in die Klinik. Laura Mebert ist privat versichert.

2.3 Todesfeststellung (GOÄ)

Die Untersuchung eines Toten, die Feststellung des Todes und die Ausstellung des Leichenschauscheines werden immer nach GOÄ abgerechnet.Dies auch, wenn die Person, solange sie lebte, gesetzlich krankenversichert war. Mit dem Tod erlischt die Leistungspflicht der GKV.
Die zusätzliche Abrechnung eines Besuchs nach GOÄ (Privatpatient) bzw. EBM (GKV-Patient) mit den entsprechenden Wegegeldern/Zuschlägen (GOÄ) bzw. Wegepauschalen (EBM) ist dann möglich, wenn zum Zeitpunkt des Anrufs beim Arzt nicht zweifelsfrei feststand, dass der Tod des Patienten bereits eingetreten war (nach: Wezel/Liebold, Kommentar zu EBM und GOÄ, Asgard Verlag).

100	**Untersuchung eines Toten – einschließlich Feststellung des Todes und Ausstellung des Leichenschauscheines**			
	1fach	2,3fach	3,5fach	1,2fach
250 Punkte	14,57 €	33,52 €	51,00 €	17,49 €

LF 6

Waren beschaffen und verwalten

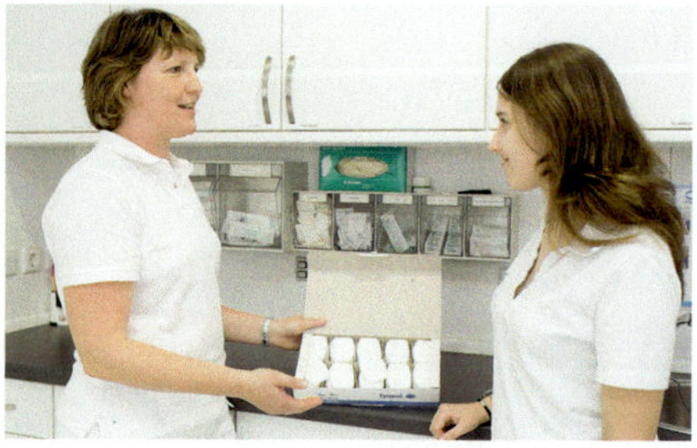

„Wir müssen uns um die Bestellungen für den Sprechstundenbedarf kümmern, die Einmalhandschuhe sind fast alle", merkt die auszubildende MFA Vicky Bohn in der morgendlichen Besprechung in der Praxis an. Die MFA Petra Schiller korrigiert sie lächelnd: „Leider gehören die Einmalhandschuhe nicht zu den Artikeln, für die die Sprechstundenbedarfsvereinbarung gilt, aber du hast trotzdem Recht: Das Ende des letzten Monats vom Quartal naht und wir müssen die Verordnungen für den Sprechstundenbedarf vorbereiten."

1 Was ist Sprechstundenbedarf?

Die Sprechstundenbedarfsvereinbarung finden Sie z. B. unter www.kvhessen.de www.kvno.de

Die Verordnung von Sprechstundenbedarf ist vertraglich in den Gesamtverträgen zwischen den Kassenärztlichen Vereinigungen der Länder und den Landesverbänden der Krankenkassen geregelt. Unter **Sprechstundenbedarf (SSB)** versteht man Mittel (Arznei- und Verbandmittel sowie diagnostische und therapeutische Hilfsmittel), die

- ihrer Art nach bei mehr als einem Versicherten der GKV angewendet werden,
- bei Notfällen benötigt werden und
- im Zusammenhang mit einem ärztlichen Eingriff bei mehr als einem Patienten zur Verfügung stehen müssen.

Auch Impfstoffe nach den Empfehlungen der STIKO zählen zu den Arzneimitteln und zum Sprechstundenbedarf.
Alle Mittel, die nur für einen Patienten bestimmt sind, stellen in der Regel keinen Sprechstundenbedarf dar. Sie sind daher mit Angabe der zuständigen Krankenkasse auf den Namen des Versicherten zu verordnen. Werden solche Mittel für den betreffenden Patienten nicht mehr benötigt und verbleiben sie in der Praxis, können sie dem Sprechstundenbedarf zugeführt werden.

Verordneter Sprechstundenbedarf kann nur im Rahmen der ambulanten Behandlung verwendet werden. Die Verwendung des Sprechstundenbedarfs ist bei stationärer Behandlung und bei belegärztlicher Behandlung nicht zulässig.

In jedem Bundesland gibt es ein oder zwei bestimmte Kostenträger, die die Erstattung der Verordnungskosten zunächst übernehmen und anschließend die Kosten unter allen beteiligten Kostenträgern nach der prozentualen Anzahl der Versicherten aufteilen. So wird z. B. in Hessen auf der Verordnung als Kostenträger die AOK Hessen eingetragen und im KV-Bereich Nordrhein die dortige KV selbst. Diese rechnen dann mit den Krankenkassen ab.
An der **Kostenerstattung des Sprechstundenbedarfs** sind folgende Kostenträger beteiligt bzw. nicht beteiligt:

Sprechstundenbedarf: Erstattung der Verordnungskosten

beteiligt

Primärkassen
Ersatzkassen
Bundeswehr
Bundespolizei
Sozialämter (mit eGK)

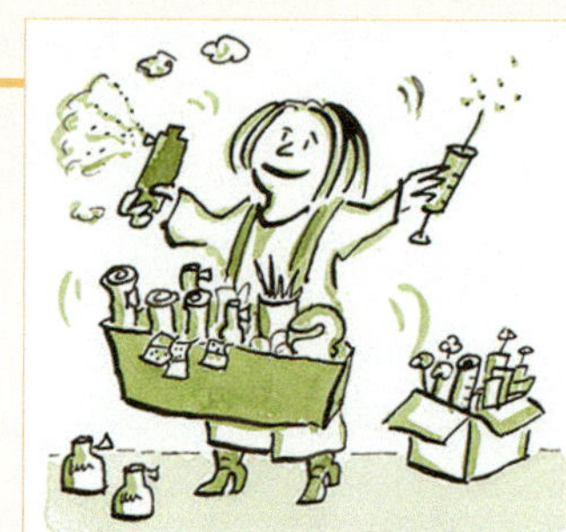

nicht beteiligt

Privatpatienten
Postbeamtengruppe A
Freie Arzt- und Medizinkasse (FAMK)
Sozialämter (mit Behandlungsschein)
Berufsgenossenschaften
Unfallversicherungsträger der öffentlichen Hand

Bei Patienten der nicht beteiligten Kostenträger erfolgt die Verordnung von Sprechstundenbedarf auf den Namen des Patienten zulasten des jeweiligen Kostenträgers.

- **Privatpatienten:** Da es für Privatpatienten keine Sprechstundenbedarfsvereinbarung gibt, müssen entsprechende Artikel auf deren Namen rezeptiert oder ihnen die Kosten mit einer Privatliquidation nach § 10 GOÄ als Auslage berechnet werden. Die Anschaffungskosten für diese Artikel trägt der Praxisinhaber zunächst selbst.
- **Patienten nach einem Arbeits- oder Wegeunfall:** Die Beschaffung und Finanzierung von Artikeln des Sprechstundenbedarfs übernimmt zunächst der Praxisinhaber. Er rechnet die Kosten nach deren Verwendung in der Regel auf dem Formular F 1050 (Ärztliche Unfallmeldung) für den damit behandelten Patienten nach dem Berufsgenossenschaftlichen Nebenkostentarif (BG-NT) mit dem Unfallversicherungsträger ab.

2 Produkte des Sprechstundenbedarfs

Der Sprechstundenbedarf untergliedert sich in apothekenpflichtige (bzw. verschreibungspflichtige) Arzneimittel und in Materialien und Hilfsmittel.
Die einzelnen Produkte werden in den Listen der jeweiligen Sprechstundenbedarfsvereinbarungen in unterschiedliche Kategorien eingeteilt. Die einzelnen Bestimmungen hierzu variieren jedoch in den verschiedenen Vereinbarungen und für die einzelnen ärztlichen Fachrichtungen.

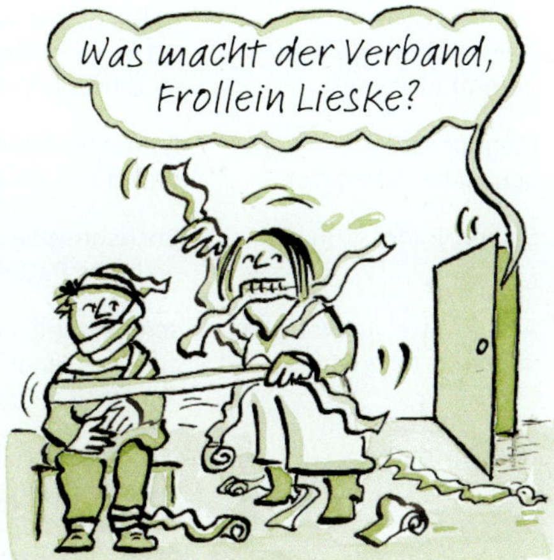

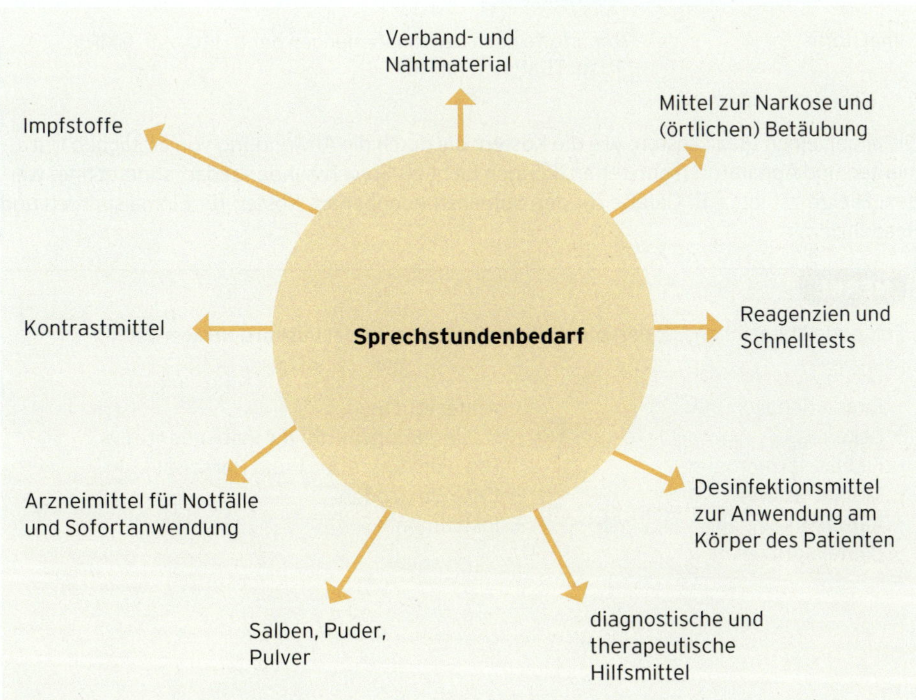

Die Bestimmungen ändern sich häufig und sind bei der zuständigen KV zu erfragen. Daher kann die folgende Tabelle nur gängige Beispiele angeben.

Sprechstundenbedarf	
Kategorie Sprechstundenbedarf	**Beispiele**
Verband- und Nahtmaterial	elastische Binden, Gipsbinden, Heftpflaster, Kompressen (steril und unsteril), Mullbinden, Mulltupfer (steril und unsteril), Nahtmaterial (auch atraumatisch), Polsterwatte, Salbenkompressen, Verbandklammern, Verbandwatte, Zellstofftupfer, Zinkleimbinden
Mittel zur Narkose und (örtlichen) Betäubung	Inhalationsnarkotika, Mittel zur Lokal- und Leitungsanästhesie, Mittel zur i. v. und rektalen Narkoseeinleitung
Reagenzien und Schnelltests	Teststreifen für den Nachweis von Eiweiß, Zucker und pH-Wert im Urin (sofern für die Untersuchungen nach dem EBM kein Honorar berechnungsfähig ist)
Desinfektionsmittel zur Anwendung am Körper des Patienten	jodhaltige und ähnliche Desinfektionsmittel, Isopropylalkohol 70 %, sterilisierte Alkoholtupfer, Wundbenzin, Wasserstoffperoxidlösung 3%ig
Diagnostische und therapeutische Hilfsmittel	Einmalbiopsienadeln, Einmalinfusionskatheter, Einmalpunktionsnadeln, Holzspatel, Knochenschrauben, Paukenröhrchen
Salben, Puder, Pulver	Cortisonsalben, Wundbrandsalben, Antimykotikasalben (für mehrere Patienten; in möglichst großen Handelspackungen)
Arzneimittel für Notfälle und Sofortanwendung	schmerzstillende, krampflösende und beruhigende Mittel, Mittel zur Überwindung eines lebensbedrohlichen Zustandes, wie z. B. Analeptika, Antiasthmatika, Mittel zur Blutstillung
Kontrastmittel	nur Sprechstundenbedarf, wenn sie nicht mit einer Gebühr für die Untersuchung abgegolten werden und wenn sie nach einmaliger Anwendung verbraucht sind (z. B. Mittel auf Bariumbasis für die Doppelkontrastuntersuchung bei Magen-Darm-Untersuchungen)
Impfstoffe	Impfstoffe nach den Empfehlungen der STIKO, z. B. MMRV, Tdap, TDaP-IPV-Hib-HB

Die allgemeinen Praxiskosten, wie die Kosten, die durch die Anwendung von ärztlichen Instrumenten und Apparaturen entstehen, können nicht als Sprechstundenbedarf abgerechnet werden. Hierzu zählen z. B. Gefäße für den Sprechstundenbedarf, Kosten für Einmalspritzen und Reagenzien.

MERKE

Folgende Materialien können **nie** als Sprechstundenbedarf **verordnet** werden (Beispiele):

- Einmalhandschuhe
- Laken
- Fieberthermometer
- Einmalrasierer
- Kanülen
- Einmalspritzen
- Abdecktücher
- Desinfektionsmittel für Instrumente/ Praxisinventar, Arzt und Personal
- EKG-Elektroden
- Instrumente

3 Verordnung von Sprechstundenbedarf

Die Verordnung von Sprechstundenbedarf erfolgt **einmal im Quartal** als **Ersatz** für verbrauchte Materialien. Die Kosten der Erstausstattung einer neuen Praxis mit Materialien des Sprechstundenbedarfs trägt daher der Vertragsarzt selbst.
In der Regel muss möglichst zwischen dem 10. und dem 20. des letzten Monats im Quartal der Sprechstundenbedarf bestellt sein. Dies gilt nicht für Impfstoffe, die jederzeit nach Bedarf verordnet werden können. Außer den apothekenpflichtigen Medikamenten sollte das Sprechstundenmaterial möglichst über den Großhandel bezogen werden.

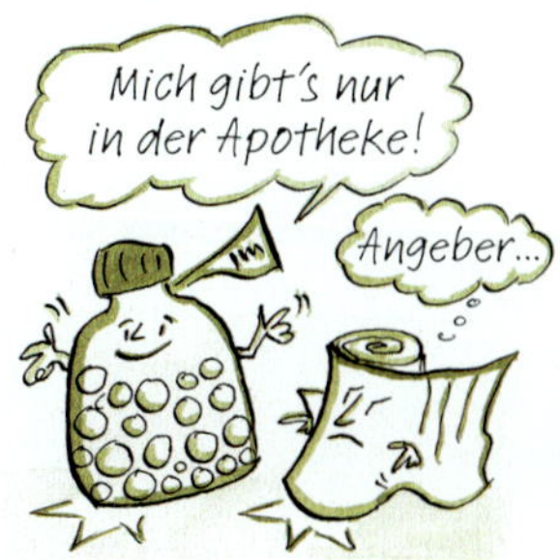

Sprechstundenbedarf wird mittels **Arzneiverordnungsblatt (Muster 16)** verordnet. Dabei dürfen nur jeweils **bis zu drei Verordnungen** rezeptiert werden. Es können hier aber so viele Formularblätter wie benötigt verwendet werden.
Im Muster 16 ist der zuständige Kostenträger, das Ausstellungsdatum, die Kassennummer sowie die Arzt- und die Betriebsstättennummer einzutragen. Das Personalienfeld erhält die Kennzeichnung **„Sprechstundenbedarf"**.
Alle Verordnungen müssen im **Statusfeld 9** (Sprechstundenbedarf) noch einmal deutlich mit einer 9 gekennzeichnet werden. Bei Verordnung von **Impfstoffen** muss zusätzlich zu Feld 9 auch Feld 8 mit einer 8 und bei Verordnung von **Hilfsmitteln** zusätzlich auch Feld 7 mit einer 7 überschrieben werden. Auf einem Verordnungsblatt dürfen nie Impfstoffe, Hilfsmittel und anderer Sprechstundenbedarf, z. B. Verbandmaterial, kombiniert werden.

MERKE

Verordnung von Sprechstundenbedarf:

- einmal im Quartal (Impfungen jederzeit)
- mittels Arzneiverordnungsblatt (Muster 16)
- bis zu drei Verordnungen pro Blatt
- Kennzeichnung „Sprechstundenbedarf" im Personalienfeld
- alle Verordnungen: Kennzeichnung Statusfeld 9
- Verordnung Impfstoffe: zusätzlich Kennzeichnung Statusfeld 8
- Verordnung Hilfsmittel: zusätzlich Kennzeichnung Statusfeld 7
- keine kombinierten Verordnungen von Impfstoff, Hilfsmittel und anderem Sprechstundenbedarf

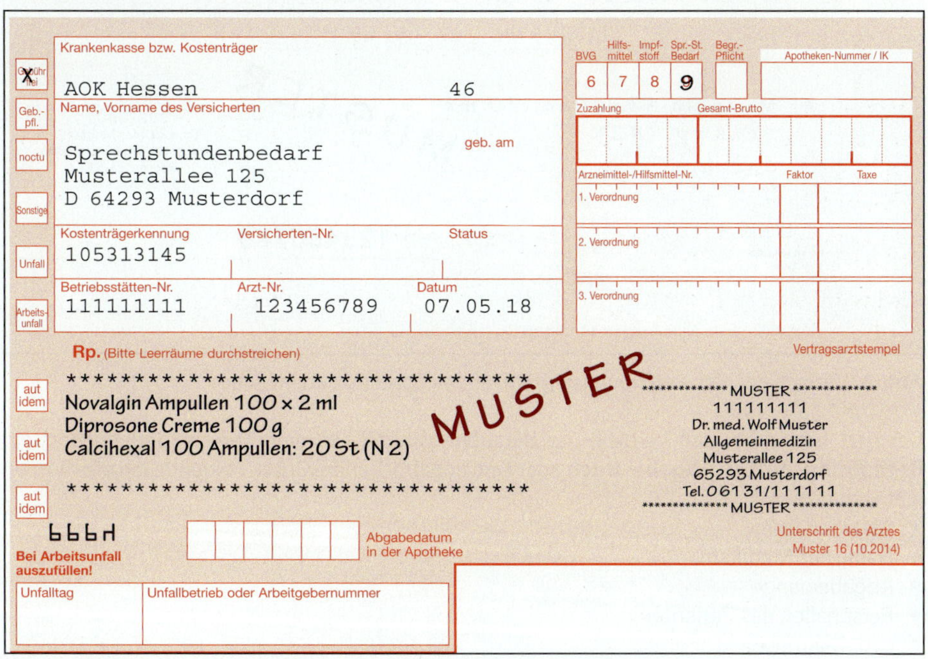
Krankenkasse bzw. Kostenträger
AOK Hessen 46
Name, Vorname des Versicherten
Sprechstundenbedarf
Musterallee 125
D 64293 Musterdorf
geb. am
Kostenträgerkennung 105313145
Versicherten-Nr.
Status
Betriebsstätten-Nr. 111111111
Arzt-Nr. 123456789
Datum 07.05.18
BVG 6 | Hilfsmittel 7 | Impfstoff 8 | Spr.-St. Bedarf 9 | Begr.-Pflicht
Apotheken-Nummer / IK
Zuzahlung | Gesamt-Brutto
Arzneimittel-/Hilfsmittel-Nr. | Faktor | Taxe
1. Verordnung
2. Verordnung
3. Verordnung
Gebühr frei (X) | Geb.-pfl. | noctu | Sonstige | Unfall | Arbeitsunfall
Rp. (Bitte Leerräume durchstreichen)
aut idem
Novalgin Ampullen 100 x 2 ml
Diprosone Creme 100 g
Calcihexal 100 Ampullen: 20 St (N 2)
MUSTER
Vertragsarztstempel
MUSTER
111111111
Dr. med. Wolf Muster
Allgemeinmedizin
Musterallee 125
65293 Musterdorf
Tel. 06131/111111
MUSTER
Abgabedatum in der Apotheke
Unterschrift des Arztes
Muster 16 (10.2014)
Bei Arbeitsunfall auszufüllen!
Unfalltag | Unfallbetrieb oder Arbeitgebernummer

Abb. 1 Verordnung von Sprechstundenbedarf: Bei Verordnungen ohne Impfstoffe und Hilfmittel muss nur das Feld 9 noch einmal deutlich mit einer 9 gekennzeichnet werden.

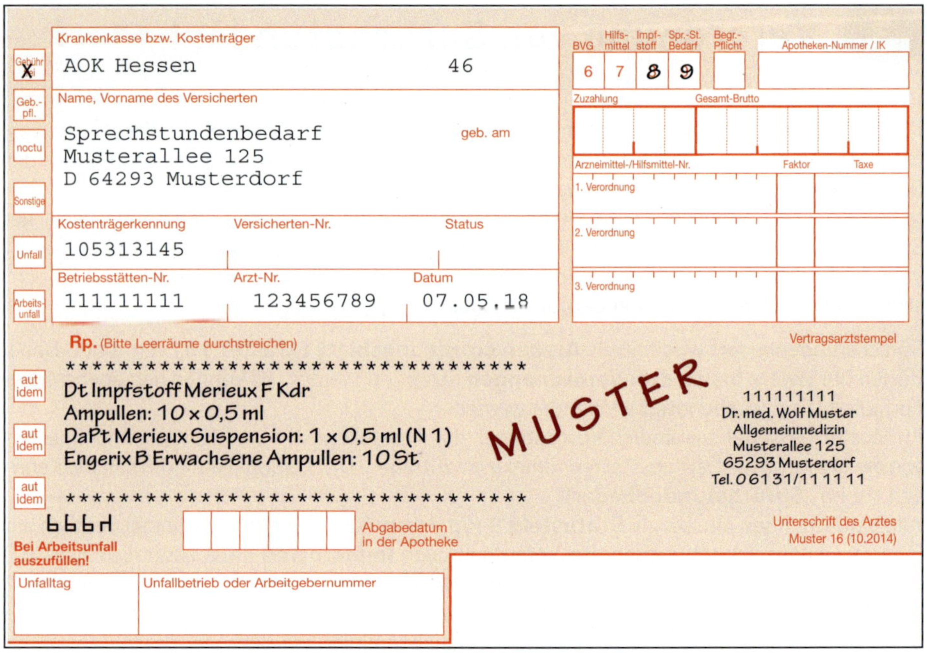

Krankenkasse bzw. Kostenträger
AOK Hessen 46
Name, Vorname des Versicherten
Sprechstundenbedarf geb. am
Musterallee 125
D 64293 Musterdorf
Kostenträgerkennung Versicherten-Nr. Status
105313145
Betriebsstätten-Nr. Arzt-Nr. Datum
111111111 123456789 07.05.18
Gebühr frei X / Geb.-pfl. / noctu / Sonstige / Unfall / Arbeits-unfall
BVG 6 / Hilfs-mittel 7 / Impf-stoff 8 / Spr.-St. Bedarf 9 / Begr.-Pflicht / Apotheken-Nummer / IK
Zuzahlung / Gesamt-Brutto
Arzneimittel-/Hilfsmittel-Nr. / Faktor / Taxe
1. Verordnung / 2. Verordnung / 3. Verordnung
Rp. (Bitte Leerräume durchstreichen)
aut idem
****
Dt Impfstoff Merieux F Kdr
Ampullen: 10 x 0,5 ml
DaPt Merieux Suspension: 1 x 0,5 ml (N 1)
Engerix B Erwachsene Ampullen: 10 St
****
MUSTER
Vertragsarztstempel
111111111
Dr. med. Wolf Muster
Allgemeinmedizin
Musterallee 125
65293 Musterdorf
Tel. 06131/111111
6664
Abgabedatum in der Apotheke
Unterschrift des Arztes
Muster 16 (10.2014)
Bei Arbeitsunfall auszufüllen!
Unfalltag / Unfallbetrieb oder Arbeitgebernummer

Abb. 1 Verordnung von Sprechstundenbedarf: Bei Verordnungen von Impfstoffen muss zusätzlich zu Feld 9 auch Feld 8 noch einmal deutlich mit einer 8 gekennzeichnet werden.

Die gleichen Regelungen gelten bei Verordnung von Betäubungsmitteln für den Sprechstundenbedarf, die über das Betäubungsmittelrezept geordert werden müssen.

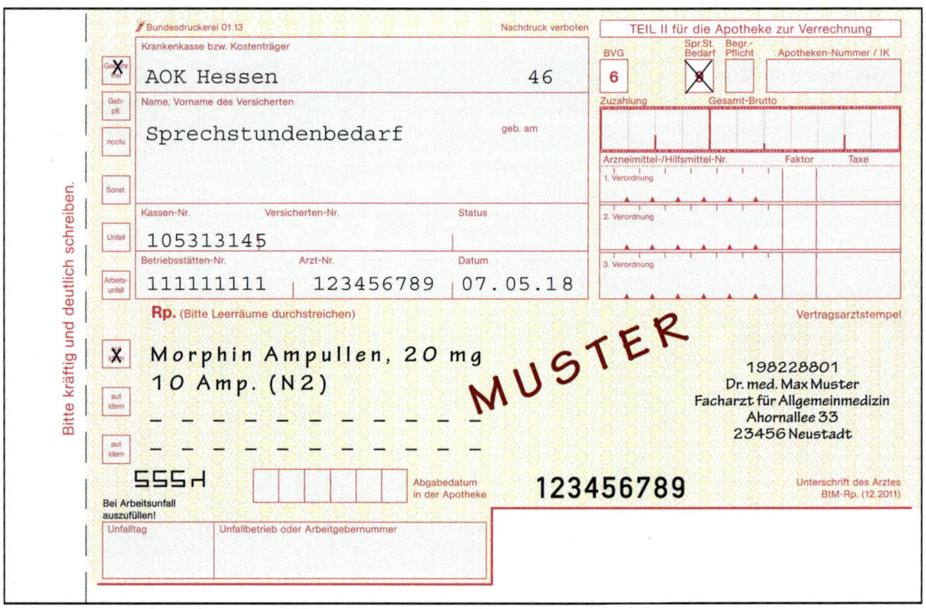

Bundesdruckerei 01.13 / Nachdruck verboten
TEIL II für die Apotheke zur Verrechnung
Krankenkasse bzw. Kostenträger
AOK Hessen 46
Name, Vorname des Versicherten
Sprechstundenbedarf geb. am
Kassen-Nr. Versicherten-Nr. Status
105313145
Betriebsstätten-Nr. Arzt-Nr. Datum
111111111 123456789 07.05.18
BVG 6 / Spr.St. Bedarf X / Begr.-Pflicht / Apotheken-Nummer / IK
Zuzahlung / Gesamt-Brutto
Arzneimittel-/Hilfsmittel-Nr. / Faktor / Taxe
1. Verordnung / 2. Verordnung / 3. Verordnung
Rp. (Bitte Leerräume durchstreichen)
Morphin Ampullen, 20 mg
10 Amp. (N2)
MUSTER
Vertragsarztstempel
198228801
Dr. med. Max Muster
Facharzt für Allgemeinmedizin
Ahornallee 33
23456 Neustadt
5554
Abgabedatum in der Apotheke
123456789
Unterschrift des Arztes
BtM-Rp. (12.2011)
Bei Arbeitsunfall auszufüllen!
Unfalltag / Unfallbetrieb oder Arbeitgebernummer
Bitte kräftig und deutlich schreiben.

Abb. 2 Verordnung von Betäubungsmitteln für den Sprechstundenbedarf

HINWEIS

Die Angaben im Betäubungsmittel-Abgabe-Buch müssen drei Jahre aufbewahrt werden.

Der Arzt führt über den Verbleib der Betäubungsmittel aus dem Sprechstundenbedarf ein **Betäubungsmittel-Abgabe-Buch** oder eine entsprechende Kartei. Folgende Inhalte müssen hier vermerkt sein:

- Abgabedatum
- Name des Medikamentes
- Abgabemenge
- Personalien des Patienten
- evtl. Diagnose

BEISPIEL

BtM-Abgabe-Kartei

Bezeichnung des Betäubungsmittels Morphin-Ampullen, 20 mg/Amp.		**Nachweispflichtiger Teilnehmer** Dr. med. Max Muster, Ahornallee 33, 23456 Neustadt					**Lfd. Nr. der Karte** 04
Datum des Zugangs bzw. Abgangs	**Lieferant/ Empfänger**	Zugang	Abgang	Bestand	**Name** und **Anschrift** des Arztes	**Nummer des BtM-Rezeptes**	**Unterschrift** des verantwortlichen Arztes
07.04.15	Elch Apotheke, Hafenstr. 12, 23456 Neustadt	10 Amp.		10 Amp.	Dr. Muster, Ahornallee 33, Neustadt	10033	
11.04.15	Patientin Ulla Schneider, Teichstr. 45, 23456 Neustadt		1 Amp.	9 Amp.	Dr. Muster, Ahornallee 33, Neustadt		
15.04.15	Patient Peter Schuster, Kaiserstr. 32, 23456 Neustadt		1,5 Amp., Rest der 2. Amp. vernichtet	8 Amp.	Dr. Muster, Ahornallee 33, Neustadt		

Grundsätzlich sind auch bei der Verordnung von Sprechstundenbedarf die **Festbetragsregelungen** zu beachten. Übersteigen die Kosten der Arzneimittel, die als Sprechstundenbedarf verordnet werden, die zu Grunde liegenden Festbeträge, müssen die Mehrkosten vom Vertragsarzt selbst getragen werden.

Festbeträge
→ LF 2, S. 31

Bei der Verordnung, dem Bezug und der Verwendung von Sprechstundenbedarf muss stets der **Grundsatz der Wirtschaftlichkeit** beachtet werden: Der verordnete Sprechstundenbedarf hat den Bedürfnissen der vertragsärztlichen Praxis zu entsprechen und muss zur Zahl der Behandlungsfälle in einem angemessenen Verhältnis stehen. Außerdem ist zu beachten, dass preisgünstige Großpackungen, Anstalts- oder Bündelpackungen zu verordnen sind, wenn von einem Mittel in einem Quartal größere Mengen zu ersetzen sind.

AUFGABEN

1 Recherchieren Sie, über welche Krankenkasse im Bereich der für Ihre Praxis zuständigen KV der Sprechstundenbedarf abgerechnet wird.

2 Sie müssen sechs verschiedene Medikamente in Ampullenform (keine BtM) über den Sprechstundenbedarf bestellen. Wie viele Arzneiverordnungsblätter (Muster 16) benötigen Sie dafür und wie werden diese ausgefüllt?

3 Geben Sie an, was bei der Bestellung von Sprechstundenbedarf nicht zusammen auf einem einzigen Arzneiverordnungsblatt (Muster 16) aufgeführt werden darf.

4 Welche Art von Sprechstundenbedarf kann nicht auf dem Arzneiverordnungsblatt (Muster 16) rezeptiert werden?

LF 8

Patienten bei diagnostischen und therapeutischen Maßnahmen der Erkrankungen des Urogenitalsystems begleiten

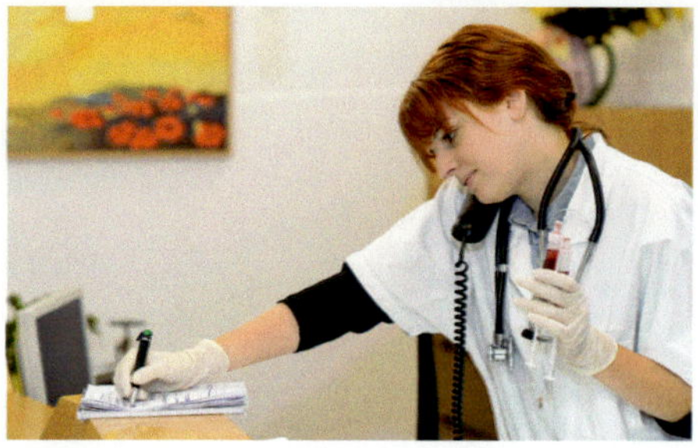

Serap ist verzweifelt: Die MFA Clara Wolf nimmt gerade einer Patientin Blut ab und sie ist ganz allein an der Anmeldung. Gerade hat ihr Clara eine Blutprobe hingelegt, die ins Labor geschickt werden muss - aber welches Formular muss nun wieder ausgefüllt werden? Muster 10? Muster 10A? Und dann ruft auch noch eine Patientin an, die wissen will, ob sie sich ein neues Pillenrezept einfach abholen kann oder ob der Doktor sie noch untersuchen muss. Was soll Serap denn noch alles wissen?!

1 Abrechnung von Leistungen bei Erkrankungen des Urogenitalsystems (EBM)

Behandlungen des Urogenitalsystems umfassen
- urologische – also die Harnorgane betreffende – und
- gynäkologische Erkrankungen sowie
- Leistungen im Zusammenhang mit **Empfängnisregelung** oder
- Schwangerschaft.

Schwangerschaftsvorsorge → LF 11, S. 219

Neben den klinischen **Untersuchungen** sind hier vor allem die **Labordiagnostik** und Sonografieleistungen von Bedeutung.

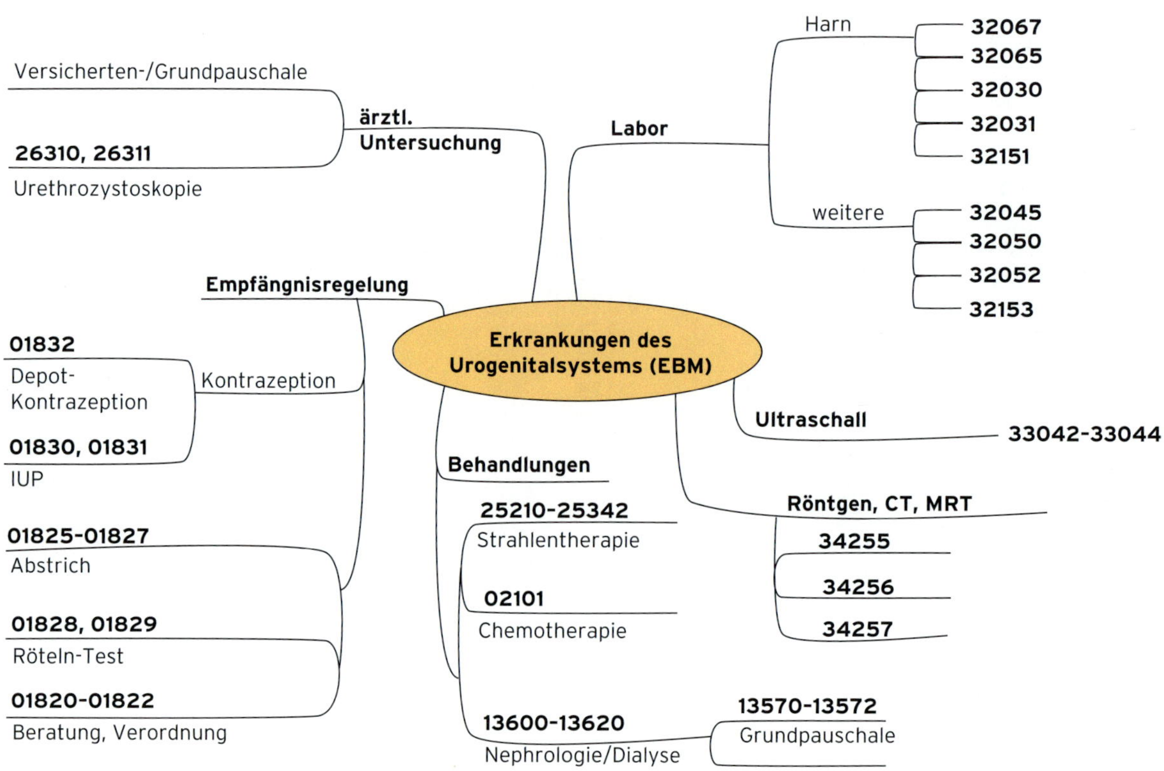

1.1 Untersuchungen des Urogenitalsystems (EBM)

Ärztliche Untersuchungen des Urogenitalsystems sind in der Regel mit der **Versichertenpauschale** des Hausarztes abgegolten. Stellt sich der Patient in der Sprechstunde eines urologischen Facharztes vor, kann dieser seine Grundpauschale berechnen.

Versichertenpauschale Hausarzt
→ LF 2, S. 57

26210, 26211, 26212	**Urologische Grundpauschale**

Obligater Leistungsinhalt:
- persönlicher Arzt-Patienten-Kontakt

Fakultativer Leistungsinhalt:
- weitere persönliche oder andere Arzt-Patienten-Kontakte
- ärztlicher Bericht
- individueller Arztbrief
- in Anhang 1 aufgeführte Leistungen

einmal im Behandlungsfall

Der **Urologe** kann daneben weitere, z. B. endoskopische Untersuchungen durchführen und abrechnen:

26310	**Urethro(zysto)skopie des Mannes**

Urethrozystoskopie
Harnleiter-Harnblasen-Spiegelung

26311	**Urethro(zysto)skopie der Frau**

Die Nachbeobachtung und Nachbetreuung sind in beiden Gebührenordnungspositionen enthalten.

Bei Erkrankungen während der Schwangerschaft können **Gynäkologen** weitere Gebührenordnungspositionen aus dem Kapitel 08 des EBM berechnen.

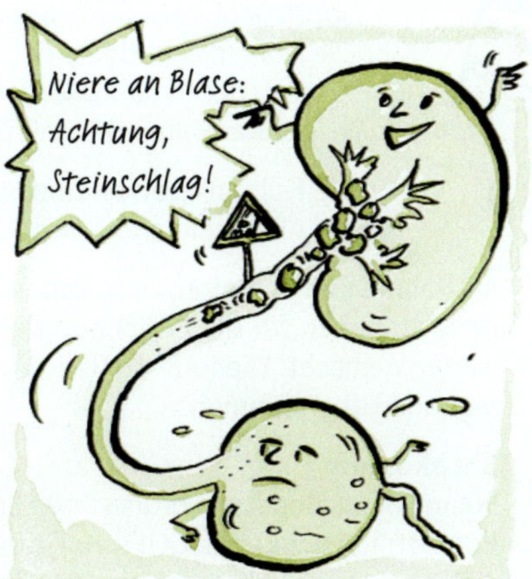

1.2 Laboruntersuchungen (EBM)

1.2.1 Rahmenbedingungen für die Abrechnung von Laborleistungen

Laboruntersuchungen nehmen bei der Diagnostik und Verlaufskontrolle von Erkrankungen des Urogenitalsystems einen wichtigen Stellenwert ein.
Für Laborleistungen setzt sich das ärztliche Honorar der Vertragsärzte aus zwei Faktoren zusammen:

MERKE

- **Honorar: Wirtschaftlichkeitsbonus** (GOP 32001) = Honorarbestandteil, der sich reduziert, wenn das Laborbudget überschritten wird
- **Sachkosten: tatsächlich abgerechnete Kosten** = Kosten gemäß den GOPs für die Analysen, die der Arzt durchführt

Wirtschaftlichkeitsbonus

Die **GOP 32001** für den **Wirtschaftlichkeitsbonus** wird von der KV automatisch der Abrechnung zugefügt. Mit der Einrichtung des Wirtschaftlichkeitsbonus soll die wirtschaftliche, d. h. kostengünstige Handhabung der veranlassten und abgerechneten Laborleistungen begünstigt werden.

Der Bonus selbst wird zunächst als Punktzahl ausgedrückt. Er errechnet sich aus dem Produkt der Zahl der kurativ-ambulanten Patienten und dem Punktwert der betreffenden Fachrichtung des abrechnenden Arztes. Wie viel Euro ein Punkt für jede „Arztsorte" wert ist, steht im EBM-Kapitel 32.1 unter der GOP 32001.

MERKE

Wirtschaftlichkeitsbonus = Zahl der kurativ-ambulanten Patienten × Punktwert der ärztlichen Fachrichtung

BEISPIEL

Ein Hausarzt und ein Urologe haben jeweils 900 Patienten kurativ-ambulant in diesem Quartal behandelt:
Wirtschaftlichkeitsbonus Hausarzt = 900 Patienten × Punktwert 48 = 43 200 Punkte
Wirtschaftlichkeitsbonus Urologe = 900 Patienten × Punktwert 70 = 63 000 Punkte

Die Auszahlung des Wirtschaftlichkeitsbonus ist abhängig davon, ob der betreffende Arzt sein **Laborbudget** überschreitet. Dabei hat jede Arztgruppe zwei Laborbudgets, eines für das Allgemeinlabor aus EBM-Kapitel 32.2 und eines für das Speziallabor aus EBM-Kapitel 32.3.

Die Höhe des Budgets richtet sich
- nach der Patientenzahl und
- je einer Fallpunktzahl für Mitglieder und Rentner.

Die Fallpunktzahlen finden sich für jede Arztgruppe in den EBM-Kapiteln 32.2 (für das Allgemeinlabor) und 32.3 (für das Speziallabor).

Referenzfallwerte Eurobeträge pro Patient

Im Rahmen einer Reform der Laborabrechnung hat die Kassenärztliche Bundesvereinigung neue Vorgaben für die Errechnung des Speziallaborbudgets mit sogenannten Referenzfallwerten gemacht. Die Referenzfallwerte wurden jedoch nicht von allen Kassenärztlichen Vereinigungen übernommen.

Sachkosten

Für die durch den Arzt verursachten Laborkosten werden seit Ende 2012 nicht mehr die vollen Eurobeträge der Labor-GOPs zu Grunde gelegt, sondern entsprechend der verminderten Vergütung nur noch abgestaffelte Beträge, die sich jedes Quartal ändern (z. B. im ersten Quartal 2013: 83,99 %). Von der Abstaffelung ausgenommen ist das Akutlabor.

HINWEIS

An der Reform der Laborabrechnung wird auf Ebene der Kassenärztlichen Bundesvereinigung und der Landes-KVen derzeit fortlaufend weitergearbeitet. Die Mitteilungen der KBV und der Landes-KVen vermitteln Ihnen den aktuellen Stand.

Danach werden laut EBM die so ermittelten, durch den Arzt verursachten Kosten in Punkte umgerechnet:
- für das Allgemeinlabor aus EBM-Kapitel 32.2 mit dem Faktor 26,6
- für das Speziallabor aus EBM-Kapitel 32.3 mit dem Faktor 28,6

Überschreitet ein Arzt seine Budgetvorgaben, wird ihm diese Überschreitung vom Wirtschaftlichkeitsbonus abgezogen. Im Extremfall bekommt er gar keinen Wirtschaftlichkeitsbonus.

Bei bestimmten **chronischen Erkrankungen**, die häufige oder unbedingt notwendige Laboruntersuchungen erfordern, kann veranlasst werden, dass die erbrachten Laborleistungen nicht auf das Laborkostenbudget angerechnet werden. Die betreffenden Erkrankungen, wie z. B. Diabetes mellitus, rheumatoide Arthritis, chronische Niereninsuffizienz oder orale Antikoagulantientherapie, sind in Kapitel 32.2 des EBM aufgelistet. Die ihnen zugeordneten fünfstelligen **Kennziffern** müssen in der Abrechnung und auf den Laborüberweisungsscheinen (Muster 10 und 10A) eingetragen werden, z. B. 32022 bei Diabetes mellitus.

1.2.2 Laborüberweisungen

Der Arzt kann die Laborleistungen selbst im praxiseigenen Labor erbringen bzw. direkt am Patienten vornehmen. Er kann, wenn er kein Laborarzt ist, jedoch nur Leistungen aus dem **EBM-Kapitel 32.2 (Allgemeine Laboratoriumsuntersuchungen)** und nur nach den Richtlinien zur Qualitätssicherung der Bundesärztekammer ausführen. Der Arzt rechnet in diesem Fall selbst direkt mit der KV ab.

Soll die Laborleistung nicht im eigenen Labor erbracht werden, kann sie über eine Laborgemeinschaft bezogen werden. Hierfür muss der Arzt das Formular **Anforderungsschein für Laboratoriumsuntersuchungen bei Laborgemeinschaften (Muster 10A)** (→ Abb. 1) ausfüllen und zusammen mit der Probe an die Laborgemeinschaft versenden. Auf Muster 10A markiert er die angeforderten Laboruntersuchungen und gibt die untersuchungsrelevante Diagnose **ICD-verschlüsselt** oder in Klartext an, eventuell auch eine **Kennziffer** bei einer chronischen Erkrankung (s. o.). Der Laborarzt rechnet dann die Analysen mit den tatsächlich entstandenen Kosten über die Quartalsabrechnung mit der KV ab. Die Laborleistungen werden aber dennoch immer auf das Laborbudget des beauftragenden Arztes angerechnet.

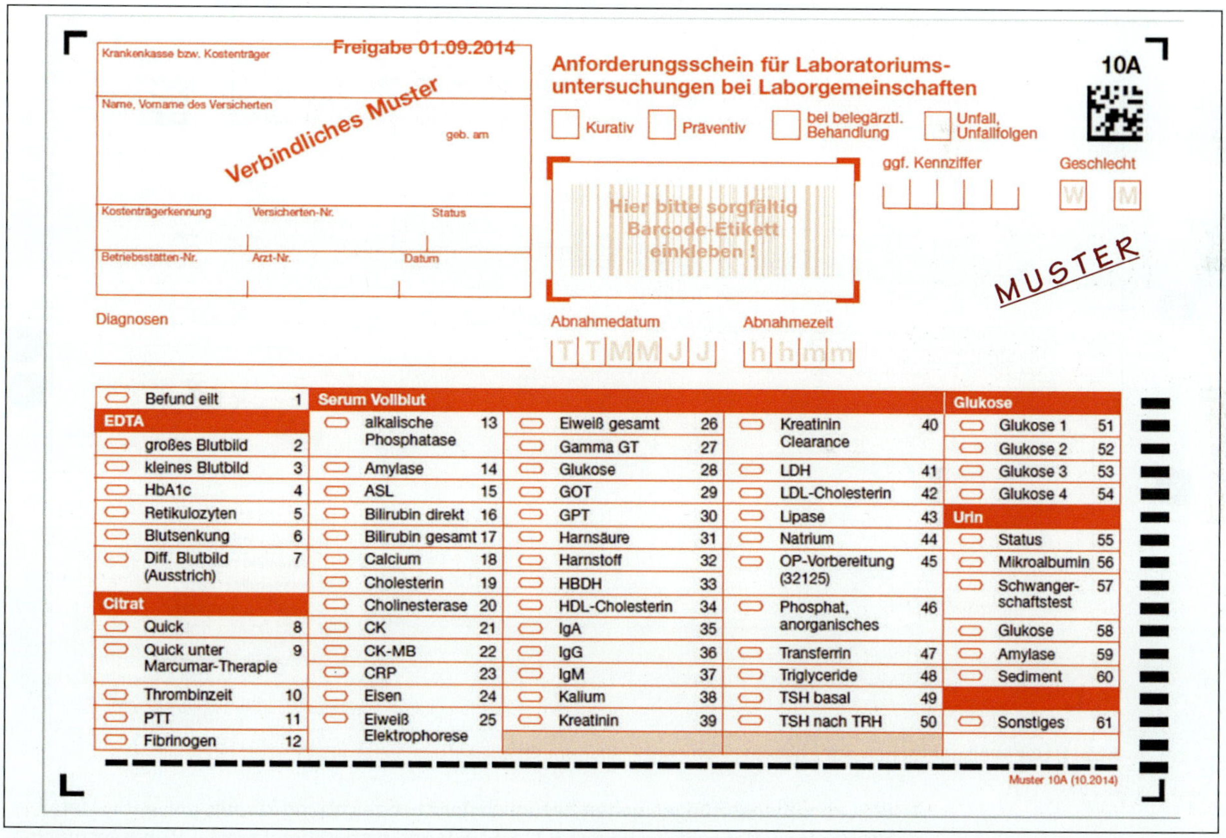
Freigabe 01.09.2014
Krankenkasse bzw. Kostenträger
Name, Vorname des Versicherten
geb. am
Verbindliches Muster
Kostenträgerkennung | Versicherten-Nr. | Status
Betriebsstätten-Nr. | Arzt-Nr. | Datum
Diagnosen

Anforderungsschein für Laboratoriumsuntersuchungen bei Laborgemeinschaften
10A
Kurativ | Präventiv | bei belegärztl. Behandlung | Unfall, Unfallfolgen
Hier bitte sorgfältig Barcode-Etikett einkleben !
ggf. Kennziffer
Geschlecht W M
MUSTER
Abnahmedatum T T M M J J
Abnahmezeit h h m m

- Befund eilt 1

EDTA
- großes Blutbild 2
- kleines Blutbild 3
- HbA1c 4
- Retikulozyten 5
- Blutsenkung 6
- Diff. Blutbild (Ausstrich) 7

Citrat
- Quick 8
- Quick unter Marcumar-Therapie 9
- Thrombinzeit 10
- PTT 11
- Fibrinogen 12

Serum Vollblut
- alkalische Phosphatase 13
- Amylase 14
- ASL 15
- Bilirubin direkt 16
- Bilirubin gesamt 17
- Calcium 18
- Cholesterin 19
- Cholinesterase 20
- CK 21
- CK-MB 22
- CRP 23
- Eisen 24
- Eiweiß Elektrophorese 25
- Eiweiß gesamt 26
- Gamma GT 27
- Glukose 28
- GOT 29
- GPT 30
- Harnsäure 31
- Harnstoff 32
- HBDH 33
- HDL-Cholesterin 34
- IgA 35
- IgG 36
- IgM 37
- Kalium 38
- Kreatinin 39
- Kreatinin Clearance 40
- LDH 41
- LDL-Cholesterin 42
- Lipase 43
- Natrium 44
- OP-Vorbereitung (32125) 45
- Phosphat, anorganisches 46
- Transferrin 47
- Triglyceride 48
- TSH basal 49
- TSH nach TRH 50

Glukose
- Glukose 1 51
- Glukose 2 52
- Glukose 3 53
- Glukose 4 54

Urin
- Status 55
- Mikroalbumin 56
- Schwangerschaftstest 57
- Glukose 58
- Amylase 59
- Sediment 60

- Sonstiges 61

Muster 10A (10.2014)

Abb. 1 Anforderungsschein für Laboratoriumsuntersuchungen bei Laborgemeinschaften (Muster 10A)

Müssen Laborleistungen aus dem **EBM-Kapitel 32.3 (Spezielle Laboratoriumsuntersuchungen, molekulargenetische und molekularpathologische Untersuchungen)** veranlasst werden, dann kann der Arzt diese mit dem **Überweisungsschein für Laboratoriumsuntersuchungen als Auftragsleistung (Muster 10)** bei einem Fremdlabor beauftragen. Eine eventuelle Kennziffer muss hier ebenso unbedingt eingetragen werden. Auch in diesem Fall rechnet der Laborarzt seine erbrachten Leistungen selbst mit der KV ab und teilt dem überweisenden Arzt die Laborbefunde sowie die abgerechneten GOPs mit, die dessen Laborbudget belasten.

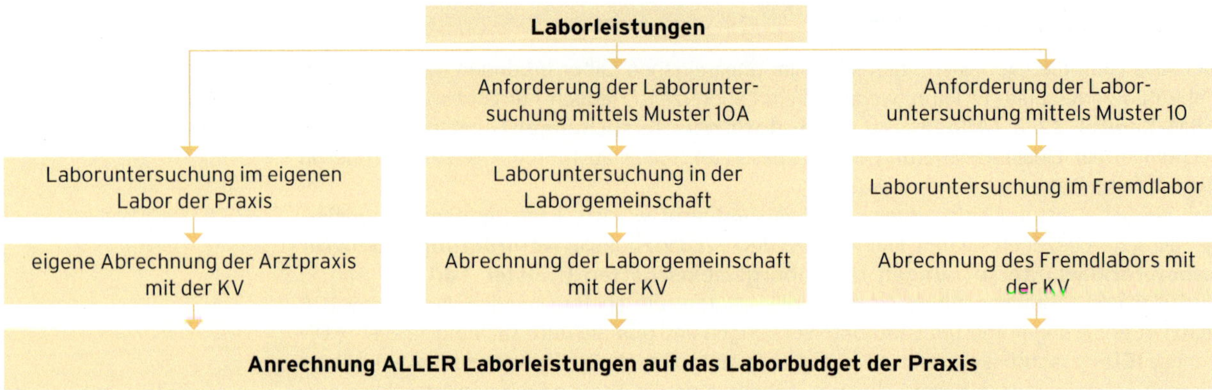

Für das Ausfüllen von Muster 10 sind einzelne Besonderheiten zu beachten:

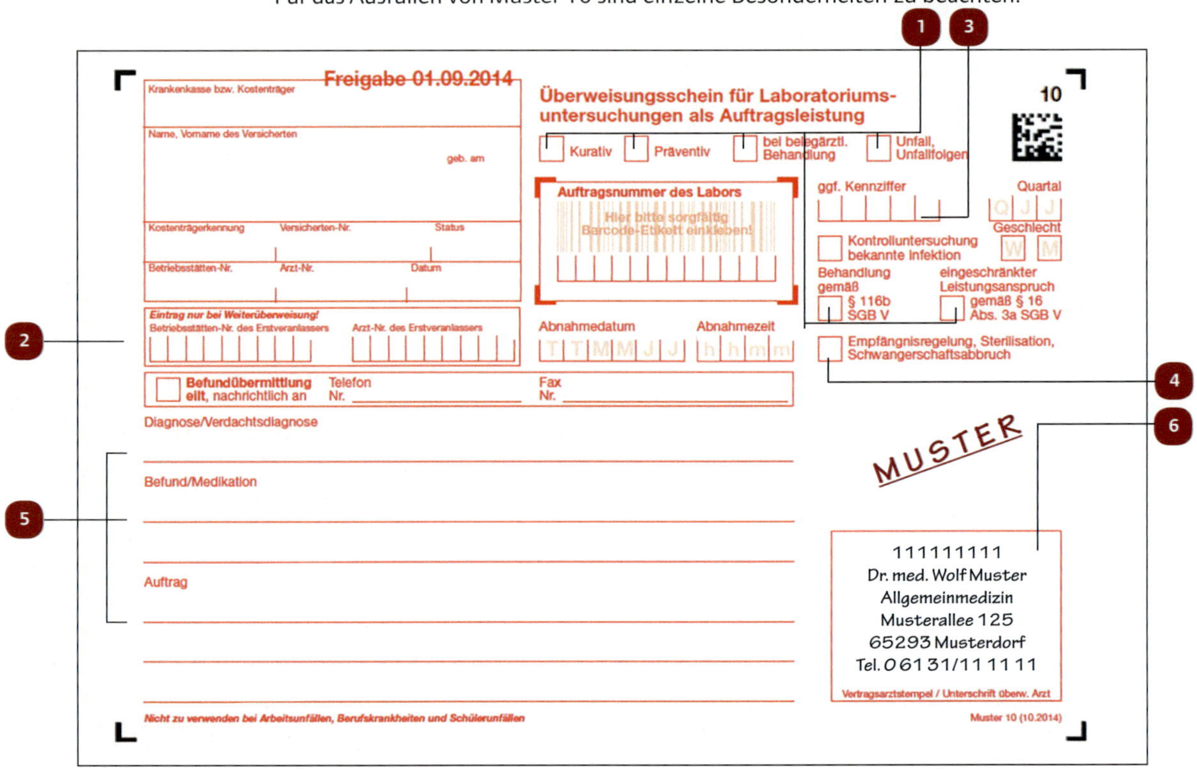
Freigabe 01.09.2014

Krankenkasse bzw. Kostenträger

Name, Vorname des Versicherten

geb. am

Kostenträgerkennung | Versicherten-Nr. | Status

Betriebsstätten-Nr. | Arzt-Nr. | Datum

Eintrag nur bei Weiterüberweisung!
Betriebsstätten-Nr. des Erstveranlassers | Arzt-Nr. des Erstveranlassers

Befundübermittlung eilt, nachrichtlich an | Telefon Nr. | Fax Nr.

Überweisungsschein für Laboratoriumsuntersuchungen als Auftragsleistung 10

Kurativ | Präventiv | bei belegärztl. Behandlung | Unfall, Unfallfolgen

Auftragsnummer des Labors
Hier bitte sorgfältig Barcode-Etikett einkleben!

ggf. Kennziffer | Quartal Q J J

Kontrolluntersuchung bekannte Infektion | Geschlecht W M

Behandlung gemäß § 116b SGB V | eingeschränkter Leistungsanspruch gemäß § 16 Abs. 3a SGB V

Abnahmedatum T T M M J J | Abnahmezeit h h m m

Empfängnisregelung, Sterilisation, Schwangerschaftsabbruch

Diagnose/Verdachtsdiagnose

Befund/Medikation

Auftrag

MUSTER

111111111
Dr. med. Wolf Muster
Allgemeinmedizin
Musterallee 125
65293 Musterdorf
Tel. 06131/111111

Vertragsarztstempel / Unterschrift überw. Arzt

Nicht zu verwenden bei Arbeitsunfällen, Berufskrankheiten und Schülerunfällen

Muster 10 (10.2014)

Abb. 1 Überweisungsschein für Laboratoriumsuntersuchungen als Auftragsleistung (Muster 10)

1 Bei Laborüberweisungen gelten bezüglich der Kennzeichnung kurativ, präventiv, Unfall, Unfallfolgen, Behandlung gemäß § 116 SGB V und eingeschränktem Leistungsanspruch die gleichen Bestimmungen wie bei Facharztüberweisungen (Muster 6).

2 Kann ein Laborarzt die angeforderten Leistungen in seinem eigenen Labor nicht erbringen, dann muss er an einen anderen Laborarzt überweisen. Um zu gewährleisten, dass die erbetene Leistung für das Laborbudget des ersten überweisenden Arztes erfasst wird, trägt der überweisende Laborarzt die Betriebsstätten- und die Arztnummer des ersten Arztes ein.

3 Die Kennziffer von bestimmten Erkrankungen ist einzutragen, um das Laborbudget nicht zu belasten, z. B. 32022 für Diabetes mellitus.

4 Auszufüllen bei Untersuchungen zur Kontrolle von Laborwerten bei Verordnung von hormonaler Kontrazeption (GOT, Gamma-GT = Leberenzyme).

5 Vergleichbar mit dem Muster 6 sind die Felder „Diagnose/Verdachtsdiagnose" und „Befund/Medikation" auszufüllen. Im Feld „Auftrag" ist die beauftragte Leistung genau zu definieren. Ausschließlich diese Leistung darf der Laborarzt erbringen.

6 Der überweisende Arzt setzt seinen Vertragsarztstempel.

1.2.3 Häufige Laboruntersuchungen (EBM)

Laboruntersuchungen finden sich im Kapitel 32 des EBM. Sie können nur abgerechnet werden, wenn ihre Durchführung nach Maßgabe der Richtlinie der Bundesärztekammer zur Qualitätssicherung quantitativer laboratoriumsmedizinischer Untersuchungen erfolgt. Die Kosten für Beschaffung von Reagenzien, Substanzen und Materialien, die für die Untersuchungen verbraucht werden, sind stets ebenso wie vorbereitende Maßnahmen und die Entsorgung aller Materialien in den GOPs der Untersuchungen enthalten.
Bestimmte Basisuntersuchungen können ausschließlich in der Arztpraxis des Vertragsarztes berechnet werden, der die Untersuchung veranlasst hat, da es sich um patientennahe Sofortdiagnostik handelt:

HINWEIS

Beachten Sie, dass einige Laborleistungen der Ringversuchspflicht unterliegen.

32025	**Glukose**
32026	**TPZ (Thromboplastinzeit)**
32027	**D-Dimer (nicht mittels trägergebundener Reagenzien)**

TPZ
Quick-Wert bzw. INR

D-Dimer
dient z. B. dem Ausschluss einer tiefen Beinvenenthrombose oder einer Lungenembolie in der Arztpraxis

Urinuntersuchungen

32030	**Orientierende Untersuchung**

Obligater Leistungsinhalt:
- orientierende Untersuchung mit visueller Auswertung
- mittels vorgefertigter Reagenzträger, z. B. Harnstreifentest, oder Reagenzzubereitungen

Die GOP 32030 ist auch dann nur einmal berechenbar, wenn mit einem Reagenzträger mehrere Bestandteile eines Körpermaterials nachgewiesen werden.

32031	**Mikroskopische Untersuchung des Harns auf morphologische Bestandteile**

Diese GOP wird z. B. im Rahmen der mikroskopischen Untersuchung des Harnsediments abgerechnet.

32151	**Kulturelle bakteriologische und/oder mykologische Untersuchung**

Obligater Leistungsinhalt:
- kulturelle bakteriologische Untersuchung (z. B. Uricult®-Test) und/oder
- kulturelle mykologische Untersuchung
- Verwendung eines Standardnährbodens

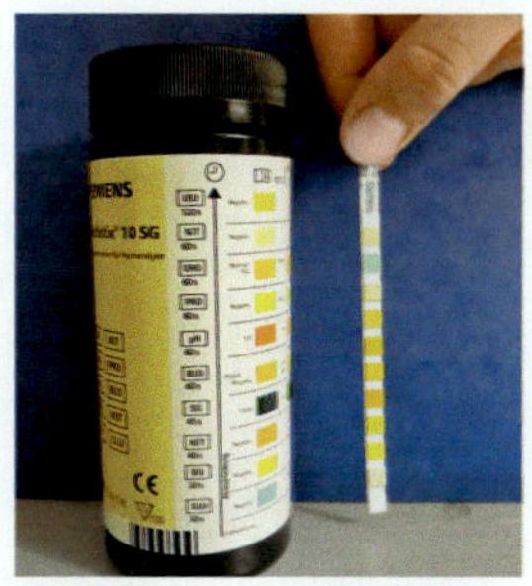
Abb. 1 Harnstreifentest

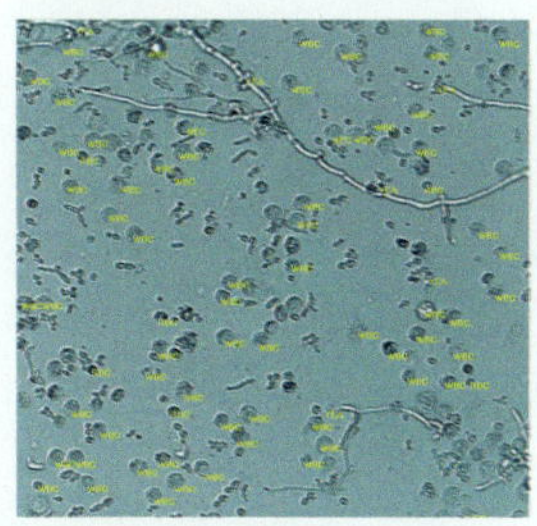
Abb. 2 Harnsediment

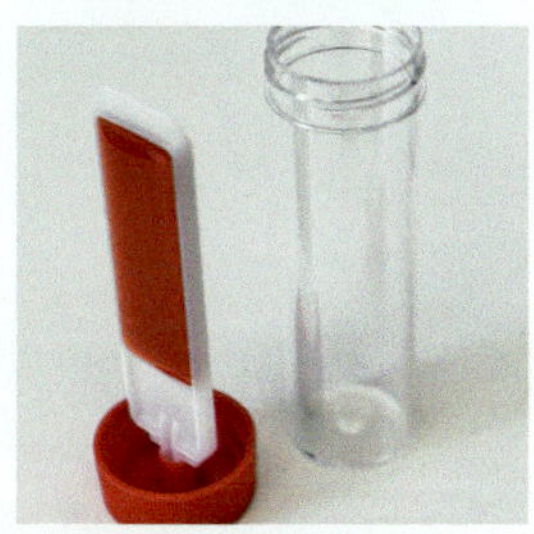
Abb. 3 Uricult®-Test

Blutuntersuchungen

32035	**Erythrozytenzählung**
32036	**Leukozytenzählung**
32038	**Hämoglobinbestimmung**
32039	**Hämatokrit**
32042	**Blutkörperchensenkungsgeschwindigkeit (BSG/BKS)**
32051	**Differenzialblutbild**
32057	**Glukose**
32060	**Cholesterin, gesamt**
32061	**HDL-Cholesterin**
32062	**LDL-Cholesterin**
32066	**Kreatinin**
32069	**GOT**
32070	**GPT**
32071	**Gamma-GT**

MERKE

Als Zuschlag ist **GOP 32089 (Zuschlag trägergebundene Reagenzien)** zusätzlich berechenbar, wenn Leistungen bei Blutuntersuchungen nach den GOPs 32057, 32064, 32065, 32066, 32067, 32069, 32070, 32072, 32073, 32074, 32081, 32082 und/oder 32083 im Labor der eigenen Praxis mittels trägergebundener Reagenzien erbracht werden.

Stuhluntersuchung

32457	**Quantitative Immunologische Bestimmung von okkultem Blut im Stuhl (iFOBT)**

Immunologische Untersuchungen

32128	**C-reaktives Protein (CRP)**
32132	**Schwangerschaftsnachweis**
32150	**Immunologischer Nachweis von Troponin I und/oder Troponin T auf einem vorgefertigten Reagenzträger bei akutem koronaren Syndrom**

BEISPIELE

1) Der Kassenpatient Colja Kleber (38) kommt entsprechend seinem Termin zum ersten Mal im Quartal in die Praxis seines hausärztlichen Internisten Dr. Braun. Der Arzt untersucht ihn; außerdem erfolgt eine Blutentnahme für eine Erythrozyten- und Leukozytenzählung und eine BSG sowie eine Harnstreifentestung und eine Untersuchung des Harnsediments. Am Folgetag erfragt er bei der zur Weitergabe der Ergebnisse beauftragten MFA telefonisch seine Werte.

1. Behandlungstag	03000, 32035, 32036, 32042, 32030, 32031
2. Behandlungstag	-

Am zweiten Tag kann keine weitere GOP berechnet werden, weil die telefonische Beratung bereits mit der Versichertenpauschale abgerechnet ist.

2) Wegen chronisch rezidivierender Harnwegsinfekte ist die 71-jährige Anne Wurm erstmalig im Quartal bei ihrem Urologen. Er führt einen Harnstreifentest und eine Untersuchung desHarnsediments durch und lässt eine Bakterienkultur (Uricult®) anlegen. Die BSG wird bestimmt und es wird die Untersuchung auf Kreatinin im Serum durch eine Laborgemeinschaft veranlasst.
Die Bestimmung des Blutzuckers mit einem Blutzuckermessgerät mit Teststreifen wird in der Praxis durchgeführt.

1. Behandlungstag	26212, 32030, 32031, 32151, 32042, 32066, ~~32057, 32089~~, 32025

Für die Bestimmung des Blutzuckers wurde die GOP 32025 gewählt, da sie mit 1,60 € mehr einbringt als die GOP 32057 mit Zuschlag 32089 (zusammen nur 1,05 €). Zudem erfordert eine Abrechnung der GOP 32057 in einigen Landes-KVen die Teilnahme an Laborringversuchen.

1.3 Ultraschalluntersuchungen (EBM)

Ultraschalluntersuchungen können notwendig sein, um z. B. Verletzungen, Blutungen oder Nierensteine diagnostizieren zu können. Die betreffenden Gebührenordnungspositionen finden sich in Kapitel 33 des EBM. Für die Abrechnung der sonografischen Untersuchungen ist jedoch eine Genehmigung durch die KV notwendig.

33042	**Sonografische Untersuchung des Abdomens oder dessen Organe und/oder des Retroperitoneums oder dessen Organe einschl. der Nieren mittels B-Mode-Verfahren**

33043	**Sonografische Untersuchung eines oder mehrerer Urogenitalorgane mittels B-Mode-Verfahren**

33044	**Sonografische Untersuchung der weiblichen Genitalorgane, ggf. einschließlich Harnblase, mittels B-Mode-Verfahren**

GOP 33042 ist im Behandlungsfall höchstens zweimal berechnungsfähig; außerdem können 33042 und 33043 sowie 33043 und 33044 nicht nebeneinander abgerechnet werden.

BEISPIEL

Herr Ginter (81 Jahre) kommt in die Sprechstunde von seinem Urologen Dr. Bürger. Er beklagt sich über Schmerzen beim Wasserlassen und häufigen Harndrang. Der Arzt führt eine körperliche Untersuchung mit Abtasten der Prostata durch und beauftragt noch eine Urinuntersuchung: Die MFA Maria Walther nimmt einen Harnstreifentest (Combur 10®) und eine Harnsediment-Untersuchung vor. Danach erfolgt eine Ultraschalluntersuchung von Niere, Blase und ableitenden Harnwegen. Für den folgenden Morgen wird Herr Ginter nüchtern zur Blutentnahme bestellt; es wird Blut für die Bestimmung der BSG, von Kreatinin (enzymatische Bestimmung) und Harnstoff abgenommen und von einer Laborgemeinschaft bestimmt. Am Folgetag berät ihn der Arzt über das weitere Vorgehen.

1. Behandlungstag	26212, 32030, 32031, 33043
2. Behandlungstag	32042, 32067, 32065
3. Behandlungstag	-

Am dritten Behandlungstag können keine GOPs berechnet werden: Die Beratung ist fakultativ in der Grundpauschale nach GOP 26212 enthalten.

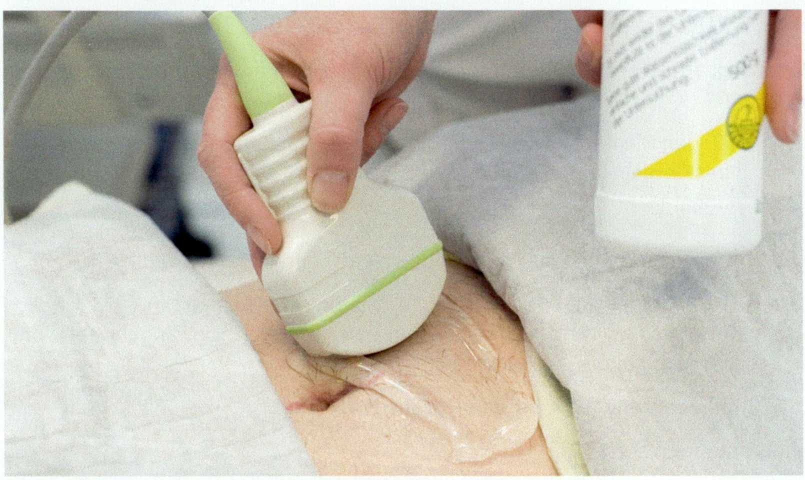

Abb. 1 Sonografische Untersuchung des Abdomens

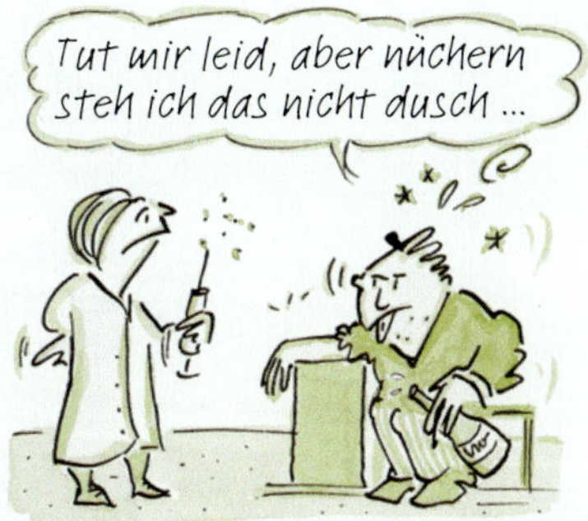
Tut mir leid, aber nüchern steh ich das nicht dusch ...

1.4 Empfängnisregelung (EBM)

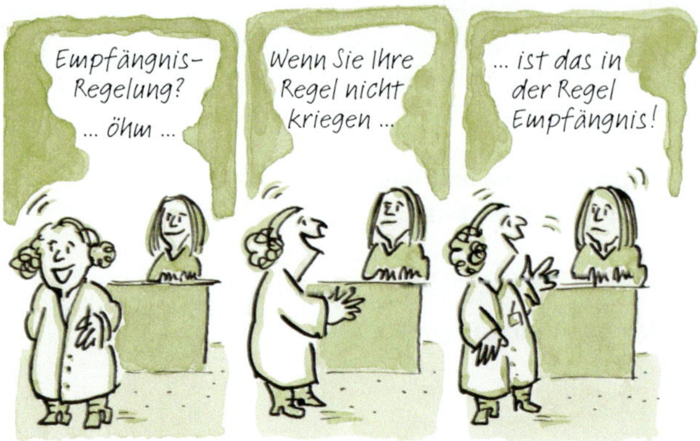
Empfängnis-Regelung? ... öhm ...
Wenn Sie Ihre Regel nicht kriegen ...
... ist das in der Regel Empfängnis!

Neben den Behandlungen von Erkrankungen des Urogenitalsystems gehören in der Arztpraxis auch Beratungen, Untersuchungen und Verordnungen im Rahmen der **Empfängnisregelung** zu den häufigen ärztlichen Leistungen. Dies betrifft sowohl Leistungen, die helfen, eine Schwangerschaft zu ermöglichen, als auch Leistungen, die diese verhindern sollen.

Die Abrechnung der Leistungen wird durch die **Richtlinie zur Empfängnisregelung und zum Schwangerschaftsabbruch** des Gemeinsamen Bundesausschusses (G-BA) geregelt. Der EBM sieht hierfür ein eigenes Kapitel **(EBM Kap. 1.7.5)** vor: Diese Leistungen sind arztgruppenübergreifend abrechenbar. Auch Hausärzte können sie z.T. abrechnen, wenn sie eine mindestens einjährige Fortbildung auf dem Gebiet der Frauenheilkunde vorweisen können. Die KV erteilt dann die Genehmigung.

www.g-ba.de
→ Richtlinien
→ Richtlinie zur Empfängnisregelung und zum Schwangerschaftsabbruch

Die Richtlinie regelt auch Besonderheiten für junge, gesetzlich versicherte Patientinnen:

- Verordnungspflichtige Mittel zur Empfängnisverhütung (die **„Pille“**, Intrauterinpessar) werden für GKV-Patientinnen bis zur Vollendung des 20. Lebensjahres zulasten der Krankenkasse verordnet.
- Sexuell aktive Frauen bis zum abgeschlossenen 25. Lebensjahr können einmal jährlich die Untersuchung einer Probe auf genitale Chlamydia-trachomatis-Infektionen erhalten.

01820	**Ausstellen von Wiederholungsrezepten (z.B. Pillenrezept), Überweisungsscheinen oder Übermittlung von Befunden oder ärztlichen Anordnungen an den Patienten im Auftrag des Arztes durch das Praxispersonal im Zusammenhang mit Empfängnisregelung, Sterilisation und Schwangerschaftsabbruch**

Die GOP 01820 ist im Arztfall nicht neben anderen Leistungen berechenbar; sie ist auch nicht mehrfach an demselben Tag berechnungsfähig.

01821	**Beratung im Rahmen der Empfängnisregelung**

Obligater Leistungsinhalt:
- Leistungen gemäß den Richtlinien zur Empfängnisregelung und zum Schwangerschaftsabbruch des Gemeinsamen Bundesausschusses

einmal im Krankheitsfall

Der Arzt kann GOP 01821 im Behandlungsfall nicht neben GOP 01822 abrechnen.

01822	**Beratung, ggf. einschließlich Untersuchung im Rahmen der Empfängnisregelung**

- Leistungen gemäß den Richtlinien zur Empfängnisregelung und zum Schwangerschaftsabbruch des Gemeinsamen Bundesausschusses

einmal im Behandlungsfall

Die GOPs 01821 und 01822 können auch von Hausärzten abgerechnet werden.

Die Richtlinie des G-BA betont die Wichtigkeit einer Klärung der Immunitätslage in Bezug auf eine mögliche Röteln- oder Varizelleninfektion in einer späteren Schwangerschaft. Entsprechend werden hierzu folgende Leistungen empfohlen:

01828	**Entnahme von Venenblut für den Röteln-HAH-Test**

im Rahmen der Empfängnisregelung

01829	Röteln-Antikörper-Nachweis im Hämagglutinationshemmungstest (HAH)
	bei ungeklärter Immunitätslage gegen Röteln im Rahmen der Empfängnisregelung

Der Hausarzt kann GOP 01828 abrechnen, nicht aber 01829. Auch die folgenden GOPs sind für ihn nicht berechenbar.

01830	Einlegen, Wechseln oder Entfernen eines Intrauterinpessars (IUP)
	im Rahmen der Empfängnisregelung bei Frauen bis zum vollendeten 20. Lebensjahr

Intrauterinpessar (IUP)
„Spirale"

01831	Ultraschallkontrolle
	frühestens acht Tage bis höchstens sechs Wochen nach Applikation eines Intrauterinpessars (IUP) im Rahmen der Empfängnisregelung

01840	Chlamydia trachomatis - Nachweis im Urin gemäß Richtlinie zur Empfängnisregelung und zum Schwangerschaftsabbruch

Obligater Leistungsinhalt:
- Nachweis von Chlamydia trachomatis im Urin mittels Nukleinsäure-amplifizierendem Test (NAT)

BEISPIELE

1) Die 18-jährige Frieke Baumann bekommt nach der gynäkologischen Untersuchung ein Intrauterinpessar gelegt. Termingerecht erscheint sie nach drei Wochen zur Kontrolluntersuchung, auch mittels Ultraschall.

1. Behandlungstag	08211, 01830
2. Behandlungstag	01831

2) Für ihre Pille Yasmin® holt die 19-jährige Linda Moll bei ihrem Frauenarzt ein Wiederholungsrezept ab. Dabei fand kein Arzt-Patienten-Kontakt statt.

1. Behandlungstag	01820

AUFGABEN

1 Rechnen Sie ab: Die 18-jährige Pamela Kurz kommt in die Sprechstunde ihres Gynäkologen, der mit ihr Maßnahmen zur Empfängnisregelung bespricht. Sie bekommt die Pille verschrieben. Im Folgequartal holt sie sich bei der MFA ein Wiederholungsrezept ab. Im gleichen Quartal berät sie der Gynäkologe, ohne sie zu untersuchen, weil Frau Kurz die Pilleneinnahme vergessen hat.

2 Rechnen Sie den Behandlungsfall ab: Der Patient Stefan Cramer (45 Jahre, versichert bei der Barmer GEK) kommt mit Beschwerden beim Wasserlassen und Schmerzen im Unterleib zu seinem Urologen. Der Arzt untersucht ihn und verabreicht eine i.v. Injektion. Weil die Beschwerden nicht nachlassen, wird er drei Tage später zu folgenden Untersuchungen bestellt: Teststreifenuntersuchung des Morgenurins, Bestimmung der BSG, von Kreatinin und Harnstoff im Serum. Zwei Tage später kommt er zur Besprechung der Ergebnisse.

3 Rechnen Sie den Behandlungsfall ab: Die TK-versicherte Patientin Waltraud Lybba (60 Jahre) kommt mit Schmerzen im Bereich der Nieren in die Praxis des Urologen, als dieser gerade nach der Sprechstunde die Praxisräume abschließt. Der Arzt spricht ausführlich (20 Minuten) mit ihr, nimmt eine Ultraschalluntersuchung der Nieren vor und lässt eine Untersuchung von Leukozyten und BSG vornehmen. Er stellt eine Arbeitsunfähigkeitsbescheinigung aus.

2 Abrechnung von Leistungen bei Erkrankungen des Urogenitalsystems (GOÄ)

2.1 Untersuchungen des Urogenitalsystems (GOÄ)

Ziffer 6, Ziffer 7
→ LF 2, S. 90

Die Untersuchung des Urogenitalsystems ist nach GOÄ mit der Ziffer 6 oder 7 abrechenbar.

6	**Vollständige körperliche Untersuchung mindestens eines der folgenden Organsysteme: ... die Nieren und ableitenden Harnwege (bei Männern auch ggf. einschließlich der männlichen Geschlechtsorgane)**

In der vollständigen körperlichen Untersuchung des Organsystems ist insbesondere die Palpation der Nierenlager und des Unterbauches enthalten, die Inspektion des äußeren Genitales und die Digitaluntersuchung des Enddarmes, bei Männern zusätzlich die Digitaluntersuchung der Prostata, die Prüfung der Bruchpforten und die Inspektion und Palpation der Hoden und Nebenhoden.

Zur weiteren Diagnose sind neben anderen Ziffern aus dem Kapitel K (Urologie) außerdem z. B. folgende Untersuchungen durchführ- und abrechenbar:

Zystoskopie
Spiegelung der Harnblase

1785	**Zystoskopie**			
	1fach	2,3fach	3,5fach	1,2fach
207 Punkte	12,07 €	27,75 €	42,23 €	14,48 €

1712	**Endoskopie der Harnröhre (Urethroskopie)**			
	1fach	2,3fach	3,5fach	1,2fach
119 Punkte	6,94 €	15,95 €	24,28 €	8,32 €

Für die Abrechnung von Leistungen bei Erkrankungen in der Schwangerschaft sind Ziffern aus Kapitel H der GOÄ (Geburtshilfe und Gynäkologie) zu verwenden.

2.2 Laboruntersuchungen (GOÄ)

Im **GOÄ-Abschnitt M** finden sich alle Laborziffern, die der Arzt bei Laborleistungen für Privatpatienten abrechnen kann. Der Abschnitt untergliedert sich in vier Kapitel:

I. Vorhalteleistungen in der eigenen niedergelassenen Praxis
II. Basislabor
III. Untersuchungen von körpereigenen und körperfremden Substanzen und körpereigenen Zellen
IV. Untersuchungen zum Nachweis und zur Charakterisierung von Krankheitserregern

Bei den Vorhalteleistungen in der **eigenen Praxis (M I)** handelt es sich um Leistungen (Ziffern 3500 bis 3532), die nur direkt am Patienten oder innerhalb von vier Stunden nach der Probenahme oder Probeübergabe in der eigenen Praxis erfolgen; Ziffern im Kapitel **Basislabor (M II)** können sowohl in der eigenen Praxis als auch in der **Laborgemeinschaft** erbracht werden. Alle diese Leistungen werden vom veranlassenden Arzt abgerechnet. Leistungen aus den Kapiteln **M III und M IV** werden in **Spezial- bzw. Fremdlaboren** durchgeführt und dann auch von diesen abgerechnet. Für Laboraufträge werden die Proben zusammen mit einem Begleitschein versandt.

In den Laborziffern sind stets **alle anfallenden Kosten** und die anschließende Befundung mit Bericht enthalten. Gegegebenenfalls sind aber Porto- und Versandkosten zusätzlich berechnungsfähig.

Sind für die Untersuchung **Blutentnahmen** notwendig, können diese (auch mehrfach) mit der Ziffer 250* (venöse Blutentnahme), der Ziffer 250a (Kapillarblutentnahme bei Kindern bis zum vollendeten 8. Lebensjahr) oder der Ziffer 251 (arterielle Blutentnahme) abgerechnet werden.

Blutentnahme Ziffer 250*
→ LF 2, S. 87

Alle Laborziffern werden mit einem **reduzierten Gebührenrahmen** (kenntlich gemacht durch ein Sternchen) abgerechnet: mit einem Schwellenwert beim 1,15fachen Satz und einem Höchstsatz beim 1,3fachen Satz.

Die Kapitel M II und M III sehen für manche Untersuchungen **Höchstwerte** vor. Diese Ziffern für Untersuchungen sind mit dem Zusatz H1 bis H4 gekennzeichnet, z. B. 3562.H1 für die Untersuchung auf Cholesterin. Der Zusatz muss in der Liquidation mit angegeben werden. Wenn z. B. mehrere an einem Tag bestimmte Laboreinzelleistungen mit dieser Kennzeichnung **H1** berechnet werden sollen, muss stattdessen die Ziffer für den **Höchstwert 3541.H*** berechnet werden, wenn die Summe der Einzelleistungen den Eurobetrag des Höchstwerts in der GOÄ überschreitet. Auch wenn in diesem Fall die einzelnen mit H1 gekennzeichneten Laborwerte in der Privatrechnung nicht einzeln abgerechnet werden können, so sind sie doch berechnungsfrei aufzuführen.

HINWEIS

Für die mit **H2, H3 und H4** gekennzeichneten Untersuchungen (Kap. M II und M III) gelten die **Höchstwerte 3630.H, 3631.H und 3633.H.**

3541.H*	**Höchstwert für die mit H1 gekennzeichneten Untersuchungen des Abschnitts M II**			
	1fach	1,15fach	1,3fach	0,9fach
480 Punkte	27,98 €	32,18 €	36,37 €	25,18 €

Beispiele für Vorhalteleistungen in der eigenen niedergelassenen Praxis (M I)

3500*	**Blut im Stuhl, dreimalige Untersuchung**			
	1fach	1,15fach	1,3fach	0,9fach
90 Punkte	5,25 €	6,03 €	6,82 €	4,72 €

Der Arzt kann dem Patienten die Kosten für die Stuhlbriefchen extra in Rechnung stellen, wenn ihm der Patient diese nicht wieder vorlegt oder wenn sie durch Verschulden des Patienten nicht auswertbar sind.

3501*	**Blutkörperchensenkungsgeschwindigkeit (BKS, BSG)**			
	1fach	1,15fach	1,3fach	0,9fach
60 Punkte	3,50 €	4,02 €	4,55 €	3,15 €

3502*	**Differenzierung des Blutausstrichs, mikroskopisch**			
	1fach	1,15fach	1,3fach	0,9fach
120 Punkte	7,00 €	8,04 €	9,09 €	6,30 €

3503*	**Hämatokrit**			
	1fach	1,15fach	1,3fach	0,9fach
70 Punkte	4,08 €	4,69 €	5,30 €	3,67 €

	Mikroskopische Einzelbestimmung, je Messgröße			
	1fach	1,15fach	1,3fach	0,9fach
60 Punkte	3,50 €	4,02 €	4,55 €	3,15 €
3504*	**Erythrozyten**			
3505*	**Leukozyten**			
3506*	**Thrombozyten**			

3511*	Untersuchung eines Körpermaterials mit vorgefertigten Reagenzträgern oder Reagenzzubereitungen und visueller Auswertung (z. B. Glukose, Harnstoff, Urinteststreifen), qualitativ oder semiquantitativ, auch bei Verwendung eines Mehrfachreagenzträgers, je Untersuchung			
	1fach	1,15fach	1,3fach	0,9fach
50 Punkte	2,91 €	3,35 €	3,79 €	2,62 €

	Untersuchung folgender Messgrößen unabhängig vom Messverfahren, je Messgröße			
	1fach	1,15fach	1,3fach	0,9fach
70 Punkte	4,08 €	4,69 €	5,30 €	3,67 €
3512*	Alpha-Amylase			
3513*	Gamma-Glutamyltranspeptidase (Gamma-Glutamyltransferase, Gamma-GT)			
3514*	Glukose			
3515*	Glutamatoxalazetattransaminase (GOT, Aspartataminotransferase, ASAT, AST)			
3516*	Glutamatpyruvattransaminase (GPT, Alaninaminotransferase, ALAT, ALT)			
3517*	Hämoglobin			
3518*	Harnsäure			
3520*	Kreatinin			
3521*	Lipase			

	Untersuchung folgender Messgrößen unabhängig vom Messverfahren, je Messgröße			
	1fach	1,15fach	1,3fach	0,9fach
100 Punkte	5,83 €	6,70 €	7,58 €	5,25 €
3524*	C-reaktives Protein (CRP)			
3526*	Rheumafaktor (RF)			

3528*	Schwangerschaftstest (Nachweisgrenze des Tests kleiner als 500 U/l)			
	1fach	1,15fach	1,3fach	0,9fach
130 Punkte	7,58 €	8,71 €	9,85 €	6,82 €

3530*	Thromboplastinzeit (TPZ, Quickwert)			
	1fach	1,15fach	1,3fach	0,9fach
120 Punkte	7,00 €	8,04 €	9,09 €	6,30 €

3531*	Urinsediment			
	1fach	1,15fach	1,3fach	0,9fach
70 Punkte	4,08 €	4,69 €	5,30 €	3,67 €

Beispiele für Leistungen aus dem Bereich Basislabor (M II)

Der Aufbau des Abschnitts M führt dazu, dass gleiche Untersuchungen oder Parameter in verschiedenen Abschnitten erscheinen oder im gleichen Abschnitt mehrfach vorkommen. Die Dopplungen entstehen durch unterschiedliche Untersuchungsmethoden (z. B. Ziffer 3511* Glukosebestimmung mittels Teststreifen und Ziffer 3514* Glukose aus venösem Blut) und durch die Abrechnung in unterschiedlichen Laborformen (→ S. 175, Tab.).

Eine Besonderheit stellt Ziffer 3550* dar: Sie umfasst die Untersuchung mehrerer Parameter aus demselben Probenmaterial, darf aber nur einmal berechnet werden. Dies betrifft die Untersuchung der Parameter: Erythrozytenzahl und/oder Hämatokrit und/oder Hämoglobin und/oder mittleres Zellvolumen (MCV) und die errechneten Kenngrößen (z. B. MCH, MCHC) und die Erythrozytenverteilungskurve und/oder Leukozytenzahl und/oder Thrombozytenzahl.

3550*	**Blutbild und Blutbildbestandteile**			
	1fach	1,15fach	1,3fach	0,9fach
60 Punkte	3,50 €	4,02 €	4,55 €	3,15 €

Auf einen Blick:
Untersuchung in Praxislabor oder Laborgemeinschaft

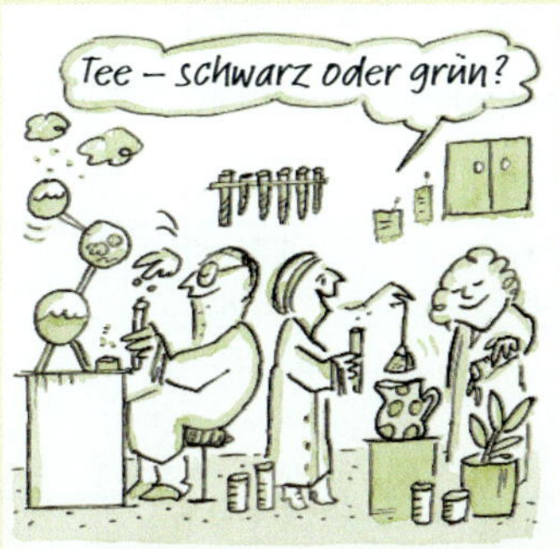
Tee – schwarz oder grün?

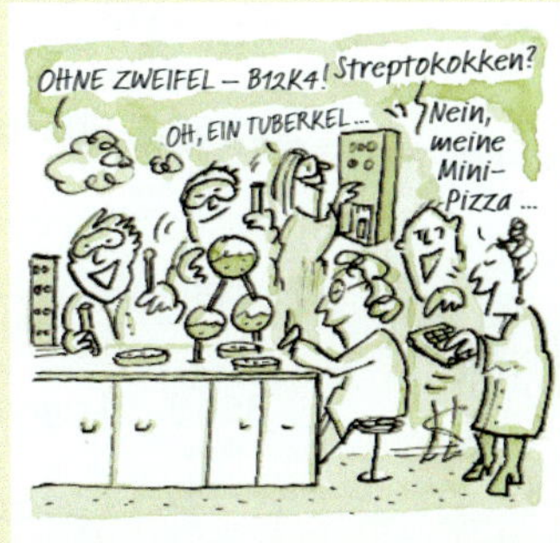
OHNE ZWEIFEL – B12K4!
Streptokokken?
OH, EIN TUBERKEL ...
Nein, meine Mini-Pizza ...

Praxislabor GOÄ-Nr.	**Leistung**	**Laborgemeinschaft GOÄ-Nr.**
3501*	BSG	**3650***
3502*	Blutausstrich mikroskopisch	**3680***
3503*	Hämatokrit (HKT)	**3550***
3504*	Erythrozyten	**3550***
3505	Leukozyten	**3550***
3506*	Thrombozyten	**3550***
3508*	Mikroskopische Untersuchung Nativpräparat	-
3509*	Mikroskopie, einfache Färbung	-
3510*	Mikroskopie, differenzierende Färbung	-
3511*	Teststreifenuntersuchung, z. B. Glukose, Cholesterin, Urinteststreifen	-
3512*	Alpha-Amylase	**3588.H 1***
3513	Gamma-GT	**3592.H 1***
3514*	Glukose	**3560***
3515*	GOT, ASAT, AST	**3594.H 1***
3516*	GPT, ALAT, ALT	**3595.H 1***
3517*	Hämoglobin	**3550***
3518*	Harnsäure	**3583.H 1***
3519*	Kalium	**3557***
3520*	Kreatinin	**3585.H 1***
3521*	Lipase	**3598.H 1***
3523*	ASL	-
3524*	CRP	-
3525*	Mononukleose-Test	-
3526*	Rheumafaktor (RF)	-
3528*	Schwangerschaftstest (Nachweisgrenze kleiner als 500 U/l)	-
3529*	Schwangerschaftstest (Nachweisgrenze kleiner als 50 U/l)	-
3530*	Quick, TPZ	**3607***
3531*	Urinsediment	-

Achtung bei Ziffer 3550! - Hinweis s. o.

3561*	**Glykierte Hämoglobine (HbA_1, HbA_{1c})**			
	1fach	1,15fach	1,3fach	0,9fach
200 Punkte	11,66 €	13,41 €	15,16 €	10,49 €

3562. H1*	**Cholesterin**			
	1fach	1,15fach	1,3fach	0,9fach
40 Punkte	2,33 €	2,68 €	3,03 €	2,10 €

3563. H1*	**HDL-Cholesterin**			
	1fach	1,15fach	1,3fach	0,9fach
40 Punkte	2,33 €	2,68 €	3,03 €	2,10 €

3564. H1*	**LDL-Cholesterin**			
	1fach	1,15fach	1,3fach	0,9fach
40 Punkte	2,33 €	2,68 €	3,03 €	2,10 €

3565. H1*	**Triglyzeride**			
	1fach	1,15fach	1,3fach	0,9fach
40 Punkte	2,33 €	2,68 €	3,03 €	2,10 €

3584. H1*	**Harnstoff (Harnstoff-N, BUN) (im Serum)**			
	1fach	1,15fach	1,3fach	0,9fach
40 Punkte	2,33 €	2,68 €	3,03 €	2,10 €

Beispiele aus Abschnitt M III

3611*	**Blutzuckertagesprofil (viermalige Bestimmung von Glukose)**			
	1fach	1,15fach	1,3fach	0,9fach
160 Punkte	9,33 €	10,73 €	12,12 €	8,39 €

3613*	**Glukosetoleranztest, oral (viermalige Bestimmung von Glukose)**			
	1fach	1,15fach	1,3fach	0,9fach
160 Punkte	9,33 €	10,73 €	12,12 €	8,39 €

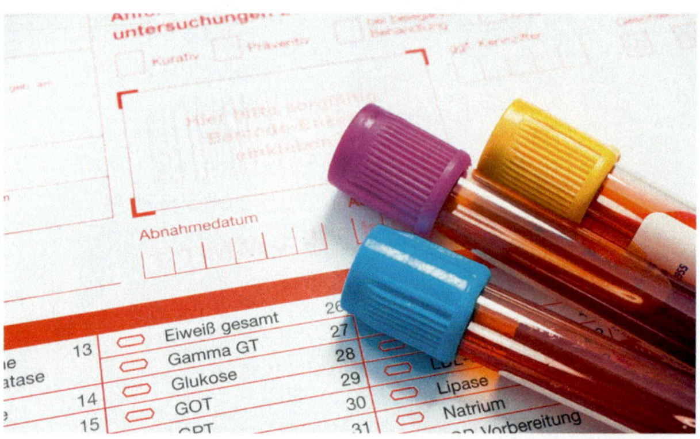

Abb. 1 Proberöhrchen für Blutuntersuchung (Vacutainer®-System), u. a. für die Bestimmung von HbA_{1c} (EDTA-Probenröhrchen; Mitte)

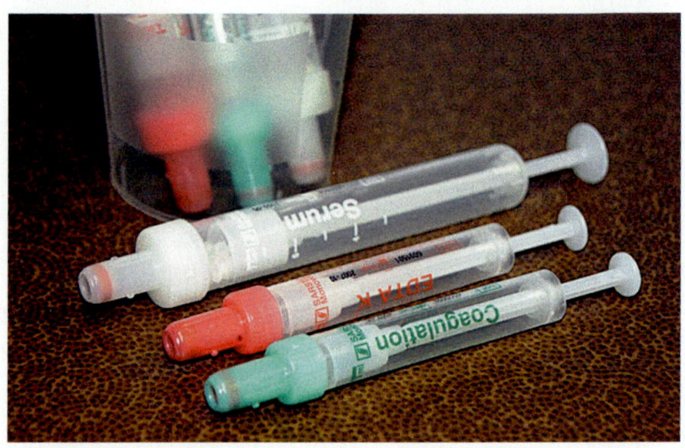

Abb. 2 Verschiedene Blutröhrchen (Monovetten®-System)

Beispiele aus Abschnitt M IV

4504*	**Untersuchung zum Nachweis von Bakterien im Nativmaterial mittels Agglutination, je Antiserum: Untersuchung mit ähnlichem methodischem Aufwand**			
	1fach	1,15fach	1,3fach	0,9fach
130 Punkte	7,58 €	8,71 €	9,85 €	6,82 €

Die untersuchten Parameter müssen auf der Liquidation angegeben werden.

4605*	**Untersuchung zur Bestimmung der Keimzahl mittels Eintauchobjektträgerkultur (z. B. Cult-Dip®, Dip-Slide®, Uricount®, Uricult®, Uriline®, Urotube®), semiquantitativ, je Urinuntersuchung**			
	1fach	1,15fach	1,3fach	0,9fach
60 Punkte	3,50 €	4,02 €	4,55 €	3,15 €

Analogleistungen

Für manche Behandlungen und auch Laboruntersuchungen gibt es, weil sie verhältnismäßig neu sind, noch keine eigene Gebührenziffer. Sie können als Analogleistung abgerechnet werden und werden mit dem Buchstaben A gekennzeichnet.

A 3732*	**Troponin-T-Schnelltest analog Nr. 3741***			
	1fach	1,15fach	1,3fach	0,9fach
200 Punkte	11,66 €	13,41 €	15,16 €	10,49 €

Das Verzeichnis der analogen Bewertungen (GOÄ) der Bundesärztekammer finden Sie unter www.bundesaerztekammer.de/aerzte/gebuehrenordnung/abrechnung/analoge-bewertungen/

MERKE

In verschiedenen Leistungskomplexen der GOÄ sind Laborleistungen bereits enthalten und können nicht zusätzlich abgerechnet werden. Dies betrifft z. B. **Vorsorgeuntersuchungen** in der Schwangerschaft (Ziffer 23) oder **Krebsfrüherkennungsuntersuchungen** (Ziffer 27, 28).

BEISPIEL

Die Patientin Monika Blau (39) kommt in die Sprechstunde ihres hausärztlichen Internisten Dr. Voll. Der Arzt untersucht sie vollständig und berät sie; außerdem erfolgt eine Blutentnahme für eine Erythrozyten- und Leukozytenzählung in der Laborgemeinschaft und eine BSG in der eigenen Praxis sowie eine Harnstreifentestung und eine Untersuchung des Harnsediments in der eigenen Praxis.

Datum	GOÄ-Nr.	Leistung	Steigerungssatz	Betrag in €
04. 06.	8	Ganzkörperstatus	2,3	34,86
	1	Beratung	2,3	10,72
	250*	Blutentnahme	1,8	4,20
	3550*	Blutbild	1,15	4,02
	3501*	BSG	1,15	4,02
	3511*	Urinuntersuchung mit Teststreifen	1,15	3, 35
	3531	Harnsediment	1,15	4,69

2.3 Ultraschalluntersuchungen (GOÄ)

Ziffern zur Abrechnung von sonografischen Leistungen finden sich in der GOÄ in **Kapitel C**, z. B.

410	**Ultraschalluntersuchung eines Organs**			
	1fach	2,3fach	3,5fach	1,2fach
200 Punkte	11,66 €	26,81 €	40,80 €	13,99 €

420	**Ultraschalluntersuchung von bis zu drei weiteren Organen im Anschluss an eine der Leistung nach der Nummern 410-418, je Organ**			
	1fach	2,3fach	3,5fach	1,2fach
80 Punkte	4,66 €	10,72 €	16,32 €	5,60 €

Die **Ziffer 420** kann nur höchstens dreimal pro Sitzung berechnet werden, also für die Ultraschalluntersuchung eines zweiten, dritten und vierten Organs. Müssen mehr als vier Organe untersucht werden, wird keine weitere Ziffer angegeben. Es kann nur der Steigerungsfaktor erhöht werden.

Das untersuchte Organ ist stets anzugeben. Hierzu verwendet man folgende **Kürzel**:

Organ	Abkürzung	Organ	Abkürzung	Organ	Abkürzung
Aorta	Aor	Niere	N	Magen	Mag
Darm	Dar	Ovarien	Ov	Mamma	Mm
Gallenblase	Gbl	Pankreas	Pan	Milz	Mi
Gallenwege	Gw	Prostata	Pro	Muskelgruppe	Mus
Gelenk	Glk	Leber	Leb	Uterus	Ut
Harnblase	Hbl	Lymphknoten	LK	Vena cava	Vec
Hoden	Ho	links	l	rechts	r
Hüfte	H	beidseits	bds		

2.4 Empfängnisregelung (GOÄ)

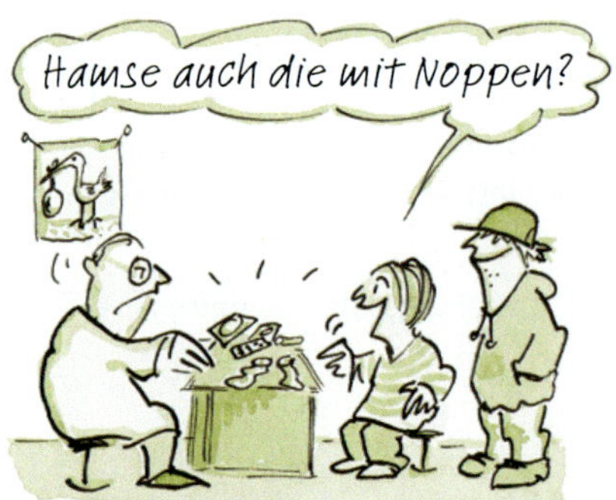

Die GOÄ kennt kein eigenes Kapitel zur Empfängnisregelung: Beratungen und Untersuchungen werden mit den **Ziffern 1 und 7** berechnet. Sind weitere Behandlungen oder diagnostische Maßnahmen erforderlich, so finden sich diese in **Kapitel H** der GOÄ (Gynäkologie und Geburtshilfe), z. B. das Einlegen oder Wechseln eines Intrauterinpessars **(Ziffer 1091)**. Die Verschreibungen von hormonellen Antikonzeptiva und Interzeptiva (postkoitale Antikonzeptiva, „Pille danach") und das Einsetzen von Intrauterinpessaren ist aber – anders als bei gesetzlich Versicherten – unabhängig vom Alter der Patientin berechenbar.

Ziffer 1 und 7
→ LF 2, S. 88, 90

Es sind daneben je nach Behandlung auch weitere Ziffern anderer Kapitel abrechenbar: Zum Beispiel kann ein **Abstrich** mit der **Ziffer 297** (Entnahme und Aufbereitung von Abstrichmaterial zur zytologischen Untersuchung) berechnet werden und dessen mikroskopische Untersuchung mit den **Ziffern 3508 und 3509**. Ist ein **Röteln-Antikörper-Nachweis** notwendig, dann kann mit der **Ziffer 250*** die Blutentnahme und mit der **Ziffer 4301*** der Nachweis berechnet werden.

BEISPIELE

1) Die 56-jährige Angelika Pinar kommt mit Unterleibsschmerzen in die Praxis ihres Hausarztes. Er untersucht sie und nimmt Ultraschalluntersuchungen der Eierstöcke vor. Eine BSG und eine Leukozytenzählung erfolgen im eigenen Labor. Abschließend berät der Arzt sie.

Datum	GOÄ-Nr.	Leistung	Steigerungssatz	Betrag in €
26. 03	7	Vollständige Untersuchung weiblicher Genitaltrakt	2,3	21,45
	410	Sonografie li. Ov	2,3	26,81
	420	Sonografie re. Ov	2,3	10,72
	250*	Blutentnahme	1,8	4,20
	3501*	BSG	1,15	4,02
	3505*	Leukozytenzählung	1,15	4,02
	1	Beratung	2,3	10,72

2) Katrin Ogal stellt sich wegen Erbrechens in der Praxis vor. Die Hausärztin untersucht sie vollständig und lässt einen Schwangerschaftstest in der Praxis vornehmen. Die Ärztin teilt ihr das Ergebnis mit und rät zu einer Vorstellung beim Gynäkologen.

Datum	GOÄ-Nr.	Leistung	Steigerungssatz	Betrag in €
26. 07	8	Ganzkörperstatus	2,3	34,86
	3528*	Schwangerschaftstest (Nachweisgrenze des Tests kleiner als 500 U/L)	1,15	8,34
	1	Beratung	2,3	10,72

AUFGABEN

1 Rechnen Sie den Behandlungsfall ab: Der Privatpatient Stefan Cramer (45 Jahre) kommt mit Beschwerden beim Wasserlassen und Schmerzen im Unterleib in die Hausarztpraxis. Der Arzt untersucht Nieren und ableitende Harnwege und verabreicht eine i.v. Injektion. Der Urin wird in der Praxis mittels Teststreifen untersucht. Der Arzt berät und stellt eine Arbeitsunfähigkeitsbescheinigung aus. Für den Folgetag ordnet er eine BSG, Leukozytenzählung und Untersuchung des Harnsediments an.

2 Rechnen Sie den Behandlungsfall ab: Die privat versicherte Patientin Helga Berg (60 Jahre) kommt mit Schmerzen im Bereich der Nieren in die Praxis des Urologen, als dieser gerade nach der Sprechstunde die Praxisräume abschließt. Der Arzt spricht ausführlich (20 Minuten) mit ihr, nimmt eine Ultraschalluntersuchung der Nieren vor und lässt eine Untersuchung von Leukozyten und eine BSG vornehmen. Er stellt eine Arbeitsunfähigkeitsbescheinigung aus.

LF 9

Patienten bei diagnostischen und therapeutischen Maßnahmen der Erkrankungen des Verdauungssystems begleiten

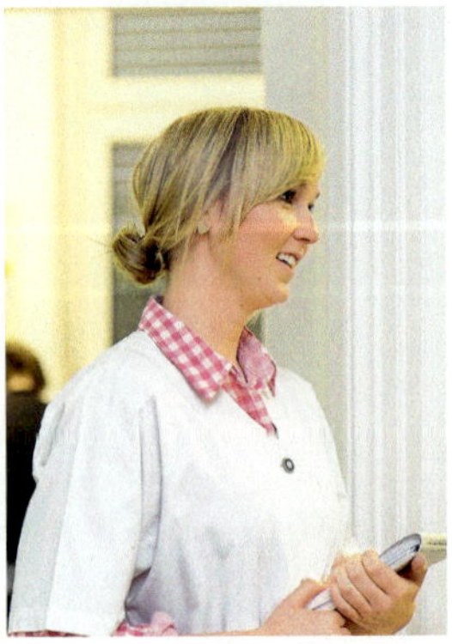

Es ist wieder viel Betrieb in der Hausarztpraxis von Dr. Klein: Während die Auszubildende Serap das gerade von einer Patientin abgegebene Stuhlproben-Entnahmesystem für den Versand vorbereitet, nimmt die MFA Clara Wolf die eGK vom 62-jährigen Leo Bertucco entgegen. Er ist zum ersten Mal seit langem in der Sprechstunde von Dr. Klein. Seit über einem Monat würde er nun schon unter starken Schmerzen „so im Bauchbereich" leiden, klagt er, nun wolle er „endlich Klarheit". „Bestimmt kann Dr. Klein Ihnen helfen", ermutigt ihn Clara Wolf, „der Doktor wird Sie untersuchen und vielleicht einen Ultraschall machen, dann wissen wir sicher schon mehr. Wenn auch die Laboruntersuchungen keine Klarheit bringen, dann kann er Sie auch zum Facharzt überweisen."

1 Abrechnung von Leistungen bei Erkrankungen des Verdauungssystems (EBM)

Die Behandlung von Erkrankungen des Verdauungssystems umfassen
- körperliche Untersuchungen: Inspektion, Palpation, Perkussion, Auskultation,
- Ultraschall- und Röntgendiagnostik,
- endoskopische Untersuchungen sowie
- Laboruntersuchungen.

Versichertenpauschale → LF 2, S. 61
Grundpauschale → LF 2, S. 65

Die Anamnese sowie die körperlichen Untersuchungen sind in der Regel mit der **Versicherten- bzw. Grundpauschale** abgegolten. Überweist der Hausarzt den Patienten zu einem Facharzt, z. B. zu einem Internisten mit der Schwerpunktbezeichnung **Gastroenterologie**, dann kann dieser dafür eine der Grundpauschalen **GOP 13390 bis 13392** berechnen.

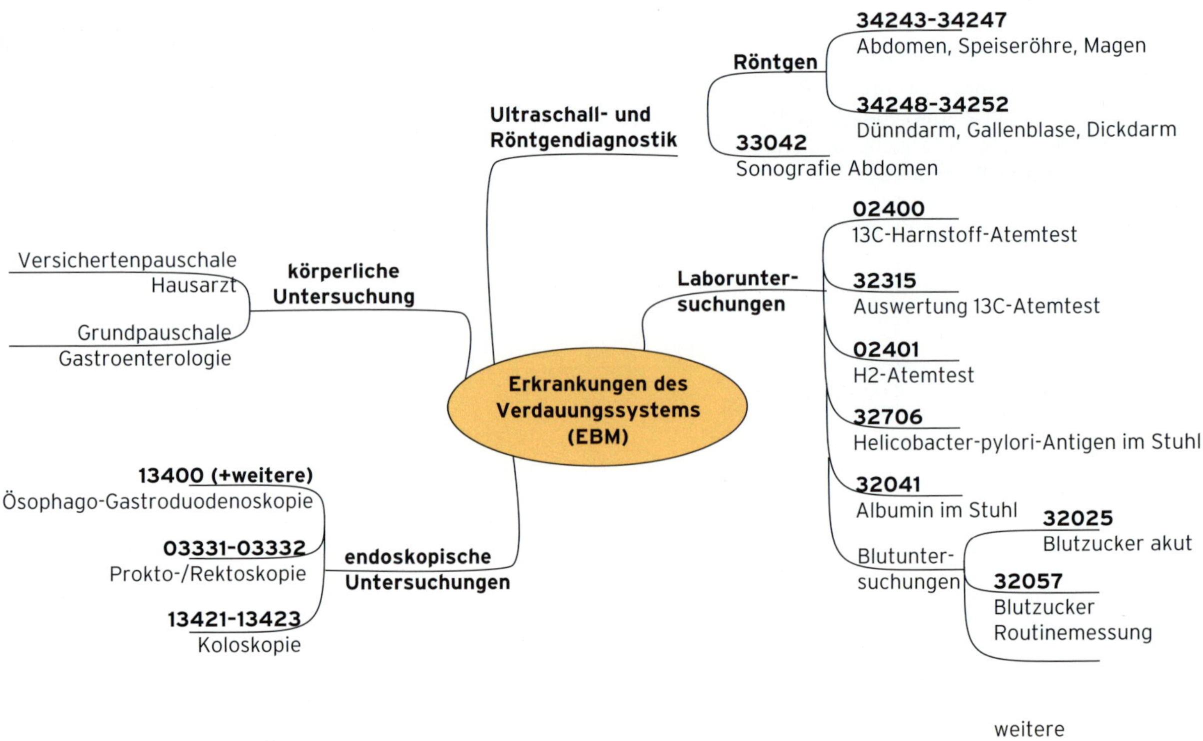

1.1 Ultraschall- und Röntgendiagnostik (EBM)

Zur Sicherung einer Diagnose bei Erkrankungen des Verdauungssystems ist es in vielen Arztpraxen möglich, **Ultraschalldiagnostik** einzusetzen.

33042 Sonographische Untersuchung des Abdomens oder dessen Organe und/oder des Retroperitoneums oder dessen Organe einschl. der Nieren mittels B-Mode-Verfahren

Die GOP 33042 ist im Behandlungsfall höchstens zweimal berechnungsfähig; außerdem ist die Dokumentation der untersuchten Organe obligater Bestandteil der Leistung.

Auch **Röntgenuntersuchungen** können zur Diagnose beitragen; anders als bei Ultraschalluntersuchung wird der Patient hier allerdings einer Strahlenbelastung ausgesetzt.

HINWEIS

Zur Abrechnung von Ultraschall- und Röntgenleistungen ist immer die Genehmigung durch die zuständige KV nach der Ultraschall-Vereinbarung bzw. der Vereinbarung zur Strahlendiagnostik notwendig.

34243 Röntgenübersichtsaufnahme(n) des Abdomens

Obligater Leistungsinhalt:
- Aufnahme(n) des Abdomens in einer Ebene

34245 Röntgenübersichtsaufnahme(n) von Teilen des Abdomens

Obligater Leistungsinhalt:
- Aufnahme(n) von Teilen des Abdomens in einer Ebene

34246 Röntgenuntersuchung der Speiseröhre

Obligater Leistungsinhalt:
- Kontrastmitteleinbringung(en)
- Durchleuchtung(en)

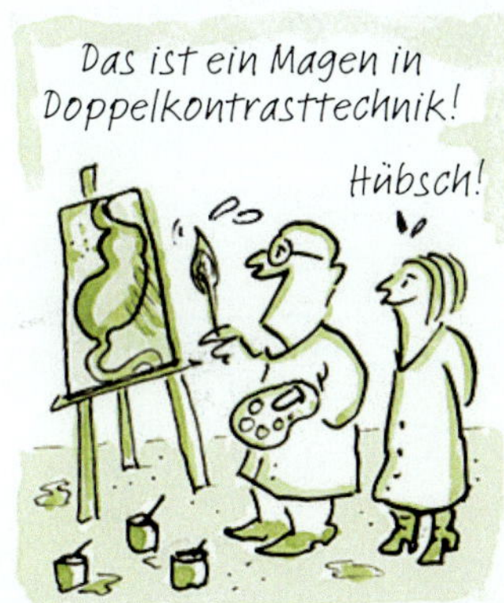

34247 Röntgenuntersuchung des Magens und/oder des Zwölffingerdarms

Obligater Leistungsinhalt:
- Kontrastmitteleinbringung(en)
- Durchleuchtung(en)
- Doppelkontrasttechnik
- Darstellung des Magens und/oder des Zwölffingerdarms

34248 Röntgenuntersuchung des Dünndarms

Obligater Leistungsinhalt:
- Darstellung des ganzen Dünndarms in Doppelkontrasttechnik
- Einbringung des Kontrastmittels mittels einer Sonde

34250 Röntgenuntersuchung der Gallenblase und/oder Gallengänge

Obligater Leistungsinhalt:
- Kontrastmitteleinbringung(en)
- Darstellung der Gallenblase und/oder Gallengänge

34251 Röntgenuntersuchung des Dickdarms

Obligater Leistungsinhalt:
- Darstellung des Dickdarms retrograd bis zur Ileocoecalklappe in Doppelkontrasttechnik und/oder
- Stopplokalisation bei Tumor und/oder Ileus
- Darstellung des Restkolons über Stoma
- Kontrastmitteleinbringung(en)
- Durchleuchtung

BEISPIEL

Dr. Klein untersucht Herrn Bertucco und nimmt eine Ultraschalluntersuchung des Abdomens vor. Der Arzt berät den Patienten und überweist ihn zur Gastroskopie zum Gastroenterologen.

1. Behandlungstag	03000 (Versichertenpauschale) 33042 (Sonographische Untersuchung des Abdomens)

1.2 Endoskopische Untersuchungen (EBM)

Endoskopische Untersuchungen dienen der genauen Betrachtung und Beurteilung von Körperhöhlen, wie z. B. dem Magen **(Gastroskopie)** oder dem Darm **(Duodeno- und Koloskopie),** mit Hilfe eines Endoskops. Hierbei können ggf. auch kleine Proben zur weiteren Untersuchung entnommen werden.
Die **Prokto-** bzw. die **Rektoskopie** (mit oder ohne Polypenentfernung) kann auch vom Hausarzt vorgenommen und abgerechnet werden.

03331 Prokto-/Rektoskopischer Untersuchungskomplex

Obligater Leistungsinhalt:
- rektale Untersuchung
- Proktoskopie und/oder
- Rektoskopie
- Patientenaufklärung
- Information zum Ablauf der vorbereitenden Maßnahmen ...
- Nachbeobachtung und -betreuung

03332 Zuschlag zu der Gebührenordnungsposition 03331 für die Polypenentfernung(en)

Obligater Leistungsinhalt:
- vollständige Entfernung eines oder mehrerer Polypen mittels Hochfrequenz-diathermieschlinge
- Veranlassung einer histologischen Untersuchung

Leistungen, die nur der Vertragsarzt mit der **Zusatzbezeichnung Gastroenterologie** abrechnen kann, wie z. B. Gastroskopien, finden sich im EBM im Kapitel 13, Abschnitt 13.3.3:

13400 Zusatzpauschale Ösophago-Gastroduodenoskopie

Obligater Leistungsinhalt:
- Ösophagoskopie und/oder
- Ösophagogastroskopie und/oder
- Ösophagogastroduodenoskopie
- Patientenaufklärung zur Untersuchung ...
- Information zum Ablauf der vorbereitenden Maßnahmen ...
- Nachbeobachtung und Betreuung
- Foto-/Videodokumentation

Zu den fakultativen Leistungen dieser GOP gehören z. B. auch der 13C-Harnstoff-Atemtest und die Probeexzision.

Die GOPs 13401 bis 13420 enthalten weitere Leistungen im Zusammenhang mit der GOP 13400 oder andere endoskopische Untersuchungen.

BEISPIEL

Leo Bertucco stellt sich mit der Überweisung von seinem Hausarzt bei dem Gastroenterologen Dr. Schön vor: Dieser untersucht ihn und führt drei Tage später eine Gastroskopie durch. Der Hausarzt erhält einen kurzen Bericht.

1. Behandlungstag	13392 (Grundpauschale Gastroenterologe)
2. Behandlungstag	13400 (Zusatzpauschale Ösophago-Gastroduodenoskopie)

Der Arztbrief kann nicht gesondert berechnet werden, da diese Leistung in der Grundpauschale enthalten ist.

MERKE

Die GOP 13400 kann nur von einem zugelassenen Facharzt für Innere Medizin mit dem Schwerpunkt **Gastroenterologie** abgerechnet werden.

13421 Zusatzpauschale Koloskopie

Obligater Leistungsinhalt:
- totale Koloskopie mit Darstellung des Coecums
- Patientenaufklärung zur Koloskopie und zur Prämedikation in angemessenem Zeitabstand vor dem Eingriff
- Aufklärung zum Vorgehen und zu einer möglichen Polypenabtragung und anderer therapeutischer Maßnahmen in derselben Sitzung
- Information zu Ablauf und Dauer der Darmreinigung
- Foto-/Videodokumentation
- Nachbeobachtung und -betreuung
- Einhaltung der Maßnahmen der Überprüfung der Hygienequalität entsprechend der Qualitätssicherungsvereinbarung zur Koloskopie gemäß § 135 Abs. 2 SGB V
- Vorhaltung der geeigneten Notfallausstattung entsprechend der Qualitätssicherungsvereinbarung zur Koloskopie gemäß §135 Abs. 2 SGB V

Die GOP 13421 ist nur von Vertragsärzten abrechenbar, die eine Genehmigung durch die KV besitzen.
Neben der GOP 13421 ist u. a. die Berechnung der GOPs 02300 bis 02302 (Kleiner operativer Eingriff) in derselben Sitzung ausgeschlossen. Auch GOP 01741 (Koloskopischer Komplex gemäß den Krebsfrüherkennungs-Richtlinien) kann nicht in derselben Sitzung berechnet werden.

Krebsfrüherkennungsuntersuchungen
→ LF 11, S. 226

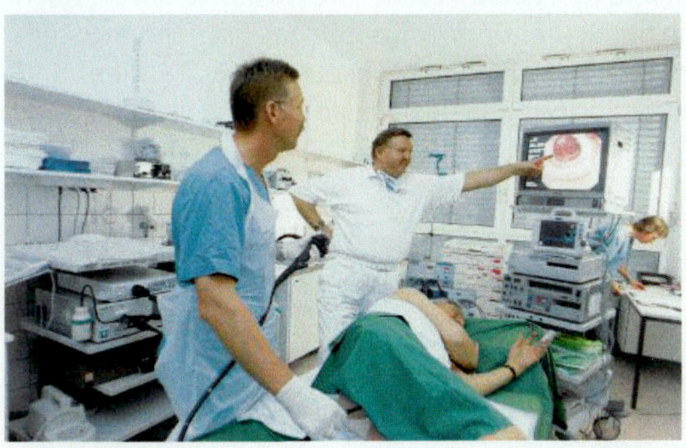

Abb. 1 Rektoskopie

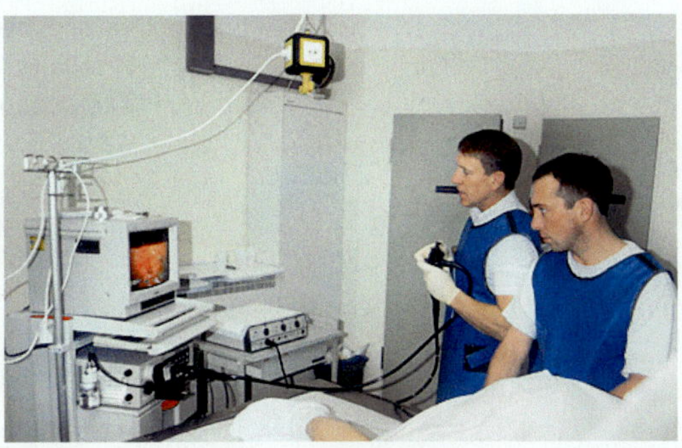

Abb. 2 Koloskopie

1.3 Laboruntersuchungen (EBM)

Weitere GOPs für **Laboruntersuchungen** finden Sie in LF 8, S.163

Blutzucker-bestimmung → LF 8, S.167

Für die Diagnose von Erkrankungen des Verdauungssystems sind ggf. Laboruntersuchungen notwendig. So ist es bei einer Stoffwechselerkrankung wie Diabetes mellitus notwendig, Blutzuckerbestimmungen im Akutfall oder als planmäßige Kontrolle **(GOP 32025, 32075)** vorzunehmen. Bei Infektionen wie bei durch Helicobacter pylori hervorgerufener Gastritis wird z. B. ein 13C-Harnstoff-Atemtest durchgeführt.

02400	**Durchführung des 13C-Harnstoff-Atemtests** ohne Analyse nach der GOP 32315

Die Leistung nach GOP 02400 kann frühestens vier Wochen nach Ende der Therapie einer Helicobacter-pylori-Infektion als Erfolgskontrolle angesetzt werden. Sie wird auch bei Kindern mit begründetem Verdacht auf eine Ulkuserkrankung durchgeführt und abgerechnet. Der Hausarzt darf die Durchführung des Tests nicht zusätzlich abrechnen, weil dieser in der Versichertenpauschale enthalten ist.

32315	**Analytische Auswertung einer oder mehrerer Atemproben eines 13C-Harnstoff-Atemtests** nach der GOP 02400, ggf. einschl. Probenvorbereitung (z. B. chromatografisch)

32706	**Helicobacter-pylori-Antigen im Stuhl**

HINWEIS

Der H2-Atemtest dient zum Nachweis einer Laktose- oder Fruktoseunverträglichkeit.

02401	**H2-Atemtest, einschl. Kosten**

Obligater Leistungsinhalt:
- mehrere Probenentnahmen
- mehrere Messungen der H2-Konzentration
- zeitbezogene Dokumentation der Messergebnisse

32457	Quantitative immunologische Bestimmung von okkultem Blut im Stuhl (iFOBT)

32041	Qualitativer **immunologischer** Nachweis von **Albumin im Stuhl**

Die Kostenpauschale für das ausgegebene Testbriefchen für den Nachweis von Albumin im Stuhl (GOP 40152) kann nur angesetzt werden, wenn das Testbriefchen vom Patienten nicht zurückgegeben wurde.

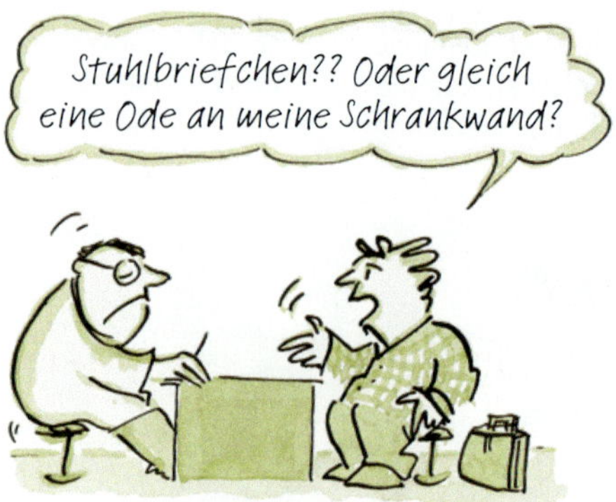

BEISPIEL

Der AOK-versicherte Patient Peter Worms klagt in der Sprechstunde seines Hausarztes Dr. Klein über Schmerzen im Oberbauch und unregelmäßigen wie ungewöhnlichen Stuhl. Der Arzt untersucht ihn und führt eine Prokto-/Rektoskopie durch. Nach einer Beratung händigt er dem Patienten das Entnahmesystem für die Untersuchung auf Blut im Stuhl aus, das der Patient fünf Tage später zurückbringt und das an das Labor weitergeleitet wird.

1. Behandlungstag	03000 (Versichertenpauschale) 03331 (Prokto-/Rektoskopie) 32457 (Quantitative immunologische Bestimmung von okkultem Blut im Stuhl)
2. Behandlungstag	–

1.4 Disease-Management-Programme (DMP)

Disease-Management-Programme (DMP) nennt man strukturierte Behandlungsprogramme für chronisch kranke Patienten. Das Ziel der Programme ist die **Verbesserung der Versorgung von chronisch Kranken**, um Komplikationen und **Folgeerkrankungen** durch kontinuierliche Betreuung und Behandlung zu vermeiden oder zu verzögern.
DMP werden von den gesetzlichen Krankenkassen für verschiedene chronische Erkrankungen angeboten (→ Abb. 1). Derzeit sind dies

- Diabetes mellitus Typ 1,
- Diabetes mellitus Typ 2,
- koronare Herzkrankheit (KHK),
- Brustkrebs,
- Asthma und
- chronisch obstruktive Lungenerkrankung (COPD).

Chronisch kranke Patienten können freiwillig an einem DMP teilnehmen: Voraussetzung ist, dass ihre Krankenkasse dieses Programm anbietet, ihre chronische Erkrankung eindeutig diagnostiziert ist und sie ihre Bereitschaft zu aktiver Teilnahme am Programm auf einem Formular, z. B. „**Erklärung zur Teilnahme** an einem strukturierten Behandlungsprogramm für Diabetes mellitus", schriftlich bestätigen.
Die jeweils zuständige KV erteilt Ärzten die **Zulassung** zur Durchführung von DMP. Der Arzt übernimmt dann die Koordination des individuellen Therapieprogramms seiner Patienten. Er kann z. B. für seine Patienten Schulungen veranlassen, in denen diese lernen, ihr Leben und ihre Erkrankung besser aufeinander abzustimmen. Bei Diabetes-mellitus-Patienten sind dies z. B. Schulungen zur richtigen Ernährung, zur Messung des Blutdrucks und der Blutzucker-Selbstkontrolle bis zur Interpretation der Werte.
Mit Hilfe von **Dokumentationsbögen**, die elektronisch erstellt **(eDMP)** und an die Krankenkasse übermittelt werden (→ Abb. 2), muss der Arzt die Betreuung im Rahmen des DMP und den Verlauf der Erkrankung dokumentieren. Die Dokumentationen dienen vor allem der Qualitätssicherung.

Die ärztlichen Leistungen im Rahmen eines DMP werden regulär nach EBM abgerechnet. Zusätzliche Leistungen, wie z. B. die Dokumentation oder Schulungsmaßnahmen, werden darüber hinaus außerhalb der Gesamtvergütung honoriert. Hierfür nennt der EBM jedoch keine einheitlichen GOPs: Es gelten eigene **Symbolnummern** der jeweils zuständigen KV.

HINWEIS

Die Teilnahme an einem DMP ist auch am Buchstabenkürzel in der Statusangabe des Patienten auf der Versichertenkarte erkennbar (→ LF 2, S. 28).

GOP-Informationen zu DMP erhalten Sie über Ihre zuständige KV, z. B. unter
www.kvberlin.de
www.kvno.de
www.kvwl.de

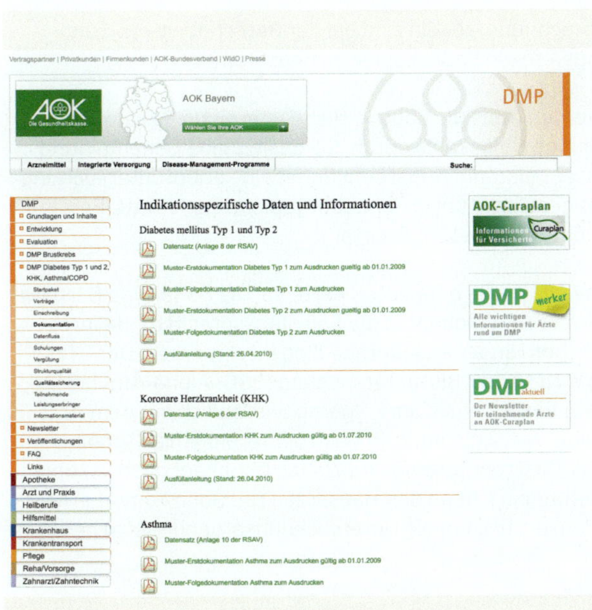

Abb. 1 Krankenkassen geben auch im Internet Informationen über die von ihnen angebotenen Behandlungsprogramme.

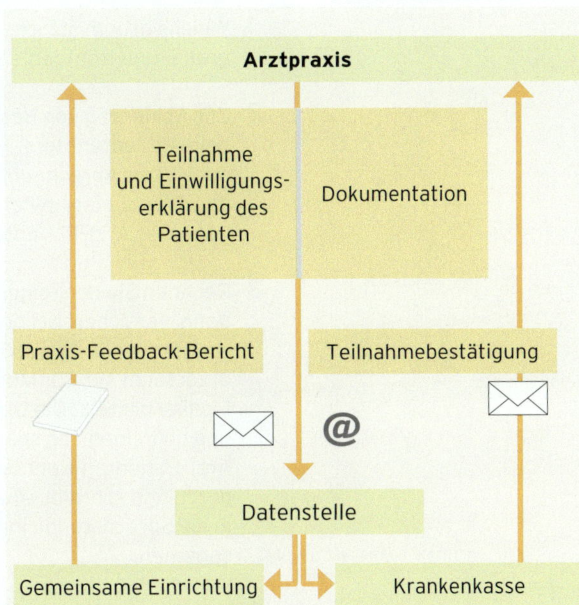

Abb. 2 Datenfluss zwischen allen an einem DMP beteiligten Stellen

Beispiele für die Symbolnummern zum DMP Diabetes Typ 2 der KV Berlin

99101	**Info, Beratung u. Einschreibung der Versicherten – Erstdokumentation**
99102	**Erstellung und Versand der Folgedokumenation**
99111	**Behandlungs- und Schulungsprogramm Typ 2 ohne Insulin**
99112	**Behandlungs- und Schulungsprogramm Typ 2 mit Insulin**
99119	**Diabetes-Schulungsmaterial**
99121	**Behandlungs- und Schulungsprogramm für Patienten mit Hypertonie**

BEISPIEL

Die Patientin Herta Müller (59 J.) ist Typ-2-Diabetikerin (E11.90G) und nimmt am DMP ihrer Krankenkasse teil. Sie kommt heute zum ersten Mal im Quartal zur Kontrolle in die Sprechstunde. Ihr Gewicht, Blutdruck und Blutzuckerwert (mittels Teststreifen) wird gemessen, ebenso ihr Kreatinin im Serum und das HbA_{1c}. Der Urin wird auf Mikroalbumine untersucht und zuletzt die DMP-Folgedokumentation ausgefüllt. Zwei Tage später kommt sie erneut, um ihre Laborwerte zu besprechen und sich vom Arzt ausführlich (20 Minuten) bezüglich ihrer neuen Medikamente beraten zu lassen.

1. Behandlungstag	03000 (Versichertenpauschale) 03220 (Chronikerpauschale 1) 32057 (Glukosebestimmung im Blut) 32089 (Teststreifen-Zuschlag bei Bestimmung in eigener Praxis) 32066 (Kreatinin, Methode nach Jaffé) 32094 (Glykierte Hämoglobine, z. B. HbA_1 und/oder HbA_{1c}) 32135 (Mikroalbuminurie-Nachweis) Symbolnummer Erstellung der Folgedokumentation
2. Behandlungstag	03221 (Chronikerpauschale 2) 2x 03230 (problemorientiertes ärztliches Gespräch)

AUFGABEN

1 Welche grundsätzlichen Abrechnungsregeln sind bei der Berechnung von Sonografie- und Röntgenleistungen sowie Endoskopien zu beachten?

2 Zur Abklärung von Beschwerden führt die hausärztliche Internistin Renate Wolle beim Patienten Horst Hofer eine Koloskopie durch. Sie besitzt eine Genehmigung der KV zur Abrechnung dieser Leistung. Außerdem findet eine Laboruntersuchung des Helicobacter-pylori-Antigens im Stuhl in der Laborgemeinschaft statt. Es ist der dritte Arzt-Patienten-Kontakt in diesem Quartal.

3 Rechnen Sie den folgenden Fall für alle beteiligten Ärzte ab: Die 63-jährige Barbara John, versichert bei der Barmer GEK, kommt in die Samstagssprechstunde ihres Hausarztes und klagt über schon länger andauernde Magenschmerzen. Der Arzt untersucht sie. Für Montag wird sie zur Blutuntersuchung (BSG, Alpha-Amylase, Lipase) bestellt. Die Diagnose bespricht sie am Folgetag telefonisch mit dem Arzt und holt einen Tag später eine Überweisung zum Gastroenterologen ab (ohne Arzt-Patienten-Kontakt). Der Gastroenterologe führt eine Ösophagogastroskopie durch und schreibt einen Befundbericht an den Hausarzt. Frau John kommt erneut in die Sprechstunde ihres Hausarztes, um die Untersuchungsergebnisse zu besprechen.

4 Geben Sie an, für welche Erkrankungen die Krankenkassen DMP anbieten. Unter welchen Voraussetzungen kann ein Patient hieran teilnehmen und ein Arzt DMP-Leistungen anbieten?

2 Abrechnung von Leistungen bei Erkrankungen des Verdauungssystems (GOÄ)

Bei Erkrankungen des Verdauungssystems erhebt der Arzt zunächst die Anamnese und führt danach eine körperliche | Untersuchung durch. Je nach deren Umfang rechnet er diese ab mit der **Ziffer 5** (symptombezogene Untersuchung) oder der **Ziffer 7** (vollständige körperliche Untersuchung eines Organsystems, hier der Bauchorgane) oder der **Ziffer 8** (Ganzkörperstatus).

Untersuchung
→ LF 2, S. 90

Dann | berät er den Patienten und rechnet ab mit **Ziffer 1** (Beratung) oder **Ziffer 3** (Eingehende Beratung, Dauer mindestens 10 Minuten).

Beratung
→ LF 2, S. 88

Weitergehende Untersuchungen sind mittels Ultraschall, Röntgen und Labortests möglich.

2.1 Ultraschall- und Röntgendiagnostik (GOÄ)

| **Ultraschalluntersuchungen** der Verdauungsorgane können mit den Ziffern 410 und 420 abgerechnet werden.

Ultraschalluntersuchungen nach GOÄ
→ LF 8, S. 178

410	**Ultraschalluntersuchung eines Organs**
420	**Ultraschalluntersuchung von bis zu drei weiteren Organen im Anschluss an eine der Leistungen nach der Nummern 410-418, je Organ**

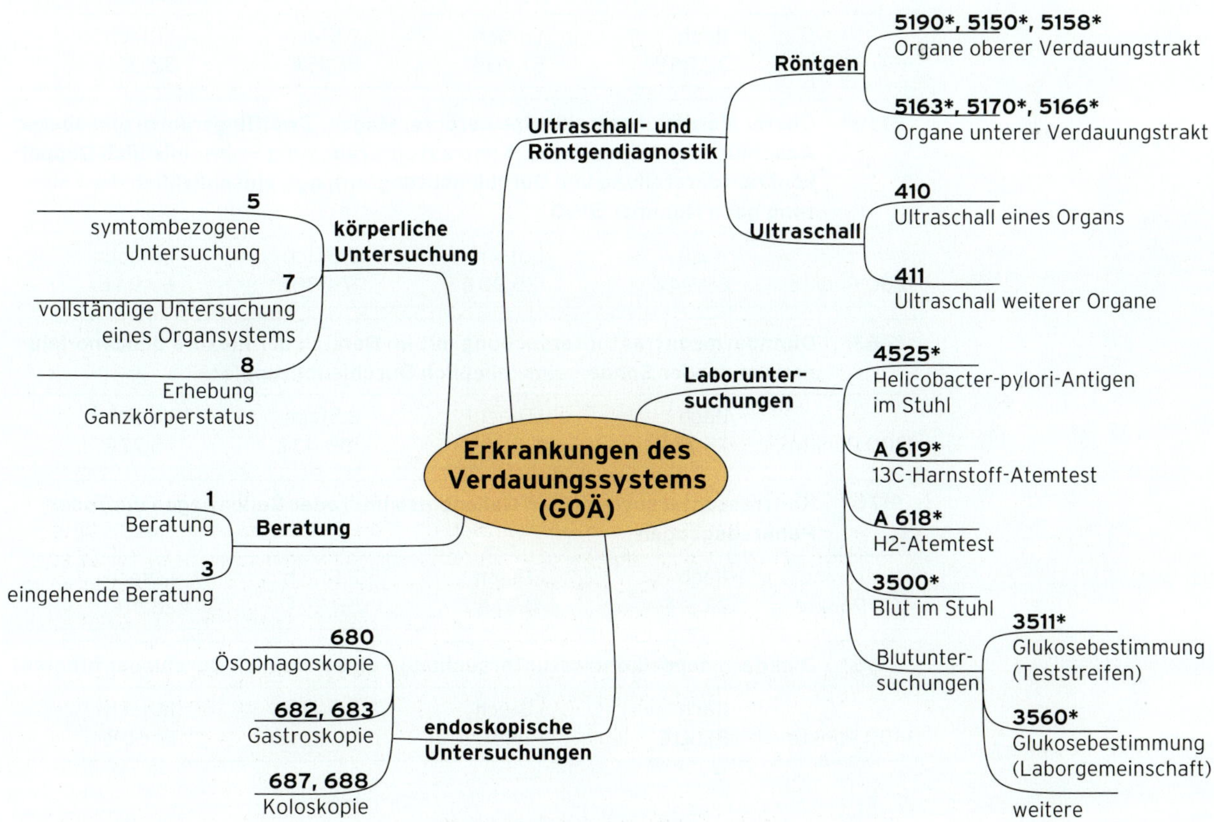

Organkürzel
→ LF 8, S.178

Hierbei darf die Angabe jedes untersuchten Organs mit entsprechendem Kürzel nicht vergessen werden.

Wird z. B. bei einer Gallenkolik eine Ultraschalluntersuchung der Gallenblase durchgeführt, so gibt der Arzt in der Rechnung 410 Gbl an.

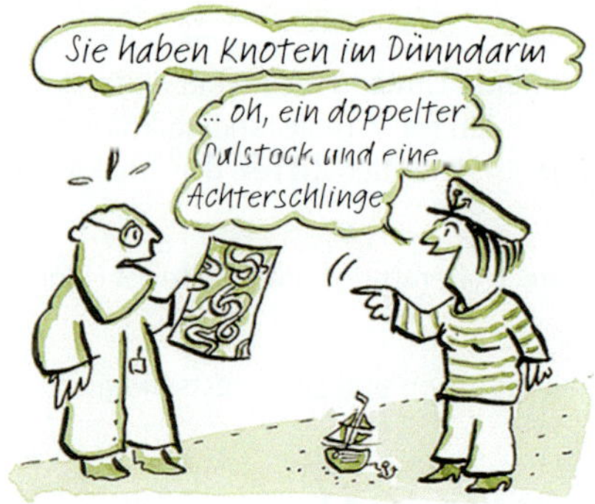
Sie haben Knoten im Dünndarm
... oh, ein doppelter Palstock und eine Achterschlinge

Abdingung
→ LF 2, S.79

Gebührenziffern für **Röntgenleistungen** finden sich in der GOÄ in Kapitel O. Es handelt sich hierbei um technische Leistungen, die mit vermindertem Gebührensatz berechnet werden und für die keine Abdingung stattfinden kann. Sie sind mit einem Stern gekennzeichnet.
Teil der Röntgenleistung sind die Dokumentation und Aufbewahrung der Aufnahmen, die Befundmitteilung und Beurteilung der Aufnahmen sowie die Kosten für Kontrastmittel.

5190*	**Bauchübersicht, in einer Ebene oder Projektion**			
	1fach	1,8fach	2,5fach	1,0fach
300 Punkte	17,49 €	31,48 €	43,72 €	17,49 €

Der Arzt kann die Ziffer 5190* einmal pro Sitzung abrechnen.

5150*	**Speiseröhre, ggf. einschließlich ösophago-gastraler Übergang, Kontrastuntersuchung (auch Doppelkontrast) – einschließlich Durchleuchtung(en) –, als selbstständige Leistung**			
	1fach	1,8fach	2,5fach	1,0fach
550 Punkte	32,06 €	57,70 €	80,15 €	32,06 €

5158*	**Oberer Verdauungstrakt (Speiseröhre, Magen, Zwölffingerdarm und oberer Abschnitt des Dünndarms), Kontrastuntersuchung – einschließlich Doppelkontrastdarstellung und Durchleuchtung(en), ggf. einschließlich der Leistung nach Nummer 5150**			
	1fach	1,8fach	2,5fach	1,0fach
1200 Punkte	69,94 €	125,90 €	174,86 €	69,94 €

5163*	**Dünndarmkontrastuntersuchung mit im Bereich der Flexura duodeno-jejunalis endender Sonde – einschließlich Durchleuchtung(en)**			
	1fach	1,8fach	2,5fach	1,0fach
1300 Punkte	75,77 €	136,39 €	189,43 €	75,77 €

5170*	**Kontrastuntersuchung von Gallenblase und/oder Gallenwegen und/oder Pankreasgängen**			
	1fach	1,8fach	2,5fach	1,0fach
400 Punkte	23,31 €	41,97 €	58,29 €	23,31 €

5166*	**Dickdarmdoppelkontrastuntersuchung – einschließlich Durchleuchtung(en)**			
	1fach	1,8fach	2,5fach	1,0fach
1400 Punkte	81,60 €	146,88 €	204,01 €	81,60 €

BEISPIEL

Der Radiologe Dr. Özer röntgt den Dünndarm der 20-jährigen Britta Dogar. Für ihren Hausarzt bekommt sie zunächst eine Befundkopie, später wird ein ausführlicher Befundbericht nachgeschickt.

Datum	GOÄ-Nr.	Leistung	Steigerungssatz	Betrag in €
26.06.	5163*	Dünndarmkontrast-untersuchung	1,8	136,39
	1	Beratung	2,3	10,72
	75	Befundbericht	2,3	17,43

2.2 Endoskopische Untersuchungen (GOÄ)

Das Kapitel F der GOÄ gibt unterschiedliche Ziffern zur Abrechnung von **Endoskopien des Verdauungstrakts** an.

680	**Ösophagoskopie – ggf. einschließlich Probeexzision und/oder Probepunktion**			
	1fach	2,3fach	3,5fach	1,2fach
550 Punkte	32,06 €	73,73 €	112,20 €	38,47 €

682	**Gastroskopie unter Einsatz vollflexibler optischer Instrumente – ggf. einschl. Probeexzision und/oder Probepunktion**			
	1fach	2,3fach	3,5fach	1,2fach
850 Punkte	49,54 €	113,95 €	173,40 €	59,45 €

683	**Gastroskopie einschl. Ösophagoskopie unter Einsatz vollflexibler optischer Instrumente – ggf. einschl. Probeexzision und/oder Probepunktion**			
	1fach	2,3fach	3,5fach	1,2fach
1000 Punkte	58,29 €	134,06 €	204,01 €	69,94 €

Die für die Endoskopie verwendeten Sonden können nach | § 10 GOÄ in der Rechnung als **Auslagen** abgerechnet werden.

§ 10 GOÄ
→ LF 2, S. 84

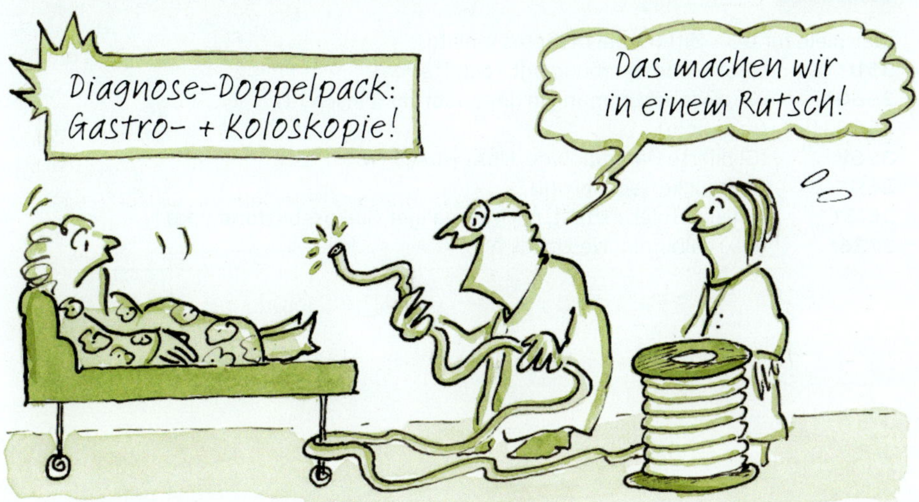
Diagnose-Doppelpack: Gastro- + Koloskopie!
Das machen wir in einem Rutsch!

Eine **Koloskopie** kann nach GOÄ mit den Ziffern 687 und 688 abgerechnet werden.

687	**Hohe Koloskopie bis zum Coecum – ggf. einschl. Probeexzision und/oder Probepunktion**			
	1fach	2,3fach	3,5fach	1,2fach
1500 Punkte	87,43 €	201,09 €	306,01 €	104,92 €

Die Beratung des Patienten ist zusätzlich berechnungsfähig.

688	**Partielle Koloskopie – ggf. einschl. Rektoskopie, Probeexzision und/oder Probepunktion**			
	1fach	2,3fach	3,5fach	1,2fach
900 Punkte	52,46 €	120,65 €	183,60 €	62,95 €

BEISPIEL

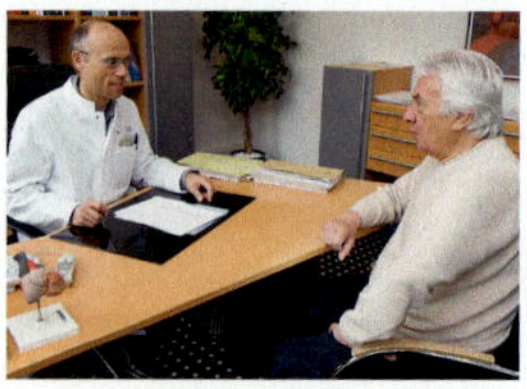

Frank Roter kommt mit starken Schmerzen im Oberbauch zu seinem hausärztlichen Internisten. Dieser erhebt die Anamnese, untersucht seine Bauchorgane und gibt ihm eine Injektion i. v. Um den Verdacht auf ein Magengeschwür abzuklären, führt der Arzt außerdem eine Gastroskopie durch und bespricht das Ergebnis mit dem Patienten.

Datum	GOÄ-Nr.	Leistung	Steigerungssatz	Betrag in €
12.03.	7	Untersuchung der Bauchorgane	2,3	21,45
	253	Injektion i. v.	2,3	9,38
	682	Gastroskopie	2,3	113,95
	1	Beratung	2,3	10,72

2.3 Laboruntersuchungen (GOÄ)

Zu Diagnose oder Verlaufskontrolle bei Erkrankungen des Verdauungssystems sind häufig Laboruntersuchungen nötig.

BEISPIELE

Ziffern zur Blutzuckerbestimmung
→ LF 8, S. 174

Beispiele für GOÄ-Ziffern bei Diabetes mellitus:
- **3511*** (Glukosebestimmung mit Teststreifen)
- **3560*** (Glukosebestimmung in der Laborgemeinschaft)
- **3585.H1** (Kreatinin)
- **3561*** (Glykierte Hämoglobine, HbA_1, HbA_{1c})
- **3611*** (Blutzuckertagesprofil)
- **3613*** (Glukosetoleranztest, mit viermaliger Glukosebestimmung)
- **3736*** (Mikroalbuminurie-Nachweis)

HINWEIS

Das Kürzel H1 erinnert daran, dass die Laborbestimmung des Kreatininwerts der Höchstwertregelung unterliegt. (→ LF 8, S. 173)

Eine Laboruntersuchung des Stuhls auf das Helicobacter-pylori-Antigen ist mit der **Ziffer 4525*** abrechenbar:

	Qualitative Untersuchung des Nativmaterials zum Nachweis von Bakterienantigenen mittels Ligandenassay (z. B. Enzym- oder Radioimmunoassay) - ggf. einschl. Doppelbestimmung und aktueller Bezugskurve -, je Untersuchung			
4525*	**Untersuchungen mit ähnlichem methodischem Aufwand**			
	1fach	1,15fach	1,3fach	0,9fach
250 Punkte	14,57 €	16,76 €	18,94 €	13,11 €

Die Erfolgskontrolle der erfolgten Helicobacter-pylori-Behandlung kann nur analog nach der **Ziffer A 619** abgerechnet werden, ebenso erfolgt die Abrechnung des H2-Atemtests analog mit **Ziffer A 618**:

A 619*	**Durchführung des 13C-Harnstoff-Atemtests, einschließlich Verabreichung der Testsubstanz und Probeentnahmen analog Nr. 615**			
	1fach	1,8fach	2,5fach	1,0fach
341 Punkte	13,23 €	23,82 €	33,08 €	13,23 €

A 618*	**H2-Atemtest (z. B. Laktosetoleranztest), einschl. Verabreichung der Testsubstanz, Probeentnahmen und Messungen der H2-Konzentration, einschl. Kosten analog Nr. 617**			
	1fach	1,8fach	2,5fach	1,0fach
341 Punkte	19,88 €	35,78 €	49,69 €	19,88 €

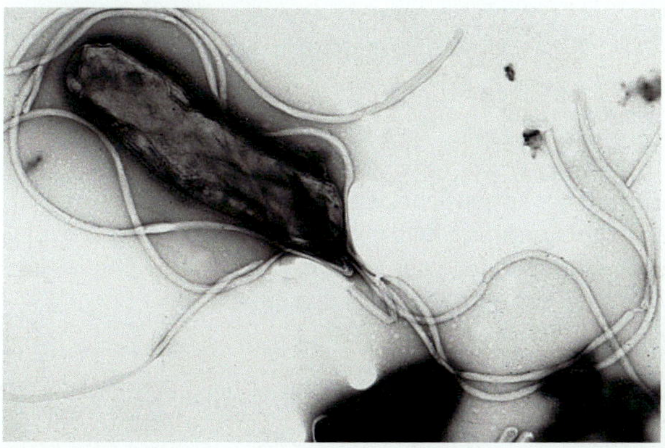

Abb. 1 Helicobacter pylori

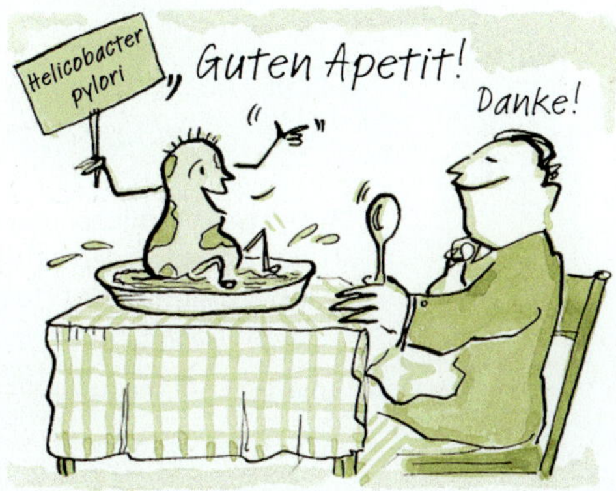

Bei unklaren Beschwerden kann auch eine Stuhluntersuchung nach Ziffer 3500* mittels Testbriefchen sinnvoll sein.

3500*	**Blut im Stuhl, dreimalige Untersuchung**

BEISPIELE

1) Bei einer betriebsärztlichen Untersuchung wurde bei Dorota Kalinska ein erhöhter Blutzuckerwert festgestellt. Jetzt kommt sie in die Sprechstunde von Dr. Klein, um den Befund abklären zu lassen. Er erhebt die Anamnese und einen Ganzkörperstatus. Beim Messen des Blutzuckers in ihrem Kapillarblut mit einem Teststreifengerät stellt er eine leichte Erhöhung fest, obwohl sie seit vier Stunden nichts gegessen hat.

Am Folgetag führt Dr. Klein bei Frau Kalinska einen oralen Glukosetoleranztest (oGTT) durch mit Bestimmung der Glukose nüchtern sowie eine, zwei und drei Stunden nach dem Trinken einer standardisierten Glukoselösung. Am dritten Tag bespricht er kurz mit ihr die Laborwerte und welche Medikamente sie zunächst einnehmen soll. Sie erhält ein Rezept. Am vierten Tag wird ihr Morgenurin auf Mikroalbumine untersucht und über die Laborgemeinschaft ihr Kreatinin im Serum sowie das HbA_{1c}. Am fünften Tag bespricht der Arzt alle Ergebnisse mit der Patientin und berät sie eingehend über 15 Minuten.

Datum	GOÄ-Nr.	Leistung	Steigerungssatz	Betrag in €
17.01.	1	Beratung	2,3	10,72
	8	Ganzkörperstatus	2,3	34,86
	3511*	Glukosebestimmung mittels Teststreifen	1,15	3,35
18.01.	3613*	Oraler Glukosetoleranztest, mit viermaliger Glukosebestimmung	1,15	10,72
		Kosten Glukoselösung		X
19.01.	1	Beratung	2,3	10,72
20.01.	3736	Mikroalbuminurie-Nachweis	1,15	8,04
	250*	Venöse Blutentnahme	1,8	4,20
	3585.H1*	Kreatinin	1,15	2,68
	3561*	Glykierte Hämoglobine, HbA_1, HbA_{1c})	1,15	13,41
21.01.	3	Eingehende Beratung, Mindestdauer 10 Minuten	2,3	20,11

2) Der hausärztliche Internist führt nach der körperlichen Untersuchung zur Abklärung von Beschwerden bei seinem Patienten Burkhard Wild eine Koloskopie bis zum Coecum durch. Außerdem erfolgt eine Laboruntersuchung des Helicobacter-pylori-Antigens im Stuhl. Nach Eintreffen der Laborergebnisse berät der Arzt den Patienten.

Datum	GOÄ-Nr.	Leistung	Steigerungssatz	Betrag in €
07.04.	5	Symptombezogene Untersuchung	2,3	10,72
	687	Hohe Koloskopie	2,3	201,89
	4525*	Nachweisuntersuchung Helicobacter-pylori-Antigen im Stuhl	1,15	16,76
09.04.	1	Beratung	2,3	10,72

3) Roland Ekkers kommt in die Praxis von Dr. Klein und klagt über wiederholte starke krampfartige Bauchschmerzen. Der Arzt nimmt eine symptombezogene Untersuchung vor und führt zur genaueren Diagnose eine Ultraschalluntersuchung von Gallenblase und Gallenwegen durch. Er stellt dabei Gallensteine ohne eine Stauung der Gallenwege fest, bespricht den Befund mit Herrn Ekkers und überweist ihn zur weiteren Abklärung und Behandlung zu einem Gastroenterologen.

Datum	GOÄ-Nr.	Leistung	Steigerungssatz	Betrag in €
28.09.	1	Beratung	2,3	10,72
	5	Symptombezogene Untersuchung	2,3	10,72
	410	Sonografie Gbl	2,3	26,81
	420	Sonografie Gw	2,3	10,72

AUFGABEN

1 In welchem Kapitel der GOÄ finden Sie Ziffern für die Abrechnung von Endoskopieleistungen?

2 Rechnen Sie den Behandlungsfall ab: Der privat versicherte Michal Sy, kommt in die Samstagssprechstunde seines Hausarztes und klagt über schon länger andauernde Magenschmerzen. Der Arzt untersucht ihn symptombezogen. Für Montag wird er zur Blutuntersuchung (BSG, Alpha-Amylase, Lipase) bestellt: Die MFA nimmt die Blutentnahme vor. Die Diagnose bespricht Herr Sy am Folgetag telefonisch mit dem Arzt, der ihn zum Gastroenterologen überweist. Der Gastroenterologe führt eine Gastroskopie durch und schreibt einen Befundbericht an den Hausarzt. Herr Sy kommt erneut in die Sprechstunde seines Hausarztes, um die Untersuchungsergebnisse zu besprechen. Die Beratung dauert 25 Minuten.

3 Rechnen Sie folgenden Behandlungsfall für beide beteiligten Ärzte nach der GOÄ ab: Die 45-jährige Sophie Dupuis erscheint in der Sprechstunde ihrer Hausärztin und klagt über schwarz verfärbten Stuhl. Die Ärztin untersucht sie entsprechend dieser Symptome und gibt ihr Testbriefchen zur Untersuchung von Blut im Stuhl mit nach Hause, die sie drei Tage später wieder abgibt. Die Testbriefe werden in der Praxis ausgewertet und die Patientin erneut einbestellt. Die Ärztin bespricht mit der stark beunruhigten Frau Dupuis den nicht ganz eindeutigen Befund ausführlich über 20 Minuten und überweist sie zum Gastroenterologen, um dort eine Koloskopie durchführen zu lassen. Der Gastroenterologe untersucht Frau Dupuis, führt die Koloskopie durch und übermittelt die Ergebnisse an die Hausärztin, die die Patientin bestellt und die Untersuchungsergebnisse ausführlich über 20 Minuten mit ihr bespricht.

LF 10

Patienten bei kleinen chirurgischen Behandlungen begleiten und Wunden versorgen

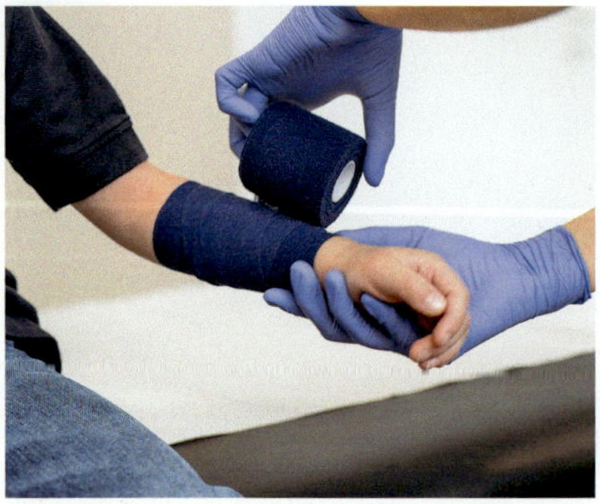

Die MFA Clara Wolf bittet die Auszubildende Serap, im Behandlungszimmer 2 alles für die Wundversorgung der vierjährigen Lea Wieber vorzubereiten, die gerade mit ihrer Mutter in die Praxis gestürzt kam: Lea ist vor dem Haus der Familie mit ihrem Laufrad gestürzt und hat sich eine blutende Platzwunde am Kinn und eine lange Schürfwunde am linken Unterarm zugezogen. Dr. Klein untersucht die Wunden und gibt Serap genaue Hinweise, welche Materialien sie vorbereiten muss: Die Platzwunde muss unter Lokalanästhesie genäht werden. Beide Wunden will er reinigen und desinfizieren, bevor Serap unter seiner Aufsicht die Wunden verbinden darf. „Oh je", denkt Serap, „und was muss hier jetzt noch mal genau abgerechnet werden?"

1 Abrechnung von kleinchirurgischen Behandlungen und Wundversorgungen (EBM)

Vor allem in Hausarztpraxen sind kleine chirurgische Behandlungen und Wundversorgungen häufig: Patienten kommen z. B. mit kleinen Verletzungen, kleinen Abszessen oder einem eitrigen Nagelbett. Die Versorgung solch frischer Wunden soll eine **primäre Wundheilung** ermöglichen. Daneben sind auch schlecht heilende Wunden zu versorgen: Bei infizierten Wunden oder Wunden, deren Heilung z. B. wegen Durchblutungsstörungen verzögert ist, wie Unterschenkelgeschwüre (Ulcus cruris), muss eine **sekundäre Wundbehandlung** durchgeführt werden. Die Wunden werden durch Reinigung, Desinfektion und Verbände versorgt. Manchmal ist auch eine Lokal- oder Leitungsanästhesie sowie die Überprüfung des Impfschutzes (Tetanus) notwendig.
Kleine Wunden durch Arbeits- und Schulunfälle werden – sofern keine D-Arzt-Behandlung nötig ist – ebenfalls von Hausärzten versorgt.

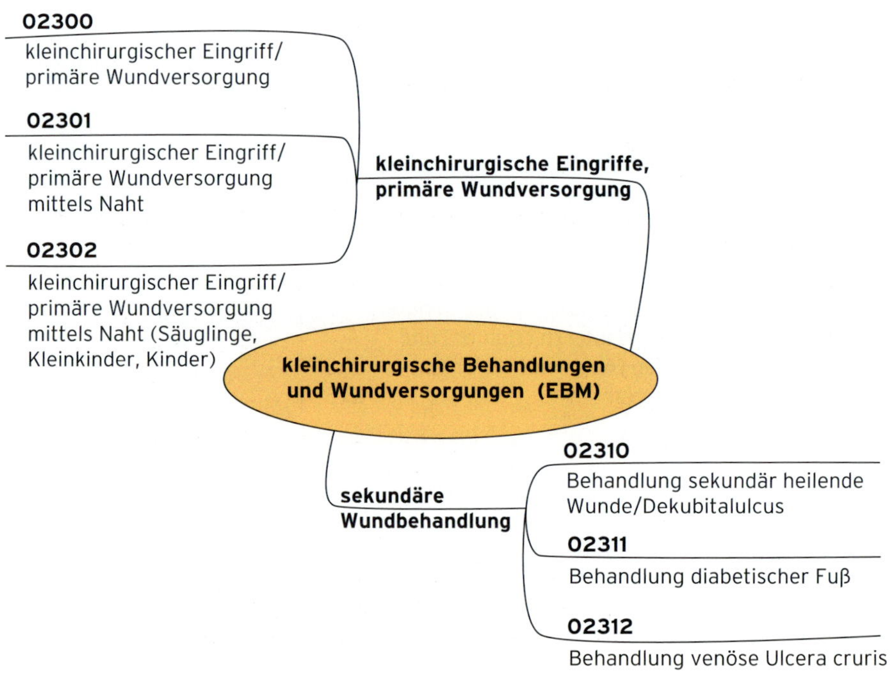

1.1 Primäre Wundversorgung und kleinchirurgische Eingriffe (EBM)

Für kleine operative Eingriffe sieht der EBM für die unterschiedlichen Arztgruppen verschiedene GOPs vor. Für die Hausarztpraxis sind die arztgruppenübergreifend abrechenbaren **GOPs 02300, 02301 und 02302** aus dem Bereich II des EBM von Bedeutung. Kleine operative Eingriffe werden hier in drei Kategorien eingeteilt, die sich nach der Art des Eingriffs und dem Alter des Patienten richten.

Altersgliederung der Patienten nach EBM
→ LF 2, S. 56

Außerdem müssen die Größenangaben der Wunde beachtet werden:

Definition der Wundgröße für EBM und GOÄ (ein Kriterium reicht für die Zuordnung):

	kleine Wunde	**große Wunde**
Länge	kleiner als 3 cm	größer als 3 cm
Fläche	kleiner als 4 cm^2	größer als 4 cm^2
Raum	kleiner als 1 cm^3	größer als 1 cm^3

HINWEIS

Achtung, alle **Wunden bei Kindern bis sechs Jahren**, sowie am Kopf (mit Hals) und an den Händen (mit Handgelenk) gelten unabhängig von ihrer tatsächlichen Ausdehnung immer als große Wunden!

Bei der Abrechnung dieser GOPs sind folgende Besonderheiten wichtig:

MERKE

Lokalanästhesien und **Leitungsanästhesien** sind jeweils, wenn ihre Durchführung notwendig ist, Bestandteil der entsprechenden Gebührenordnungsposition.
Ebenso sind **Wundkontrollen** (z. B. nach einer Naht) und die **Entfernung von Fäden** oder Wundklammern enthalten.
Verbände und **Verbandwechsel** sind entweder ausdrücklich in der jeweiligen Gebührenordnungsposition enthalten oder mit der Versicherten- bzw. Grundpauschale abgegolten.

02300	**Kleinchirurgischer Eingriff I und/oder primäre Wundversorgung und/oder Epilation**

Obligater Leistungsinhalt:
- operativer Eingriff mit einer Dauer von bis zu fünf Minuten und/oder
- primäre Wundversorgung
- Epilation durch Elektrokoagulation im Gesicht und/oder an den Händen bei krankhaftem und entstellendem Haarwuchs

einmal am Behandlungstag

02301	**Kleinchirurgischer Eingriff II und/oder primäre Wundversorgung mittels Naht**

Obligater Leistungsinhalt:
- primäre Wundversorgung bei Säuglingen, Kleinkindern und Kindern und/oder
- primäre Wundversorgung mittels Naht und/oder Gewebekleber und/oder
- Koagulation und/oder Kauterisation krankhafter Haut- und/oder Schleimhautveränderungen und/oder
- operative Entfernung einer oder mehrerer Geschwülste an der Harnröhrenmündung und/oder
- operative Entfernung eines unter der Oberfläche von Haut- oder Schleimhaut gelegenen Fremdkörpers nach Aufsuchen durch Schnitt und/oder
- Öffnung eines Körperkanalverschlusses an der Körperoberfläche oder Eröffnung eines Abszesses oder Exzision eines Furunkels und/oder
- Verschiebeplastik zur Deckung eines Hautdefektes und/oder
- Eröffnung eines subkutanen Panaritiums oder einer Paronychie

einmal am Behandlungstag

Epilation
dauerhafte Entfernung von Haaren mit der Haarwurzel

Elektrokoagulation
Verschmorung von Körpergewebe durch Strom

Kauterisation
gezielte Gewebezerstörung durch Verbrennen oder Verätzen

Abszess
abgekapselte, eitrige Gewebseinschmelzung

Exzision
Ausschneidung

Furunkel
Haarbalgentzündung

Panaritium
eitrige Zehen- oder Fingerinfektion

Paronychie
Entzündung der Haut um den Fingernagel

02302	**Kleinchirurgischer Eingriff III und/oder primäre Wundversorgung mittels Naht bei Säuglingen, Kleinkindern und Kindern**

Obligater Leistungsinhalt:
- primäre Wundversorgung mittels Naht bei Säuglingen, Kleinkindern und Kindern und/oder
- Exzision eines Bezirkes oder einer intradermalen Geschwulst aus der Haut des Gesichts mit Wundverschluss und/oder
- hochtouriges Schleifen von Bezirken der Haut bei schweren Entstellungen durch Naevi oder Narben und/oder
- Exzision eines großen Bezirkes aus Haut und/oder Schleimhaut oder einer kleinen unter der Haut und/oder Schleimhaut gelegenen Geschwulst und/oder
- Exzision und/oder Probeexzision von tief liegendem Körpergewebe (z. B. Fettgewebe) und/oder aus Organ ohne Eröffnung einer Körperhöhle und/oder
- Emmert-Plastik und/oder
- Venae sectio

einmal am Behandlungstag

intradermal
in der Haut gelegen

Naevus,
Mehrz.: Naevi
Muttermal

Emmert-Plastik
Nagelkeilresektion: Längsspaltung eines Nagels in örtlicher Betäubung mit Entfernung eines seitlichen Nageldrittels, meist bei wiederholtem Nageleinwachsen

Venae sectio
operatives Freilegen einer Vene, z. B. zum Einbringen spezieller Infusionskatheter (Portsysteme)

MERKE

Wichtige **Abrechnungsbestimmungen für GOP 02300 bis 02302:**
- Je **Behandlungstag** kann für dieselbe Körperstelle nur eine der drei GOPs **einmal** abgerechnet werden.
- **Höchstgrenze**: Bei mehreren offenen Wunden können die drei GOPs insgesamt zusammen **höchstens fünfmal pro Behandlungstag** abgerechnet werden. Hier ist es notwendig, die unterschiedlichen Wundlokalisationen bei der Abrechnung einzeln im ICD-10-Code anzugeben.
- Weitere umfangreiche Ausschlüsse und Abrechnungsvorschriften müssen unbedingt im EBM nachgelesen werden.

Bei verschmutzten offenen Wunden kann es notwendig sein, Maßnahmen zur Tetanusprophylaxe zu ergreifen. Dies ist auch davon abhängig, ob und wann der Patient gegen Tetanus immunisiert wurde, d. h., ob bereits ein Impfschutz besteht. Die **passive Impfung gegen Tetanus** mit Tetagam im zeitlichen Zusammenhang mit einer Verletzung ist Bestandteil der Versicherten- und Grundpauschale und kann deshalb nicht zusätzlich berechnet werden. Bei **aktiven Immunisierungen gegen Tetanus** mit Tetanol bestehen in Bezug auf die Abrechenbarkeit regionale Unterschiede – informieren Sie sich bei Ihrer zuständigen KV. Bei gleichzeitiger Auffrischimpfung, z. B. gegen Diphtherie, also mit einer Kombinationsimpfung, ist die aktive Tetanusimpfung dagegen auf jeden Fall gesondert abrechenbar.

Impfung
→ LF 3, S. 102

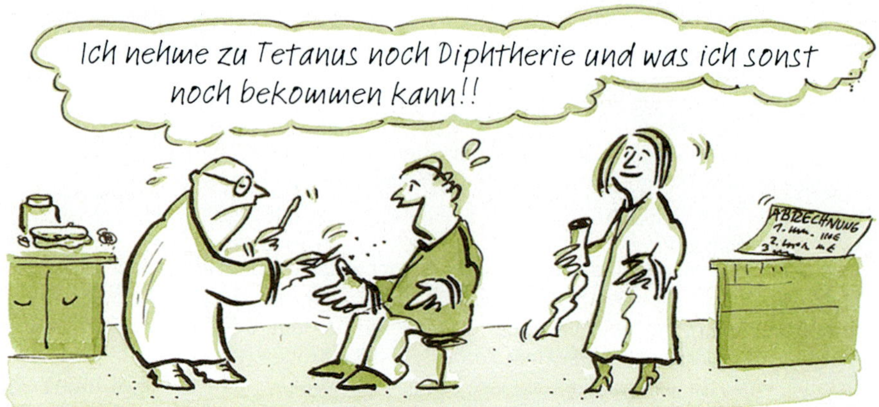
Ich nehme zu Tetanus noch Diphtherie und was ich sonst noch bekommen kann!!
ABRECHNUNG

MERKE

Eine passive **Tetanusimpfung** mit Tetagam® kann im Rahmen der Wundversorgung nicht gesondert berechnet werden, weil sie in der Versicherten-/Grundpauschale enthalten ist.

BEISPIEL

Bei der vierjährigen Lea Wieber reinigt und desinfiziert der Hausarzt beide Wunden, die Platzwunde näht er unter Lokalanästhesie. Die Wunden werden verbunden. Es besteht Impfschutz gegen Tetanus.

1. Behandlungstag	03000 (Versichertenpauschale) 02302 (Primäre Wundversorgung mittels Naht bei Kindern am Kinn) 02301 (Primäre Wundversorgung von Schürfwunden bei Kindern)

Die spätere Wundkontrolle, der Verbandwechsel und das Entfernen der Fäden sind in den abgerechneten GOPs enthalten und können nicht zusätzlich berechnet werden.

1.2 Sekundäre Wundbehandlung (EBM)

Bei größeren, schon länger bestehenden oder infizierten Wunden ist oft keine primäre Wundheilung möglich. Dies ist häufig auch bei Durchblutungsstörungen wegen eines Diabetes mellitus, z. B. beim diabetischen Fuß, oder bei chronisch venöser Insuffizienz der Fall. Hier kommt es dann zum | Ulcus cruris oder zu einem | Dekubitus. Die Wundheilungsstörung führt dazu, dass die Wunde sich nur langsam schließt, sodass das Ziel der Versorgung dieser Wunden darin besteht, die **sekundäre Wundheilung** zu beschleunigen.

02310	**Behandlung einer/eines/von sekundär heilenden Wunde(n) und/oder Dekubitalulcus (-ulcera)**

Obligater Leistungsinhalt:
- Abtragung von | Nekrosen und/oder
- | Wunddebridement und/oder
- Anlage und/oder Wechsel eines Kompressionsverbandes und/oder
- Einbringung und/oder Wechsel einer | Wundtamponade
- mindestens drei persönliche Arzt-Patienten-Kontakte im Behandlungsfall

MERKE

Wichtige **Abrechnungsbestimmungen für GOP 02310:**
- Sie ist **nicht neben den GOPs 02300 bis 02302** berechnungsfähig, sie kann auch nicht beim diabetischen Fuß oder bei chronisch venösen Ulcera cruris berechnet werden.
- Die GOP 02310 kann unabhängig von der Anzahl der zu behandelnden Wunden und/oder Dekubitalulcera nur **einmal im Quartal** berechnet werden.
- GOP 02310 kann nur berechnet werden, wenn **mindestens drei persönliche Arzt-Patienten-Kontakte** stattgefunden haben.

Ulcus cruris
meist durch venöse Stauung hervorgerufener chronischer Hautdefekt im Unterschenkelbereich

Dekubitus
Wundliegegeschwür bei länger Bettlägerigen

Nekrose
abgestorbenes Gewebe

Wunddebridement
Entfernung von abgestorbenem, infiziertem und/oder schlecht heilendem Gewebe sowie von Fremdkörpern

Wundtamponade
Verbandmaterial in einer Wundhöhle

02311	Behandlung des diabetischen Fußes

Obligater Leistungsinhalt:
- Abtragung ausgedehnter Nekrosen der unteren Extremität beim diabetischen Fuß
- Überprüfung und/oder Verordnung von geeignetem Schuhwerk

je Bein, je Sitzung

Für die Abrechnung der GOP 02311 benötigt der Arzt eine Genehmigung durch die KV.

02312	Behandlungskomplex eines oder mehrerer chronisch venöser Ulcera cruris

Obligater Leistungsinhalt:
- Abtragung von Nekrosen
- Lokaltherapie unter Anwendung von Verbänden
- entstauende | phlebologische Funktionsverbände
- Fotodokumentation zu Beginn der Behandlung, danach alle vier Wochen

je Bein, je Sitzung

phlebologisch venenheilkundlich

Die GOP 02312 unterliegt im Behandlungsfall einer Höchstpunktzahl von 12 000 Punkten. Daher sind bei einem Punktwert von 155 Punkten maximal 77 Behandlungen pro Quartal möglich. Dieser Höchstfall muss auch auf den Arztfall angewendet werden.

BEISPIELE

1) Karl Bernd (58 Jahre) ist seit vielen Jahren Typ-1-Diabetiker (E10.74G) und sucht regelmäßig seine Hausarztpraxis auf. Nachdem er vor drei Wochen mit dem Arzt eingehend neue Medikamente besprochen hat (20 Minuten), kommt er heute zur Behandlung seines rechten Fußes zum zweiten Mal im Quartal zu seinem Hausarzt, der ausgedehnte Nekrosen abträgt und ihn nur kurz berät. (Sein Arzt hat die Genehmigung der KV, diese Leistung abzurechnen.)

1. Behandlungstag	03000 (Versichertenpauschale) 03220 (Chronikerpauschale 1) 2x 03230 (problemorientiertes ärztliches Gespräch)
2. Behandlungstag	03221 (Chronikerpauschale 2) 02311 (Behandlung des diabetischen Fußes)

2) Der Hausarzt Dr. Klein nimmt einen Besuch bei der 1,8 km entfernt wohnenden 90-jährigen Lisa Hartmann (versichert bei der AOK) vor, und versorgt erneut ihr Dekubitusgeschwür am Rücken und berät kurz. Es ist bereits der fünfte Arzt-Patienten-Kontakt im Behandlungsfall.

5. Behandlungstag	01410 (Besuch) + Wegepauschale

Es kann nur der Besuch abgerechnet werden, weil die Versichertenpauschale bereits beim ersten Arzt-Patienten-Kontakt notiert wurde und die Versorgung von Dekubitalulcera nach GOP 02310, die nur einmal im Quartal berechnungsfähig ist und mindestens drei APKs voraussetzt, schon beim dritten APK abgerechnet wurde.

3) Der 67-jährige Felix Kalo wird in der Praxis seines Dermatologen behandelt: Er kommt an vier Terminen innerhalb eines Quartals zur Versorgung seiner venösen Ulcera an beiden Beinen.

1. Behandlungstag	10212 (Grundpauschale Dermatologe) 02312 (Behandlungskomplex von Ulcera cruris, linkes Bein) 02312 (Behandlungskomplex von Ulcera cruris, rechtes Bein)
2. Behandlungstag	02312, 02312
3. Behandlungstag	02312, 02312
4. Behandlungstag	02312, 02312

Da beide Beine betroffen sind, kann die GOP pro Bein abgerechnet werden. Hat der Patient mehrere Ulcera am selben Bein, ist sie aber nur einmal je Sitzung und Bein berechnungsfähig.

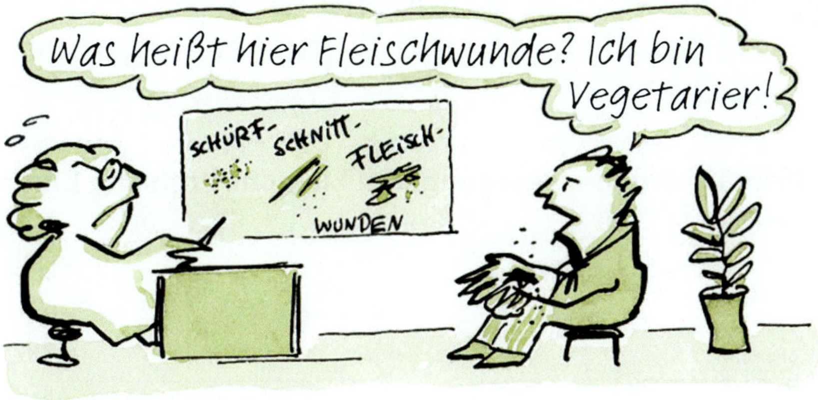

AUFGABEN

1 Unterscheiden Sie die primäre und die sekundäre Wundversorgung.

2 Nennen Sie die Abrechnungsvorschriften, die gelten, wenn bei einer primären Wundversorgung Anästhesien und Verbände, eine Wundnachschau oder die Entfernung von Fäden oder Wundklammern notwendig sind.

3 Geben Sie die mögliche Abrechnungshäufigkeit der GOPs 02300, 02301 und 02302 bei einem Patienten in einem Quartal an.

4 Geben Sie die mögliche Abrechnungshäufigkeit der GOPs 02310, 02311 und 02312 pro Patient im Quartal an.

5 Rechnen Sie den Behandlungsfall ab: Norbert Dinglinger (46 Jahre alt, versichert bei der TK) kommt zum ersten Mal im Quartal in die Sprechstunde seines Hausarztes. Der Arzt nimmt eine operative Öffnung eines Abszesses vor (Dauer 10 Minuten) und verbindet den Patienten.

6 Rechnen Sie ab: Bei einem Besuch versorgt der Hausarzt Dr. Klein bei der bettlägerigen Karsta Range (87 Jahre, versichert bei der Barmer GEK) sowohl ein Dekubitusgeschwür im oberen Bereich des Gesäßes als auch Ulcera cruris an beiden Beinen. Er berät kurz. Es ist der vierte Arzt-Patienten-Kontakt.

2 Abrechnung von kleinchirurgischen Behandlungen und Wundversorgungen (GOÄ)

2.1 Primäre Wundversorgung und kleinchirurgische Eingriffe (GOÄ)

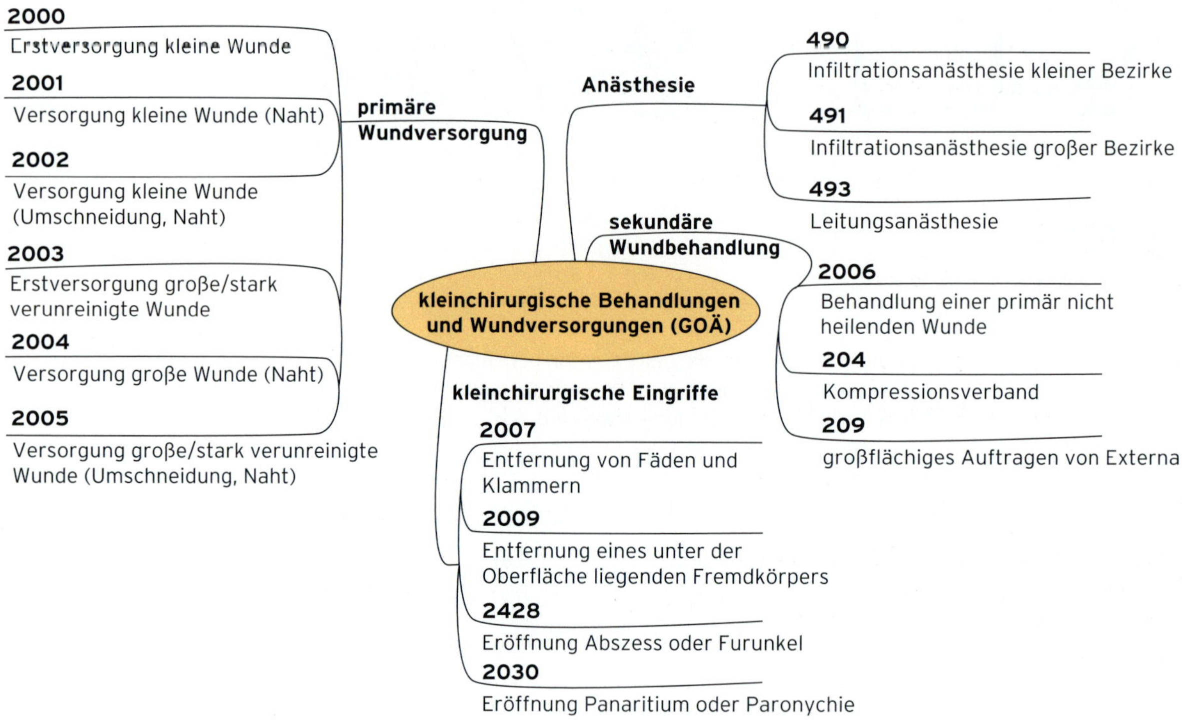

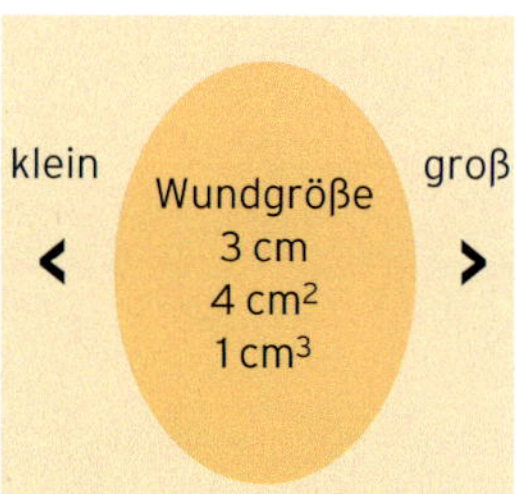

Abb. 1 Bemessung der Wundgröße nach Länge, Fläche, Raum

Abrechnungsziffern für die Versorgung von Wunden finden sich in der GOÄ im Kapitel L (Chirurgie, Orthopädie). Der Arzt rechnet die **Erstversorgung von Wunden** mit den **Ziffern 2000 bis 2005** ab. Welche Ziffer verwendet wird, richtet sich anders als im EBM nicht auch nach dem Alter des Patienten, sondern nur nach der Größe der Wunde (→ Abb. 1), dem Grad der Verunreinigung der Wunde bzw. dem Kriterium „ohne/mit Naht". Die Erstversorgung von großen, verunreinigten und durch Naht zu schließenden Wunden ist höher bewertet.

2000	**Erstversorgung einer kleinen Wunde**			
	1fach	2,3fach	3,5fach	1,2fach
70 Punkte	4,08 €	9,38 €	14,28 €	4,90 €

2001	**Versorgung einer kleinen Wunde einschließlich Naht**			
	1fach	2,3fach	3,5fach	1,2fach
130 Punkte	7,58 €	17,43 €	26,52 €	9,09 €

2002	**Versorgung einer kleinen Wunde einschließlich Umschneidung und Naht**			
	1fach	2,3fach	3,5fach	1,2fach
160 Punkte	9,33 €	21,45 €	32,64 €	11,19 €

2003	**Erstversorgung einer großen und/oder stark verunreinigten Wunde**			
	1fach	2,3fach	3,5fach	1,2fach
130 Punkte	7,58 €	17,43 €	26,52 €	9,09 €

2004	**Versorgung einer großen Wunde einschließlich Naht**			
	1fach	2,3fach	3,5fach	1,2fach
240 Punkte	13,99 €	32,18 €	48,96 €	16,79 €

2005	**Versorgung einer großen und/oder stark verunreinigten Wunde einschließlich Umschneidung und Naht**			
	1fach	2,3fach	3,5fach	1,2fach
400 Punkte	23,32 €	53,62 €	81,60 €	27,98 €

MERKE

- Liegen **mehrere offene Wunden** an verschiedenen Körperstellen vor, kann die Wundversorgung auch mehrfach abgerechnet werden, also für **jede Wunde einzeln** unter Angabe der Körperstelle.
- Auch die Versorgung **unterschiedlich gearteter Wunden** wird nebeneinander für **jede Wunde** einzeln mit der betreffenden Ziffer abgerechnet.

Die Versorgung von **entzündeten Wunden** kann mit **Ziffer 2006** abgerechnet werden. Sie ist auch abrechenbar bei der Behandlung von Ulcus cruris, Dekubitus, Abszessen und Furunkeln:

2006	**Behandlung einer Wunde, die nicht primär heilt oder Entzündungserscheinungen oder Eiterungen aufweist – auch Abtragung von Nekrosen an einer Wunde**			
	1fach	2,3fach	3,5fach	1,2fach
63 Punkte	3,67 €	8,45 €	12,85 €	4,41 €

Die **Entfernung von Fäden oder Klammern** ist nach der GOÄ nicht in der Gebühr für die Erstversorgung enthalten: Sie kann für jede zu behandelnde Wunde mit der **Ziffer 2007** abgerechnet werden, bei mehreren Wunden auch mehrfach.

2007	**Entfernung von Fäden oder Klammern**			
	1fach	2,3fach	3,5fach	1,2fach
40 Punkte	2,33 €	5,36 €	8,16 €	2,80 €

Das Entfernen eines unter der Oberfläche liegenden **Fremdkörpers** kann der Arzt mit **Ziffer 2009** abrechnen. Mit dieser Ziffer sind kleine Eingriffe gemeint, die keiner Anästhesie bedürfen.

2009	**Entfernung eines unter der Oberfläche der Haut oder der Schleimhaut gelegenen fühlbaren Fremdkörpers**			
	1fach	2,3fach	3,5fach	1,2fach
100 Punkte	5,83 €	13,41 €	20,40 €	6,99 €

Für die Eröffnung eines Abszesses oder Furunkels bzw. eines Panaritiums berechnet der Arzt nach der GOÄ folgende Ziffern:

2428	**Eröffnung eines oberflächlich unter der Schleimhaut liegenden Abszesses oder eines Furunkels**			
	1fach	2,3fach	3,5fach	1,2fach
80 Punkte	4,66 €	10,72 €	16,32 €	5,60 €

2030	**Eröffnung eines subkutanen Panaritiums oder der Paronychie – ggf. einschl. Extraktion eines Finger- oder Zehennagels**			
	1fach	2,3fach	3,5fach	1,2fach
130 Punkte	7,58 €	17,43 €	26,52 €	9,09 €

Verbände
→ LF 4, S. 131

MERKE

Verbände sind nach der GOÄ **Bestandteil der primären Wundversorgung** und kleiner operativer Leistungen und können daher nicht in gleicher Sitzung neben den GOÄ-Ziffern 2000 bis 2005 berechnet werden.
Bei einem **Verbandwechsel** kann ein Verband nach **Ziffer 200** abgerechnet werden. Schnellverbände wie Pflaster und Sprühverbände sind allerdings hiervon ausgenommen.

Daneben können zusätzlich die **Auslagen** für das **Verbandmaterial** in jedem Fall berechnet werden.

Bei Wundversorgungen durch eine Naht ist in der Regel eine **Lokalanästhesie** notwendig. Diese kann, anders als bei der Abrechnung nach dem EBM, zusätzlich berechnet werden. Abrechnungsziffern für Anästhesieleistungen finden sich in Kapitel D der GOÄ.

490	**Infiltrationsanästhesie kleiner Bezirke**			
	1fach	2,3fach	3,5fach	1,2fach
61 Punkte	3,56 €	8,18 €	12,44 €	4,27 €

491	**Infiltrationsanästhesie großer Bezirke – auch Parazervikalanästhesie**			
	1fach	2,3fach	3,5fach	1,2fach
121 Punkte	7,05 €	16,22 €	24,68 €	8,46 €

493	**Leitungsanästhesie, perineural – auch nach Oberst**			
	1fach	2,3fach	3,5fach	1,2fach
61 Punkte	3,56 €	8,18 €	12,44 €	4,27 €

Die Größe des Bezirks, der zu betäuben ist, legt der Arzt fest.

In den Behandlungsfällen, in denen eine Tetanusprophylaxe notwendig erscheint, kann außerdem entweder die **Schutzimpfung** nach **Ziffer 375** oder die **Simultanimpfung** nach **Ziffer 378** berechnet werden. Der Impfstoff wird zusätzlich über den Ersatz von Auslagen (s. § 10 GOÄ) abgerechnet. Die Ziffern 1 und 2 sind jedoch neben den Impfziffern 376 bis 378 nicht zusätzlich abrechenbar.

HINWEIS

Auch für die Abrechnung nach der GOÄ gilt:
Wunden an den Händen (und Handgelenken) zählen immer als große Wunden; ebenso Wunden an Kopf und Hals und Wunden bei Kindern bis sechs Jahren.

BEISPIEL

Bruno Huber hat sich beim Heimwerken eine kleine Schnittwunde am rechten Daumen zugezogen. Der Arzt untersucht die Wunde, versorgt sie unter lokaler Betäubung und verbindet sie mit einem Schnellverband. Weil der Impfschutz nicht gesichert ist, impft er den Patienten simultan gegen Tetanus.

Datum	GOÄ-Nr.	Leistung	Steigerungssatz	Betrag in €
11. 11.	5	symptombezogene Untersuchung	2,3	10,72
	490	Infiltrationsanästhesie kleiner Bezirke	2,3	8,18
	2003	Erstversorgung große Wunde	2,3	17,43
		Schnellverband		-
	378	Simultanimpfung Tetanus	2,3	16,09 + Impfstoff

2.2 Sekundäre Wundbehandlung (GOÄ)

Die Versorgung einer primär nicht heilenden oder Entzündungszeichen oder Eiterungen aufweisenden Wunde wird nach GOÄ mit **Ziffer 2006** abgerechnet.
Der Arzt rechnet auch die Behandlung eines **diabetischen Fußes** mit dieser Ziffer ab; zusätzlich kann hier die Beratung zum Schuhwerk berechnet werden.
Müssen bei einem Patienten chronisch venöse **Ulcera cruris** versorgt werden, so ist diese Behandlung ebenfalls mit Ziffer 2006 abgegolten. Häufig ist hier zur Verbesserung der Venenfunktion auch das Anlegen eines Kompressionsverbands angezeigt, der mit **Ziffer 204** abgerechnet werden kann.

Kompressionsverband
→ LF 4, S. 131

204	**Kompressionsverband**			
	1fach	2,3fach	3,5fach	1,2fach
61 Punkte	3,56 €	8,18 €	12,44 €	4,27 €

MERKE

Verbände, die sog. **anderen therapeutischen Zwecken** dienen, können immer zusätzlich abgerechnet werden.

Es ist bei der Behandlung von Ulcera cruris also z. B. möglich, Folgendes abzurechnen: **Ziffer 2006** (Behandlung einer Wunde) + **Ziffer 200** (Wundverband – sofern nötig) + **Ziffer 204** (Kompressionsverband).

Daneben kann eine Lokaltherapie, z. B. mit Salben oder Lösungen, angezeigt sein, die mit der **Ziffer 209** berechenbar ist.

209	**Großflächiges Auftragen von Externa (z. B. Salben, Cremes, Puder, Lotionen, Lösungen) zur Behandlung von Hautkrankheiten mindestens einer Körperregion (Extremität, Kopf, Brust, Bauch, Rücken), je Sitzung**			
	1fach	2,3fach	3,5fach	1,2fach
150 Punkte	8,74 €	20,11 €	30,60 €	10,49 €

BEISPIEL

Der Hausarzt Dr. Klein nimmt mittags einen Besuch bei der 2 km entfernt wohnenden 90-jährigen Louise Miller vor und versorgt erneut ihr Dekubitusgeschwür am rechten Fuß.

Datum	GOÄ-Nr.	Leistung	Steigerungssatz	Betrag in €
11. 11.	50	Besuch	2,3	42,90
		Weg	2,3	3,58
	2006	Behandlung einer primär nicht heilenden Wunde	2,3	8,45
	200	Verband	2,3	6, 03 + Preis für Verbandmaterial

Auf einen Blick:

Abrechnung von Wundversorgungen

EBM

- kleinchirurgischer Eingriff/ primäre Wundversorgung mit Verband/-wechsel, mit Lokal-/Leitungsanästhesien
- sekundäre Wundversorgung mit Verband/-wechsel, mit Lokal-/Leitungsanästhesien

GOÄ

- kleinchirurgischer Eingriff/ primäre Wundversorgung
  \+ Lokal-/Leitungsanästhesien
  \+ Verbandwechsel
- sekundäre Wundversorgung
  \+ Lokal-/Leitungsanästhesien
  \+ Verband/-wechsel

> **HINWEIS**
>
> Bei der primären Wundversorgung ist auch nach der GOÄ der Verband in der Leistung enthalten; erst der Verbandwechsel kann separat zum Ansatz kommen.

AUFGABEN

1 Rechnen Sie ab: Der neun Jahre alte, privat versicherte Philipp Röser ist am Nachmittag auf der Garageneinfahrt mit dem Waveboard gestürzt und hat eine 3,5 cm lange Platzwunde am rechten Knie sowie Schürfwunden an der linken Schulter (Wundfläche 5 cm^2) und am linken Unterarm (Wundfläche 2 cm^2) davongetragen. Sein Kinderarzt untersucht die Wunden, näht die Platzwunde unter Lokalanästhesie und versorgt die Schürfwunden mit einem Verband. Da der Impfstatus des Patienten unklar ist, benötigt er eine Tetanus-Simultanimpfung.

2 Rechnen Sie ab: Der Privatpatient Herbert Klose kommt in die Sprechstunde seines Hausarztes. Der Arzt nimmt die operative Öffnung eines Abszesses vor (Dauer 10 Minuten) und verbindet den Patienten.

3 Rechnen Sie ab: Bei einem Besuch im 1,5 km entfernten Pflegeheim versorgt der Hausarzt Dr. Klein bei der bettlägerigen, privat versicherten Hermine Preuße sowohl ein Dekubitalgeschwür oberhalb des Gesäßes als auch Ulcera cruris an beiden Beinen.

3 Arbeitsunfälle

Hausarztpraxen sind häufig die erste Anlaufstelle, wenn Wunden versorgt werden müssen, die Folge eines Arbeitsunfalls sind. Diese Behandlung wird stets mit den Unfallversicherungsträgern (den gewerblichen und landwirtschaftlichen Berufsgenossenschaften und den Unfallversicherungsträgern der öffentlichen Hand) nach UV-GOÄ abgerechnet.
Je nach Art und Schwere der Verletzung sind unterschiedliche erste Schritte notwendig:

A Der Patient ist **nicht arbeitsunfähig**:
Zum Beispiel kommt der Patient nach einem Arbeitsunfall mit einer oberflächlichen Schürfwunde am Unterarm, die seine Arbeitsfähigkeit über den Unfalltag hinaus nicht behindert, zu seinem Hausarzt.

In der Hausarztpraxis müssen nach der Notfallversorgung des Patienten folgende Schritte eingeleitet werden:
- Erstatten der **Unfallmeldung mit dem Vordruck F 1050:** Teil 1 des Vordrucks muss sofort, spätestens jedoch am nächsten Tag, an den Unfallversicherungsträger geschickt werden.
- Ist die Behandlung beendet, werden die ärztlichen Leistungen auf Teil 3 des Formulars F 1050 **abgerechnet** und ebenfalls an den Unfallversicherungsträger geschickt.
- Teil 2 verbleibt beim behandelnden Arzt.

B Der Patient ist **arbeitsunfähig:**
Zum Beispiel kommt der Patient nach einem Arbeitsunfall mit einer stark blutenden, tiefen Schnittwunde an der Handinnenseite, mit der er seine Arbeit auch in den nächsten Tagen nicht verrichten kann, zu seinem Hausarzt.

In der Hausarztpraxis werden nach der Notfallversorgung folgende Schritte eingeleitet:
- keine Unfallmeldung an den Versicherungsträger, sondern **Überweisung** des Patienten an den **Durchgangsarzt (D-Arzt)** mit dem **Vordruck F 2900**.
- Der Hausarzt **rechnet** auf Teil 3 des Vordrucks F 1050 die angefallenen Kosten für die Notfallversorgung und für die Überweisung **ab** (alternativ auch mittels Vordruck F 9990). Auf Teil 1 trägt er die Personalien des Patienten, Name und Anschrift des Arbeitgebers und den Unfalltag ein.

HINWEIS

Eine genaue Definition von Arbeits-, Schul- und Wegeunfällen finden Sie in → LF 2, S. 49, Unfallversicherungsträger.

UV-GOÄ
→ LF 2, S. 95

Vordruck F 1050
→ LF 10, S. 210

D-Arzt
→ LF 10, S. 214

Vordruck F 2900
→ LF 10, S. 211

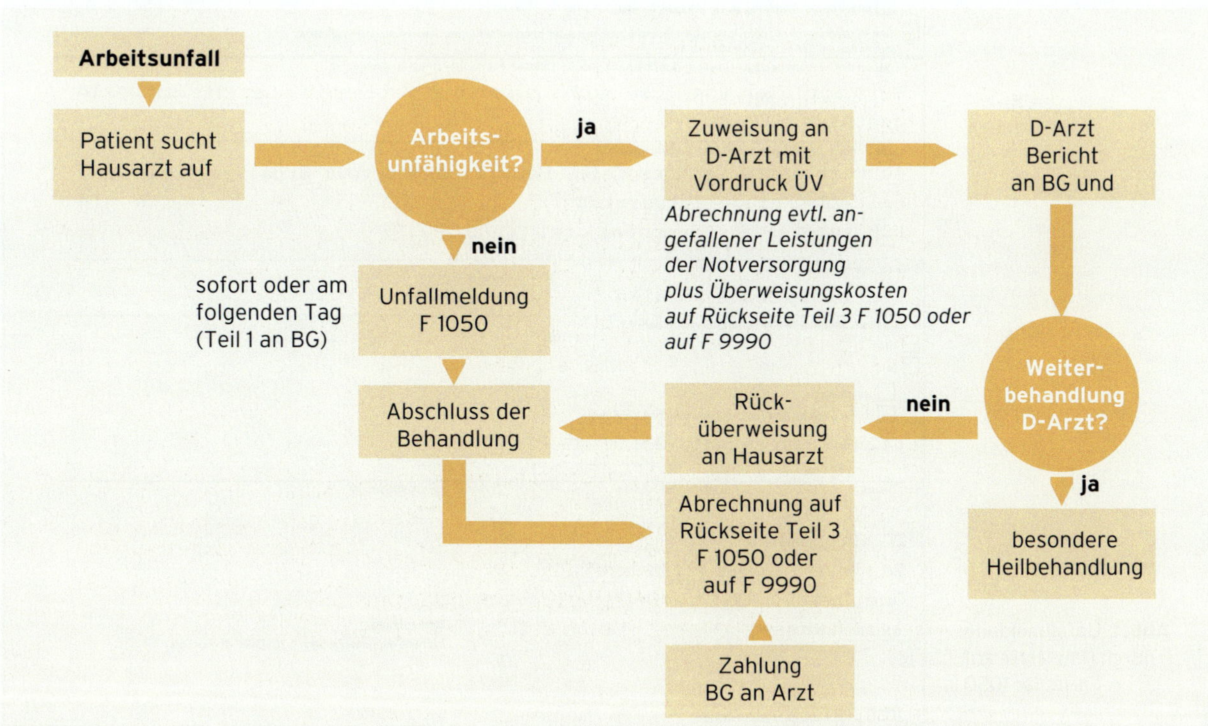

3.1 Allgemeine Heilbehandlung

allgemeine Heilbehandlung
→ LF 2, S. 96

Unter der Voraussetzung, dass keine Vorstellungspflicht beim D-Arzt besteht, versorgt der Hausarzt den Unfallverletzten in Form der **allgemeinen Heilbehandlung**. Dies bezeichnet die ärztliche Versorgung, für die der Arzt weder besondere apparativ-technische Voraussetzungen noch spezielle unfallmedizinische Qualifikationen vorweisen muss.

Vorstellungspflicht beim D-Arzt besteht dagegen, wenn
- der Patient über den Unfalltag hinaus arbeitsunfähig ist,
- die Behandlung voraussichtlich länger als eine Woche dauert,
- eine Heilmittel- oder Hilfsmittelverordnung notwendig ist,
- es sich um eine Wiedererkrankung nach dem Arbeitsunfall handelt.

Der Hausarzt kann den unfallverletzten Patienten aber auch weiterbehandeln, wenn der D-Arzt nur allgemeine Heilbehandlung für angezeigt hält und ihn zum Hausarzt zurücküberweist.

Alle berufsgenossenschaftlichen Vordrucke finden Sie unter www.dguv.de/formtexte/aerzte/index.jsp

Besteht keine Arbeitsunfähigkeit, füllt der Hausarzt den **Vordruck F 1050** (Ärztliche Unfallmeldung) aus. Hier müssen genaue Angaben zu Unfallort und -zeit, zum Unfallhergang und zum Befund gemacht werden. Außerdem muss der zuständige Unfallversicherungsträger bestimmt und eingetragen werden. Für Arbeits- und Wegeunfälle Medizinischer Fachangestellter ist dies z. B. die Berufsgenossenschaft für Gesundheitsdienst und Wohlfahrtspflege (BGW).

Ärztliche Unfallmeldung — Lfd. Nr.

Unfallversicherungsträger: BG Gartenbau		Eingetroffen am: 23.05.17	Uhrzeit: 10:00
Name, Vorname des Versicherten: Müller, Friederike	Geburtsdatum: 25.10.85	Krankenkasse: AOK Hessen	
Beschäftigt als: Gärtnerin	Seit: 01.08.03	Bei Pflegeunfall Pflegekasse des Pflegebedürftigen	

Unfallbetrieb, ggf. mit Telefon-Nr. (Bezeichnung bzw. Name und Anschrift des Arbeitgebers, der Kindertageseinrichtung, der Schule oder Hochschule, des Pflegebedürftigen): Gärtnerei Rose, Rosenstr. 99, 67890 Musterhausen

Vollständige Anschrift des Versicherten: Musterweg 234, 67890 Musterhausen	Telefon-Nr. des Versicherten: 0123/45678	Staatsangehörigkeit: deutsch	Geschlecht: w
Unfalltag: 23.05.17 · Uhrzeit: 9:15	Beginn der Arbeitszeit: 7:00 Uhr	Ende der Arbeitszeit: 15:00 Uhr	

Vorstellungspflicht beim Durchgangsarzt
- ☐ Der Verletzte wird am ______ bei dem D-Arzt (bitte genaue Anschrift angeben) ______ vorgestellt, weil
  - ☐ die Unfallverletzung über den Unfalltag hinaus zur Arbeitsunfähigkeit führt,
  - ☐ die Behandlungsbedürftigkeit voraussichtlich mehr als eine Woche beträgt,
  - ☐ die Verordnung von Heilmitteln (z. B. Physiotherapie) oder Hilfsmitteln (z. B. Gehstützen) erforderlich ist,
  - ☐ eine Wiedererkrankung an Unfallfolgen vorliegt.
- ☐ Eine Vorstellungspflicht beim D-Arzt besteht nicht, weil keine der oben aufgeführten Voraussetzungen erfüllt ist (nur in diesem Fall bitte weiter mit Pkt. 1).

1. Angaben des Versicherten zum Unfallort, Unfallhergang und zur Tätigkeit, bei der der Unfall eingetreten ist
   Beim Entladen von Blumenkübeln ist die Patientin über die Schwelle gestürzt.
2. Kurze Angabe des Befundes (ggf. mit Röntgenergebnis)
   schmerzhaftes rechtes Knie, Beweglichkeit voll erhalten, kein Anhalt für Kniegelenkserguss
   Kühlkompresse, Ibuprofen oral
3. Diagnose
   Prellung rechte Patella
4. Ist weitere **allgemeine Heilbehandlung** erforderlich?
   - ☐ nein
   - ☐ ja
     - ☐ durch mich
     - ☐ durch anderen Arzt (bitte genaue Anschrift angeben)

64293 Musterstadt, 23.05.17

Ort, Datum · Unterschrift · Anschrift/Stempel

BG Gartenbau
Bezirksverwaltung Kassel
Goethestr. 27
34119 Kassel

Datenschutz: Ich habe die Hinweise nach § 201 SGB VII gegeben.

F 1050 0106 Ärztliche Unfallmeldung

Abb. 1 Unfallmeldung durch Hausärzte auf Formular 1050

Mit dem **Vordruck F 2900** überweist der Hausarzt den Patienten zu einem Arzt, der die besondere Heilbehandlung durchführen darf. Dies ist in der Regel ein D-Arzt oder ein H-Arzt; bei Verletzungen im Augen- bzw. HNO-Bereich muss der Unfallverletzte jedoch immer einem entsprechenden Facharzt überwiesen werden. Bei Verdacht auf eine berufsbedingte Hauterkrankung überweist der Hausarzt zum Hautarzt. Der betreffende Arzt ist auf dem Überweisungsvordruck anzukreuzen. Außerdem werden das Personalienfeld und der Unfallversicherungsträger ausgefüllt.

H-Arzt
→ LF 10, S. 214

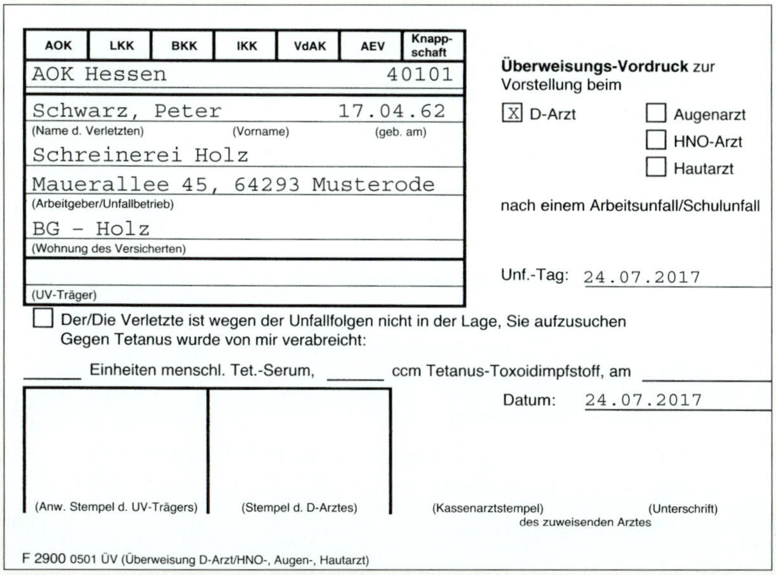
AOK | LKK | BKK | IKK | VdAK | AEV | Knappschaft
AOK Hessen 40101
Schwarz, Peter 17.04.62
(Name d. Verletzten) (Vorname) (geb. am)
Schreinerei Holz
Mauerallee 45, 64293 Musterode
(Arbeitgeber/Unfallbetrieb)
BG - Holz
(Wohnung des Versicherten)
(UV-Träger)
Überweisungs-Vordruck zur Vorstellung beim
[X] D-Arzt
[ ] Augenarzt
[ ] HNO-Arzt
[ ] Hautarzt
nach einem Arbeitsunfall/Schulunfall
Unf.-Tag: 24.07.2017
[ ] Der/Die Verletzte ist wegen der Unfallfolgen nicht in der Lage, Sie aufzusuchen
Gegen Tetanus wurde von mir verabreicht:
______ Einheiten menschl. Tet.-Serum, ______ ccm Tetanus-Toxoidimpfstoff, am ______
Datum: 24.07.2017
(Anw. Stempel d. UV-Trägers) (Stempel d. D-Arztes) (Kassenarztstempel) (Unterschrift) des zuweisenden Arztes
F 2900 0501 ÜV (Überweisung D-Arzt/HNO-, Augen-, Hautarzt)

Abb. 1 Überweisung zum D-Arzt, Augen-, HNO- und Hautarzt (F 2900)

Muss der Patient zu einem D-Arzt überwiesen werden, ist auf F 1050 nur das Personalienfeld auszufüllen.

In beiden Fällen führt der Hausarzt die **Notfall- oder Erstbehandlung** durch. Daneben sind **Verordnungen** möglich: Der Hausarzt kann Arznei- und Verbandmittel (nicht aber Heil- und Hilfsmittel, deren Verordnung den D- und H-Ärzten vorbehalten ist) verordnen und verwendet hierfür das Arzneiverordnungsblatt (Muster 16). Als Kostenträger trägt er den Unfallversicherungsträger ein, kreuzt das Feld „Arbeitsunfall" an und kennzeichnet den Freivermerk. Außerdem müssen der Unfalltag und der Unfallbetrieb auf dem Rezept eingetragen werden.
Der Arzt rechnet die Behandlung nach **UV-GOÄ** auf Seite 3 von F 1050 oder alternativ auf F 9990 (Rechnung für ambulante/stationäre Behandlung) ab. In der UV-GOÄ ist in der jeweils ersten Spalte das Honorar für die allgemeine Heilbehandlung angegeben, z. B. bei Ziffer 1 UV-GOÄ:

Arzneiverordnungblatt (Muster 16)
→ LF 4, S. 115

UV-GOÄ
→ LF 2, S. 95

1 UV-GOÄ	**Symptombezogene Untersuchung bei Unfallverletzung oder bei Verdacht auf das Vorliegen einer Berufskrankheit einschließlich Beratung** einmal im Behandlungsfall	UV Allg. € 6,21	UV Bes. € 7,73

Neben dem Honorar für die Behandlung ist das Ausfüllen der Vordrucke berechenbar.

125 UV-GOÄ	**Vordruck F 1050** Ärztliche Unfallmeldung	Berichtsgebühr in € 6,19

145 UV-GOÄ	**Vordruck F 2900** Überweisungsvordruck ÜV (§§ 26, 39 Vertrag Ärzte/UV-Träger)	Berichtsgebühr in € 3,49

HINWEIS

Nicht vergessen: Der Behandlungsfall nach der UV-GOÄ dauert drei Monate, beginnt aber (im Unterschied zum EBM) nicht am Quartalsbeginn, sondern am ersten Behandlungstag.

BEISPIELE

1) Die MFA Thekla Reiser hat sich beim Reinigen von Glasartikeln im Labor ihrer Praxis an einem zerbrochenen Erlenmeyerkolben eine kleine Schnittwunde an der rechten Hand zugezogen. Ihr Hausarzt untersucht und versorgt die Wunde, außerdem erhält Frau Reiser eine Tetanol-Auffrischimpfung. Eine Arbeitsunfähigkeit liegt nicht vor, daher muss keine Überweisung zum D-Arzt erfolgen. Der Unfallbericht wird von der hausärztlichen Praxis veranlasst. An den nächsten zwei Tagen erhält Frau Reiser nach der Inspektion der Wunde durch den Arzt jeweils einen Verbandwechsel durch die MFA und am 4. Tag eine abschließende Beratung und Inspektion der Wunde durch den Arzt.

Datum	UV-GOÄ-Nr.	Leistung	Betrag in €	Besondere Kosten in €
08. 04.	125	Vordruck F 1050	6,16	0,70
	1	symptombezogene Untersuchung	6,21	
	2003	Erstversorgung große Wunde	8,97	
	375	Schutzimpfung	3,45 + Impfstoff	
09. 04.	1	symptombezogene Untersuchung	6,21	
	200	Verband	3,24	1,28
10. 04.	1	symptombezogene Untersuchung	6,21	
	~~200~~	~~Verband~~	~~3,24~~	~~1,28~~
11. 04.	1	symptombezogene Untersuchung	6,21	

Da eine Wunde an der Hand als große Wunde zählt, wird Ziffer 2003 abgerechnet. Ziffer 200 für den Verband ist nicht neben den Ziffern 2000 bis 2005 berechnungsfähig. Außerdem darf sie neben der Ziffer 1 nur einmal im Behandlungsfall berechnet werden. Es kann aber die höher bewertete Ziffer 1 abgerechnet werden. Der Ersatz von Auslagen für die abgerechneten Verbände ist immer berechenbar.

HINWEIS

Im Falle einer Überweisung zum D-Arzt wartet man in der überweisenden Praxis einige Tage, ob der Patient vom D-Arzt zurücküberwiesen wird, bevor man die Rechnung zur BG schickt. Ist dies der Fall, wird die Weiterbehandlung fortgesetzt und die Rechnung nach Beendigung der kompletten Behandlung zur BG geschickt.

2) Der Gärtner Falk Bohne kommt mit stark blutenden Stichwunden am linken Unterarm zu seinem Hausarzt. Beim Umtopfen von Kakteen im Gewächshaus sei er mit dem linken Unterarm zuerst in ein Kakteenbeet gefallen. Nach der ersten Untersuchung stellt der Hausarzt die Arbeitsunfähigkeit fest, da die Wunden zum Teil sehr tief sind und noch viele Stacheln enthalten. Die Wunden des Patienten werden verbunden. Er erhält eine Überweisung zum D-Arzt.

Datum	UV-GOÄ-Nr.	Leistung	Betrag in €	Besondere Kosten in €
12. 02.	145	Überweisungsvordruck F 2900	3,49	
	1	symptombezogene Untersuchung	6,21	
	200	Verband	3,24	1,28

3.2 Besondere Heilbehandlung

Um die besondere Heilbehandlung durchführen zu können, muss ein Arzt die Voraussetzungen über fachliche Fähigkeiten und sachliche und personelle Ausstattung erfüllen.
Die Behandlung wird nach **UV-GOÄ** mit dem Betrag in der rechten Spalte der Leistungsziffer abgerechnet. Bei besonderer Heilbehandlung ist neben der **Verordnung von Arzneimitteln** außerdem das Ausstellen von **Heilmittel- und Hilfsmittelverordnungen** möglich.

Berichte, Aufzeichnungen, Gutachten, Auskünfte
Bei Vorliegen von **Arbeitsunfähigkeit** erfolgt die Ausstellung der Bescheinigung zum Nachweis der Arbeitsunfähigkeit mit dem Formular der vertragsärztlichen Versorgung (Muster 1). Die Vergütung erfolgt nach Ziffer 143 UV-GOÄ.

143 UV-GOÄ	**Vordruck** Bescheinigung zum Nachweis der Arbeitsunfähigkeit (§47 Vertrag Ärzte/UV-Träger)	Berichtsgebühr in € 2,74

Teil 1 der Arbeitsunfähigkeitsbescheinigung erhält die gesetzliche Krankenkasse des Unfallverletzten mit Angabe des UV-Trägers. Bei längerer Arbeitsunfähigkeit übernimmt die gesetzliche Krankenkasse die Auszahlung des Verletztengeldes. Bei Privatpatienten wird zu Beginn der Arbeitsunfähigkeit die AU-Bescheinigung an die zuständige BG geschickt. Teil 2 ist für den Arbeitgeber bestimmt, Teil 3 zum Verbleib beim Arzt.

Jeder der zur Behandlung berechtigten Ärzte erstattet mit den jeweils gültigen Vordrucken unverzüglich die **Unfallmeldung**:

132 UV-GOÄ	**Vordruck F 1000** Durchgangsarztbericht	Berichtsgebühr in € 15,09

135 UV-GOÄ	**Vordruck F 1020** H-Arzt-Bericht	Berichtsgebühr in € 11,35

141 UV-GOÄ	**Vordruck F 6000** Ärztliche Anzeige über eine Berufskrankheit (§ 44 Vertrag Ärzte/UV-Träger)	Berichtsgebühr in € 15,22

126 UV-GOÄ	**Vordruck F 1030** Augenarztbericht	Berichtsgebühr in € 12,39

127 UV-GOÄ	**Vordruck 1040** Hals-Nasen-Ohren-Arzt-Bericht	Berichtsgebühr in € 12,39

Daneben steht für die Übermittlung von **Ergänzungsberichten, Zwischenberichten, Auskünften und Gutachten** eine Reihe von Vordrucken mit entsprechenden Abrechnungsziffern zur Verfügung. Freie Gutachten, die ohne Vordruck erstellt sind, werden nach den **Ziffern 160 bis 165 UV-GOÄ** berechnet. Portoauslagen können zusätzlich berechnet werden. Für die Übersendung von Krankheitsgeschichten oder Auszügen wird ein Pauschalsatz von 12,37 € angesetzt.

Das Vorgehen bei besonderer Heilbehandlung von Arbeitsunfällen unterliegt bestimmten Verfahrensarten:

MERKE

Verfahrensarten auf einen Blick:
- D-Arzt-Verfahren: besondere Heilbehandlung durch D-Arzt
- H-Arzt-Verfahren: besondere Heilbehandlung durch H-Arzt
- Hautarztverfahren: Hautarzt
- Augenarztverfahren: Augenarzt
- Verletzungsartenverfahren: Überweisung in eine BG-Klinik

3.2.1 Durchgangsarztverfahren (D-Arzt-Verfahren)

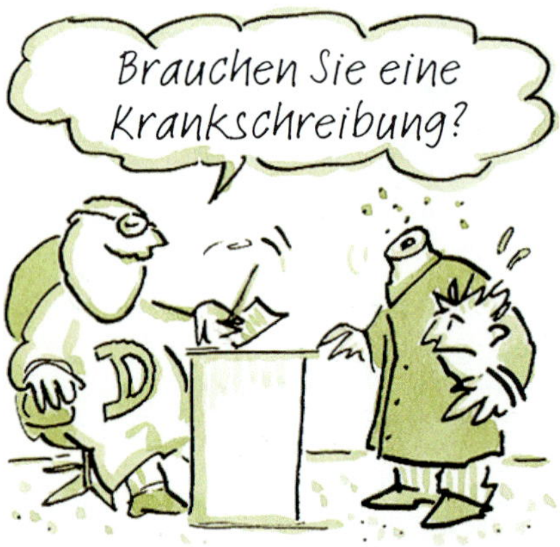

Die Versorgung von Unfallverletzten erfolgt im Wesentlichen durch Durchgangsärzte **(D-Ärzte)**, meist Fachärzte für Chirurgie oder Orthopädie, die von den Landesverbänden der gewerblichen Berufsgenossenschaften als D-Arzt bestellt sind. Sie müssen die Voraussetzungen über fachliche Fähigkeiten sowie sachliche und personelle Ausstattung der Praxis erfüllen, z.B. Röntgengeräte, und sind daher zur persönlichen Ausführung ihrer Tätigkeit verpflichtet. Insbesondere gilt dies bei der Befundauswertung und beim Einsatz der Röntgendiagnostik.

Aufgaben des D-Arztes
- Nach Art und Schwere der Verletzung **beurteilt und entscheidet** der D-Arzt, ob allgemeine Heilbehandlung oder besondere Heilbehandlung eingeleitet wird. Besondere Heilbehandlung wird der D-Arzt selbst durchführen, bei allgemeiner Heilbehandlung verweist er den Unfallverletzten in der Regel an dessen Hausarzt.
- Der D-Arzt muss unverzüglich den **Durchgangsarztbericht (Vordruck F 1000)** für den entsprechenden Unfallversicherungsträger erstellen. Durchschläge erhalten der Hausarzt und die gesetzliche Krankenkasse. Bei privat Versicherten erhält nur der Hausarzt einen Durchschlag.
- Bei bestimmten Verletzungen muss der D-Arzt zusätzlich zum Durchgangsarztbericht folgende **Ergänzungsberichte** erstellen:
  - Bei Unfällen mit Kopfverletzungen mit Gehirnbeteiligung oder Verdacht auf Gehirnbeteiligung: **F 1002**
  - bei Unfällen mit Knieverletzungen oder Verdacht auf Kniebinnenschaden: **F 1004**
  - bei Unfällen mit elektrischem Strom: **F 1006**
  - bei schweren Verbrennungen zweiten und dritten Grades: **F 1008**

Handelt es um einen Unfall mit Handverletzungen, darf auch ein **Handchirurg** die Behandlung durchführen, der von den Unfallversicherungsträgern bestellt ist. Dieser muss dann den **Ergänzungsbericht F 1010** erstellen.
Mit dem **Vordruck F 2222** benachrichtigt der D-Arzt den Unfallversicherungsträger über den **Abschluss einer besonderen Heilbehandlung.**

3.2.2 Heilbehandlungsarztverfahren (H-Arzt-Verfahren)

Heilbehandlungsärzte (H-Ärzte) sind meist Orthopäden mit besonderen unfallmedizinischen Kenntnissen. Ebenso wie die D-Ärzte sind sie von den Landesverbänden der gewerblichen Berufsgenossenschaften bestellt, bei in Anhang 2 des Vertrags Ärzte/Unfallversicherungsträger aufgeführten **Verletzungen** besondere Heilbehandlung durchzuführen.

Wie die D-Ärzte müssen auch die H-Ärzte neben der fachlichen Qualifikation die Voraussetzungen für die sachliche und personelle Ausstattung der Praxis erfüllen. Daher sind sie von der Vorstellung der Unfallverletzten bei einem D-Arzt befreit. Sie können jedoch nur solche Unfallverletzten behandeln, wenn sie von ihnen zuerst aufgesucht werden.

Der **H-Arzt-Bericht mittels Vordruck F 1020** muss unverzüglich vom H-Arzt für den Unfallversicherungsträger erstellt werden. Einen Durchschlag erhält die gesetzliche Krankenkasse des Unfallverletzten. Müssen Ergänzungsberichte erstellt werden, gelten die gleichen Abrechnungsbedingungen wie bei den D-Ärzten.

3.2.3 Verfahren zur Früherkennung berufsbedingter Hauterkrankungen (Hautarztverfahren) und Augenerkrankungen (Augenarztverfahren)

Stellt sich ein Patient mit krankhaften Hautveränderungen oder Augenerkrankungen, bei denen die Möglichkeit eines Zusammenhangs mit der beruflichen Tätigkeit besteht, bei einem Arzt vor, so muss ihn jeder Arzt zu einem **Hautarzt** bzw. zu einem **Augenarzt** überweisen. Dies geschieht mit **Vordruck F 2900**.

Unverzüglich nach der Untersuchung sendet der Hautarzt mit Vordruck F 6050 seinen Hautarztbericht und der Augenarzt mit Vordruck F 1030 seinen Augenarztbericht an den zuständigen Unfallversicherungsträger. Durchschriften erhalten der überweisende Arzt sowie die gesetzliche Krankenkasse des Patienten.

Zur Klärung der Diagnose ist der Hautarzt berechtigt, Hauttests durchzuführen. Diese müssen jedoch auf das erforderliche Maß beschränkt sein. Sind zusätzliche Testungen nötig, bedarf dies der Zustimmung durch den Unfallversicherungsträger.

3.2.4 Verletzungsartenverfahren

Bestimmte Verletzungen erfordern es, dass der Unfallverletzte unverzüglich in eine **von den Unfallversicherungsträgern zugelassene Klinik** überwiesen wird, z. B. ausgedehnte oder tief gehende Weichteilverletzungen, offene Brüche des Schädels, stumpfe oder durchbohrende Bauchverletzungen. Die am Verletzungsartenverfahren beteiligten Kliniken verfügen über spezielle personelle, apparative und räumliche Voraussetzungen zur Therapie schwerer Akutfälle.

HINWEIS

Der H-Arzt als „Mini-D-Arzt" ist ein „Auslaufmodell". Neue H-Ärzte werden seit 01. 01. 2011 nicht mehr zugelassen, für die bisherigen H-Ärzte gibt es ein Überleitungsverfahren zum „Basis-D-Arzt", wenn sie in den letzten drei Jahren jährlich mindestens 250 Erstversorgungsfälle an einem Standort hatten oder bis 31. 12. 2015 nachweisen können.

AUFGABEN

1 Erläutern Sie die ersten Schritte, die notwendig sind, wenn ein Patient nach einem Arbeitsunfall in die Hausarztpraxis kommt.

2 Geben Sie an, unter welchen Voraussetzungen der Unfallverletzte an den D-Arzt überwiesen werden muss. Welchen Vordruck verwenden Sie?

3 Welche Ärzte dürfen besondere Heilbehandlung durchführen und unter welchen Voraussetzungen?

4 Rechnen Sie ab: Die zwölfjährige Schülerin Chiara Wilhelm kommt in die Praxis ihres Hausarztes. Sie ist auf dem Weg zur Schule mit ihrem Fahrrad gestürzt und hat sich zwei große Schürfwunden am rechten Unterarm und eine 4 cm lange Schnittwunde am rechten Unterschenkel zugezogen, die nach Infiltrationsanästhesie genäht werden muss. Ihr Tetanus-Impfstatus ist nicht bekannt.

5 Bei einem Schulfest seiner Schule verletzt sich ein Lehrer als Torwart beim Fußballspiel: Der kleine Finger der linken Hand ist ausgerenkt. Zur Wiederherstellung der Greiffunktion der Hand ist Krankengymnastik und Ergotherapie nötig. Erläutern Sie, von welchem Arzt der Patient behandelt wird, geben Sie die genauen Abläufe an und begründen Sie.

LF 11

Patienten bei der Prävention begleiten

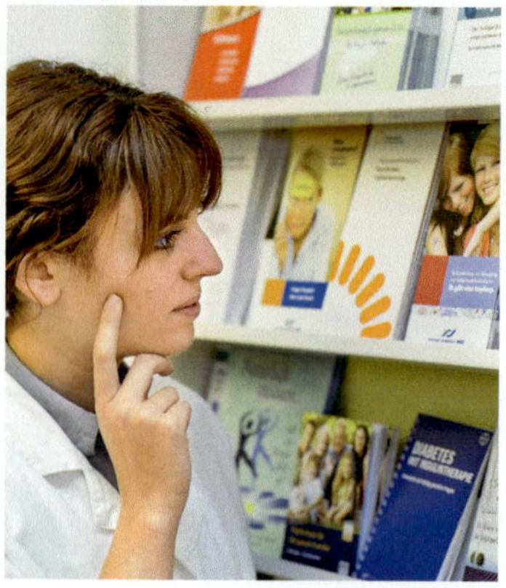

„Heute scheint geradezu ein Tag der Prävention zu sein", denkt die auszubildende MFA Serap, „alle Patienten denken daran, wie sie am besten vorsorgen können!" Zuerst hatte Herr Brecht angerufen, um nachzufragen, ob Dr. Klein auch die Hautkrebsfrüherkennungsuntersuchung durchführen könne. Dann hat Frau Traore das Entnahmesystem für die Untersuchung auf okkultes Blut abgeholt. Frau Standke hatte es eilig, als sie ihr Wiederholungsrezept abholte, weil sie mit ihrer Tochter Claudia einen Termin beim Kinderarzt zur U 5 hatte. Benni Hoffmann kam zu seinem Termin bei Dr. Klein zur Jugendarbeitsschutzuntersuchung und hat bei der Gelegenheit gleich um eine Tetanus-Auffrischimpfung gebeten - und Seraps Kollegin Stella hat sich nach ihrem Dienstschluss verabschiedet, um zur Mutterschaftsvorsorgeuntersuchung zu gehen. Prävention kann ganz schön vielfältig sein, findet Serap ...

1 Abrechnung von Präventionsleistungen bei gesetzlich Versicherten (EBM)

Aufgaben der gesetzlichen Krankenversicherung
→ LF 1, S. 9

Impfungen
→ LF 3, S. 102

Ständige Impfkommission
→ LF 3, S. 102

Den Wortlaut der Richtlinien finden Sie unter www.g-ba.de

Zu den Aufgaben der GKV zählen nicht nur die Behandlung von Krankheiten, sondern auch die Erhaltung der Gesundheit. Daher haben die Versicherten Anspruch auf **Leistungen zur Verhütung und Früherkennung von Krankheiten**. Zu diesen Präventionsmaßnahmen, die Krankheiten verhindern oder möglichst frühzeitig Krankheiten erkennen sollen, um ggf. rechtzeitig mit einer Behandlung beginnen zu können, gehören

- Vorsorgeuntersuchungenn (z. B. Mutterschaftsvorsorge, Kindervorsorgeuntersuchungen),
- Früherkennungsuntersuchungen (z. B. Krebsfrüherkennungsuntersuchungen für Frauen und Männer) und
- Impfungen, die von der Ständigen Impfkommission (STIKO) empfohlen werden.

Die Präventionsmaßnahmen umfassen unterschiedliche Leistungen, die in den Richtlinien des Gemeinsamen Bundesausschusses der Ärzte und Krankenkassen – der Richtlinie Kinder, den Mutterschafts-Richtlinien und der Krebsfrüherkennungs-Richtlinie – aufgelistet sind.

MERKE

Für alle diese **präventiven Untersuchungen** gilt, dass neben diesen GOPs **keine Versicherten-/Grundpauschalen** berechnet werden können, außer es werden noch andere, kurative Leistungen daneben erbracht.

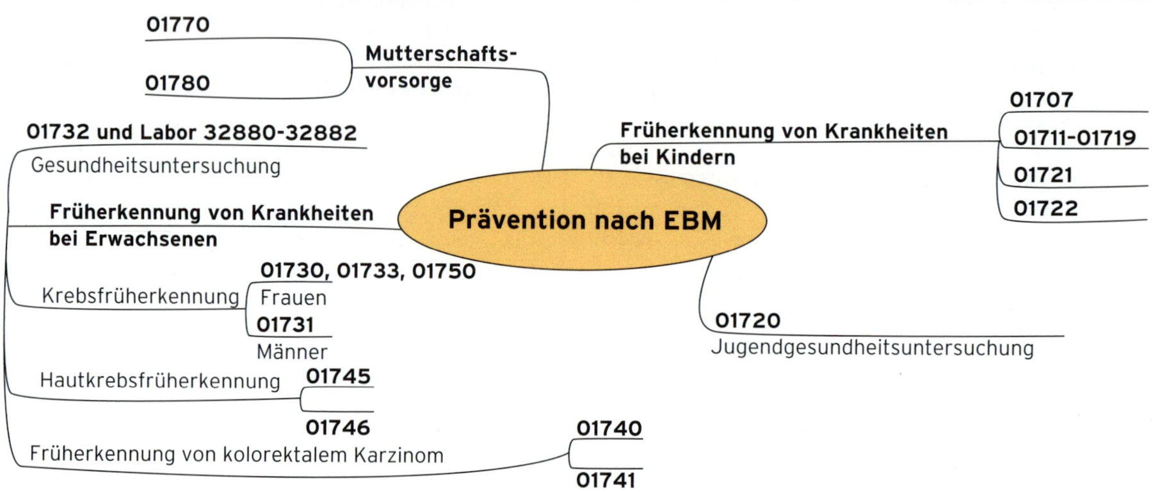

1.1 Mutterschaftsvorsorge (EBM)

Die Leistungen, die im Rahmen der Mutterschaftsvorsorge erbracht werden können, findet man in der **Richtlinie über die ärztliche Betreuung während der Schwangerschaft und nach der Entbindung** des G-BA. Durch die ärztliche Betreuung während dieser Zeit will man mögliche Gefahren für Leben und Gesundheit von Mutter und Kind abwenden. Außerdem können Gesundheitsstörungen und Risikoschwangerschaften und -geburten rechtzeitig erkannt und behandelt werden.
Die Vorsorgeuntersuchungen sollen im Verlauf der Schwangerschaft in den ersten 32 Wochen alle vier Wochen und in den letzen acht Wochen zweiwöchig erfolgen.

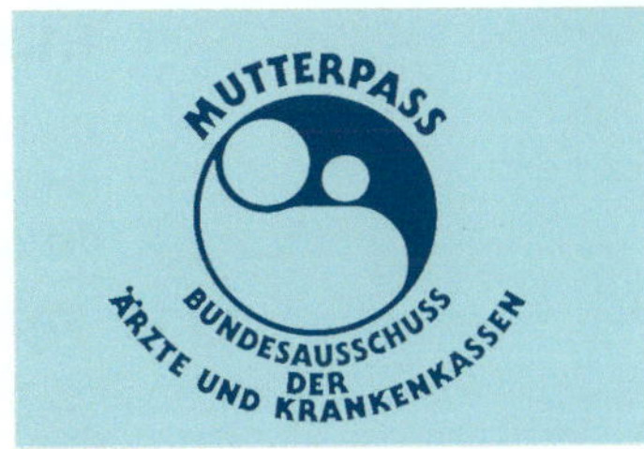

Abb. 1 Bei der Untersuchung zur Feststellung der Schwangerschaft wird der Mutterpass angelegt.

MERKE

Die in der Richtlinie genannten Untersuchungstermine und Untersuchungen gelten für eine **normal verlaufende Schwangerschaft.**
Bei Beschwerden, Erkrankungen und Risikoschwangerschaften ist es darüber hinaus möglich, alle in Frage kommenden weiteren Untersuchungen durchzuführen und abzurechnen.

Die Untersuchungsergebnisse trägt der Arzt in den **Mutterpass** ein, der bei der ersten Untersuchung nach Feststellung der Schwangerschaft ausgestellt wird. Hier werden neben den Ergebnissen der regelmäßig stattfindenden Untersuchungen weitere wichtige Eintragungen notiert:

- Anamnesebefunde
- Laboruntersuchungen
- Ultraschalluntersuchungen
- Angaben zum Geburtsverlauf
- Befund der Nachuntersuchung

HINWEIS

Schwangere werden im Rahmen der Mutterschaftsvorsorge über einen HIV-Antikörpertest beraten. Im Mutterpass muss der Arzt dann dokumentieren, ob bei der Schwangeren ein HIV-Test durchgeführt wurde oder nicht. Das Testergebnis wird nicht festgehalten.

1.1.1 Inhalte der Vorsorgeuntersuchungen

Allgemeine Untersuchungen

- gynäkologische Untersuchung mit Cervixabstrich auf Chlamydia trachomatis
- Blutdruckmessung
- Gewichtskontrolle
- Untersuchung des Mittelstrahlurins auf Eiweiß, Glukose, Sediment, ggf. bakteriologische Untersuchungen
- Hämoglobinbestimmung, bei weniger als 11,2 g/100 ml Zählung der Erythrozyten
- Kontrolle des Standes der Gebärmutter zur Abschätzung ihrer Größenzunahme
- Kontrolle der kindlichen Herzaktionen
- Feststellung der Lage des Kindes

Ultraschalluntersuchungen

Im Verlauf der Schwangerschaft soll ein Ultraschallscreening mittels B-Mode-Verfahren durchgeführt werden. Die Untersuchungen erfolgen

- von Beginn der 9. bis zum Ende der 12. SSW (1. Screening),
- von Beginn der 19. bis zum Ende der 22. SSW (2. Screening),
- von Beginn der 29. bis zum Ende der 32. SSW (3. Screening).
  Im zweiten Trimenon wird außerdem ein Organscreening mittels Ultraschall mit systematischer Untersuchung der fetalen Morphologie vorgenommen.

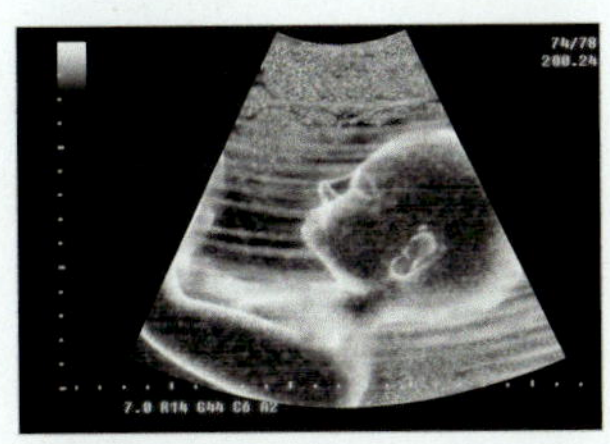

Abb. 2 Ultraschall eines Fetus

Serologische Untersuchungen während der Schwangerschaft

- Blutgruppenbestimmung und Rh-Faktor (bei Erstgebärenden)
- Röteln-HAH-Test
- Antikörpersuchtest
- Untersuchungen auf Infektionen (Lues, Hepatitis B, Toxoplasmose (bei Verdacht), HIV-Test auf freiwilliger Basis nach vorheriger Beratung der Schwangeren)

1.1.2 Abrechnung der Mutterschaftsvorsorgeleistungen

Die Betreuung von Schwangeren kann nur von **Fachärzten der Frauenheilkunde** abgerechnet werden. Wegen der obligaten Ultraschalluntersuchungen ist außerdem eine Genehmigung der zuständigen KV notwendig.

01770	**Betreuung einer Schwangeren gemäß den Richtlinien des Gemeinsamen Bundesausschusses über die ärztliche Betreuung während der Schwangerschaft und nach der Entbindung**

Obligater Leistungsinhalt:
- Beratungen und Untersuchungen gemäß den Mutterschafts-Richtlinien
- Ultraschalluntersuchungen nach Anlage 1a und 1b gemäß den Mutterschafts-Richtlinien
- Bilddokumentation(en)

einmal im Behandlungsfall

HINWEIS

Für die Ultraschalluntersuchung mit Biometrie und systematischer Untersuchung der fetalen Morphologie kann im zweiten Trimenon zusätzlich zur GOP 01770 auch der Zuschlag **GOP 01771** (Zuschlag im Zusammenhang mit der Gebührenordungsposition 01770) berechnet werden.

MERKE

GOP 01770 kann – auch wenn die Mutterschafts-Richtlinien vierwöchige Untersuchungstermine vorsehen – **nur einmal im Behandlungsfall** und auch nur **von einem Vertragsarzt** abgerechnet werden.

Wird ausschließlich diese Präventionsleistung erbracht, kann der Gynäkologe die **Grundpauschale (GOP 08211) nicht zusätzlich** berechnen. Fällt dagegen neben den monatlichen Vorsorgeterminen eine kurative Behandlung an, kann der Arzt die Grundpauschale und ggf. weitere abrechnungsfähige Leistungen berechnen.

01780	**Betreuung, Planung und Geburtsleitung durch den betreuenden Arzt der Entbindungsklinik gemäß den Mutterschafts-Richtlinien**

Der Arzt, der die Schwangere während der Schwangerschaft betreut hat, kann diese GOP nicht abrechnen.

Unter den **GOPs 01776 bis 01815** enthält der EBM weitere GOPs, die je nach Schwangerschaftsverlauf erbracht und berechnet werden können, z. B. GOPs für Leistungen zum Screening auf Gestationsdiabetes (01776, 01777, 01812).

BEISPIELE

1) Peggy Metzler kommt in der ersten Woche des Quartals erstmalig zur Schwangerschaftsuntersuchung zu ihrem Frauenarzt Dr. Wagner, der den Mutterpass anlegt und die notwendigen Laboruntersuchungen veranlasst. Frau Metzler kommt noch zweimal im Abstand von vier Wochen zu den vereinbarten Untersuchungsterminen. Bei der Zweituntersuchung führt der Arzt die erste Ultraschalluntersuchung durch.

1. Behandlungstag	01770 (Betreuung einer Schwangeren)
2. Behandlungstag	-
3. Behandlungstag	-

Der Arzt kann keine Grundpauschale abrechnen, da es sich um reine Vorsorgeuntersuchungen handelt.

1. Behandlungstag	01770 (Betreuung einer Schwangeren)
2. Behandlungstag	01101 (Unvorhergesehene Inanspruchnahme)
3. Behandlungstag	08211 (Gynäkologische Grundpauschale)
4. Behandlungstag	-

Die Behandlung der aufgetretenen Beschwerden ist eine kurative Leistung, weshalb die Grundpauschale berechenbar ist.
Sind weiterführende sonografische Untersuchungen notwendig, können die GOPs 01772 bis 01775 abgerechnet werden.

1.2 Präventionsuntersuchungen bei Kindern und Jugendlichen (EBM)

1.2.1 Früherkennung von Krankheiten bei Kindern

Die **Richtlinien über die Früherkennung von Krankheiten bei Kindern bis zur Vollendung des 6. Lebensjahres** („Kinder-Richtlinien") des G-BA gelten für die Leistungen im Rahmen der Früherkennungsuntersuchungen bei Kindern.
Die dort aufgeführten Vorsorgeuntersuchungen umfassen **zehn Untersuchungen (U 1 bis U 9)**, die nur in den in der Richtlinie vorgegebenen Zeiträumen durchgeführt und abgerechnet werden können. Es gelten hierbei **Toleranzgrenzen** (→ S. 222, Tab.); die Vorgabe der Untersuchungszeiten ist jedoch unbedingt einzuhalten, da der Arzt nur dann die altersgemäße Entwicklung der Kinder beurteilen kann.

MERKE

Kinder-Früherkennungsuntersuchungen müssen unbedingt **in den vorgesehenen Zeiträumen** (innerhalb der Toleranzgrenzen) erfolgen. Außerhalb der angegebenen Zeitspannen zahlt die jeweilige Krankenkasse die Untersuchung nicht.

Je nach Alter der Kinder umfassen die Untersuchungen unterschiedliche Leistungsinhalte. Alle Vorsorgeuntersuchungen U 1–U 9 werden im **Kinder-Untersuchungsheft** (→ S. 222, Abb. 1). dokumentiert, das die Mutter nach der Entbindung ausgehändigt bekommt.
Neben den Untersuchungen U 1 bis U 9 werden von manchen gesetzlichen Kassen die Untersuchungen **U 10 und U 11** angeboten. Dies sind Leistungen im Rahmen eines Sondervertrages einiger Krankenkassen mit der Kassenärztlichen Bundesvereinigung. Erbringt der Arzt diese Leistung, erhält er eine Pauschalvergütung.
Die Früherkennungsuntersuchungen bei Kindern dürfen Kinder- und Jugendärzte durchführen und abrechnen, aber auch Allgemeinmediziner und hausärztlich tätige Internisten.

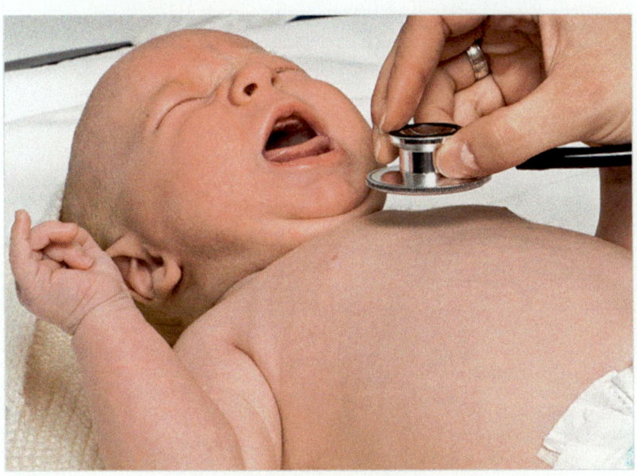

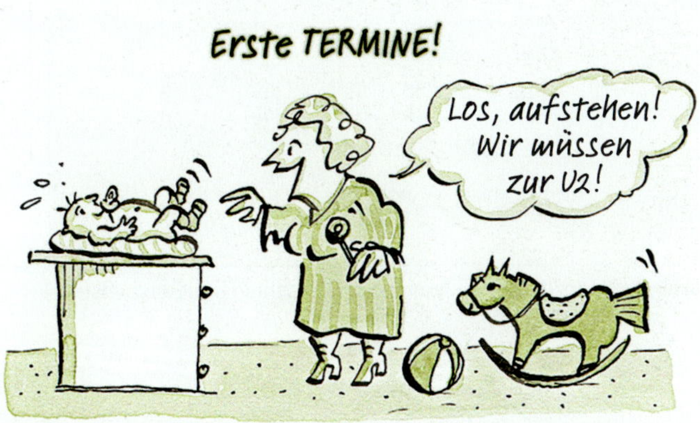

Abb. 1 Früherkennungsuntersuchung

Kinder-Früherkennungsuntersuchungen			
GOP	**Untersuchung**	**Zeitraum**	**Toleranzgrenze**
01711	U 1	unmittelbar nach der Geburt	
01712	U 2	3. bis 10. Lebenstag	3. bis 14. Lebenstag
01713	U 3	4. bis 5. Lebenswoche	3. bis 8. Lebenswoche
01714	U 4	3. bis 4. Lebensmonat	2. bis 4,5. Lebensmonat
01715	U 5	6. bis 7. Lebensmonat	5. bis 8. Lebensmonat
01716	U 6	10. bis 12. Lebensmonat	9. bis 14. Lebensmonat
01717	U 7	21. bis 24. Lebensmonat	20. bis 27. Lebensmonat
01723	U 7A	34. bis 36. Lebensmonat	33. bis 38. Lebensmonat
01718	U 8	46. bis 48. Lebensmonat	43. bis 50. Lebensmonat
01719	U 9	60. bis 64. Lebensmonat	58. bis 66. Lebensmonat
pauschal	U 10	7. bis 8. Lebensjahr	-
pauschal	U 11	9. bis 10. Lebensjahr	-

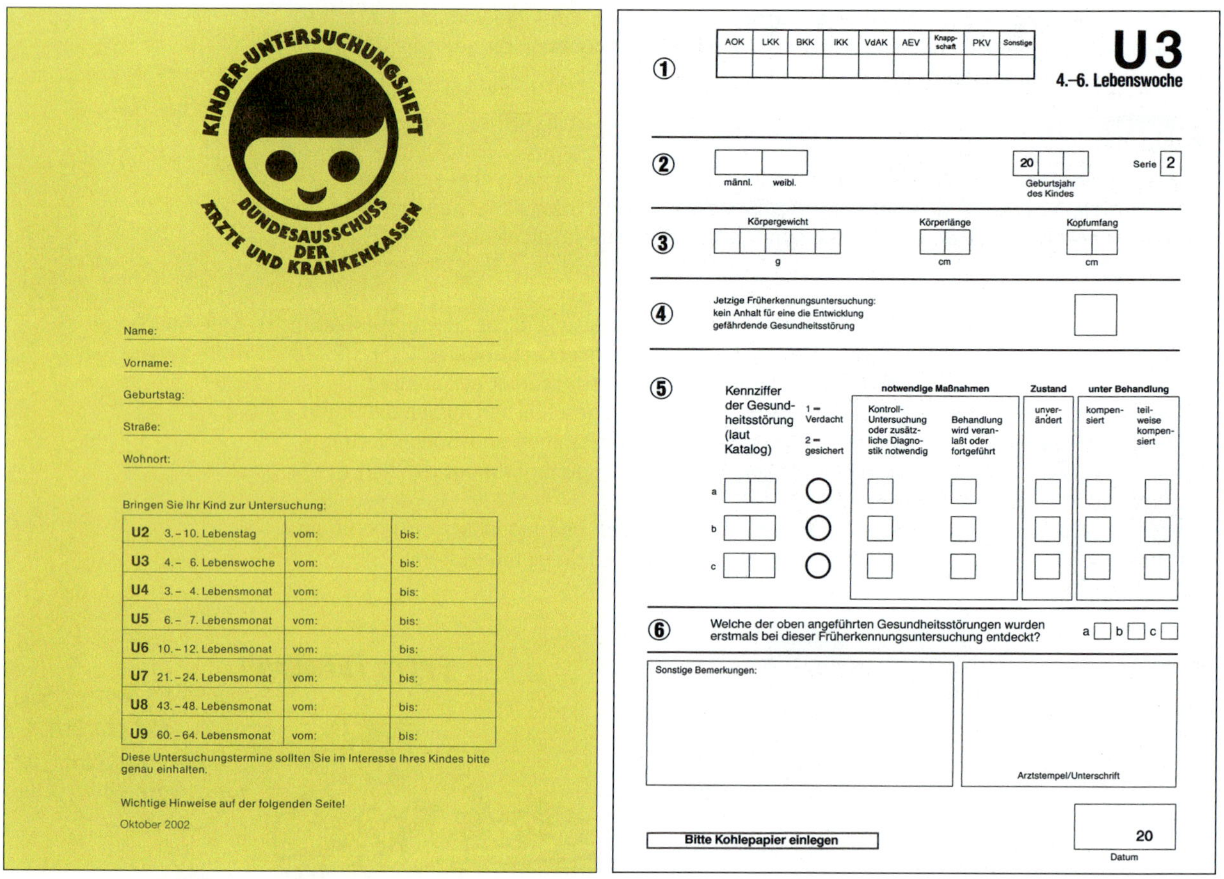

Abb. 1 Kinder-Untersuchungsheft (Umschlag und Beispielseite)

01711	**Neugeborenen-Erstuntersuchung (U 1)**

Der Arzt führt die U 1 unmittelbar nach der Geburt nach dem **Apgar-Schema** durch: **A**tmung – **P**uls – **G**rundtonus (Muskelspannung) – **A**ussehen (Kolorit) – **R**eflexe (Reaktion auf Nasenkatheter). Die Bewertung erfolgt 1 Minute, 5 und 10 Minuten nach der Geburt.

Wenn die U 1 nach der Entbindung im Krankenhaus ausgeführt wird, kann sie nicht gesondert berechnet werden, weil sie Bestandteil der stationären Krankenhausbehandlung ist. Die belegärztliche Versorgung richtet sich hier nach den regionalen Bestimmungen der KV.

Erfolgen die U 1 und die U 2 z. B. nach einer Hausgeburt im Rahmen eines **ärztlichen Hausbesuchs**, kann jeweils die **GOP 01721** zusätzlich berechnet werden:

01721	**Besuch im Rahmen einer Kinder-Früherkennungsuntersuchung nach den Gebührenordnungspositionen 01711 und 01712**

Die Kinder-Richtlinien des G-BA sehen außerdem weitere Untersuchungen wie das **Neugeborenen-Hörscreening** (GOP 01705, Zuschlag zum Hörscreening GOP 01704), das **erweiterte Neugeborenen-Screening** (GOP 01707) zur Früherkennung von angeborenen Stoffwechseldefekten und endokrinen Störungen oder das sonografische **Screening der Säuglingshüften** vor.

01707	**Erweitertes Neugeborenen-Screening gemäß der Kinder-Richtlinien**

Blutentnahmen für Laboruntersuchungen sind Bestandteil der Gebührenordnungsposition.

01722	**Sonografische Untersuchung der Säuglingshüften entsprechend der Durchführungsempfehlung nach Anlage 5 der Kinder-Richtlinien**

Die Untersuchung wird in der Regel im zeitlichen Zusammenhang mit der U 3 durchgeführt. Für das Abrechnen dieser Position ist die Genehmigung durch die KV vorausgesetzt.

Zum Schutz des Kindes vor Gefährdungen des Kindeswohls haben alle Bundesländer eine ärztliche **Meldepflicht** für die meisten Früherkennungsuntersuchungen eingeführt. Innerhalb von drei Arbeitstagen nach der Durchführung der Untersuchung muss der Arzt die Teilnahme des betreffenden Kindes an das jeweilige zentrale Melderegister weitergeben. Bleibt die Teilnahmebestätigung aus, verschickt das Zentrum Erinnerungsschreiben an die Eltern.

HINWEIS

Informationen zur Meldepflicht der Früherkennungsuntersuchungen erhalten Sie bei Ihrer zuständigen KV.

BEISPIELE

1) Armin Müller bringt seinen Sohn Christoph termingerecht zur U 5 zum Kinderarzt. Der Arzt untersucht den Jungen.

1. Behandlungstag	01715 (U 5)

Der Arzt kann die Versichertenpauschale nicht abrechnen, da keine kurativen, sondern ausschließlich präventive Maßnahmen durchgeführt wurden.

2) Ella kommt mit ihrer Mutter zur U 4 in die Sprechstunde ihres Kinderarztes. Er untersucht sie und stellt dabei eine Windeldermatitis fest, weshalb er eine Salbe verordnet. Am Folgetag fragt die Mutter während der Sprechstundenzeit telefonisch um Rat.

1. Behandlungstag	04000 (Versichertenpauschale Kinderarzt), 01714 (U4)
2. Behandlungstag	-

Da neben der präventiven auch eine kurative Behandlung stattfindet, kann der Kinderarzt zusätzlich die Versichertenpauschale abrechnen.

3) Nach einer ambulanten Geburt muss bei Luisa die U 2 durchgeführt werden. Der Kinderarzt nimmt einen Hausbesuch vor.

1. Behandlungstag	01721 (Besuch im Rahmen von U 1/U 2), Wegepauschale, 01712 (U 2)

1.2.2 Jugendgesundheitsuntersuchung

Bei Jugendlichen wird zur Früherkennung von Erkrankungen, die die körperliche, geistige und soziale Entwicklung in nicht geringfügigem Maße gefährden, die **Jugendgesundheitsuntersuchung (J 1)** durchgeführt, deren Inhalte in der **Richtlinie zur Jugendgesundheitsuntersuchung** des G-BA festgelegt sind.
Die Untersuchung erfolgt zwischen dem vollendeten 13. und vollendeten 14. Lebensjahr (Toleranzzeit jeweils 12 Monate vor Vollendung des 13. Lebensjahres und nach Vollendung des 14. Lebensjahres) und wird in dem entsprechenden Formular dokumentiert.

Im Rahmen der **Anamnese** erfasst der Arzt
- auffällige seelische Entwicklung/Verhaltensstörungen,
- auffällige schulische Entwicklung,
- gesundheitsgefährdendes Verhalten (Rauchen, Alkohol, Drogenkonsum) und
- das Vorliegen chronischer Erkrankungen.

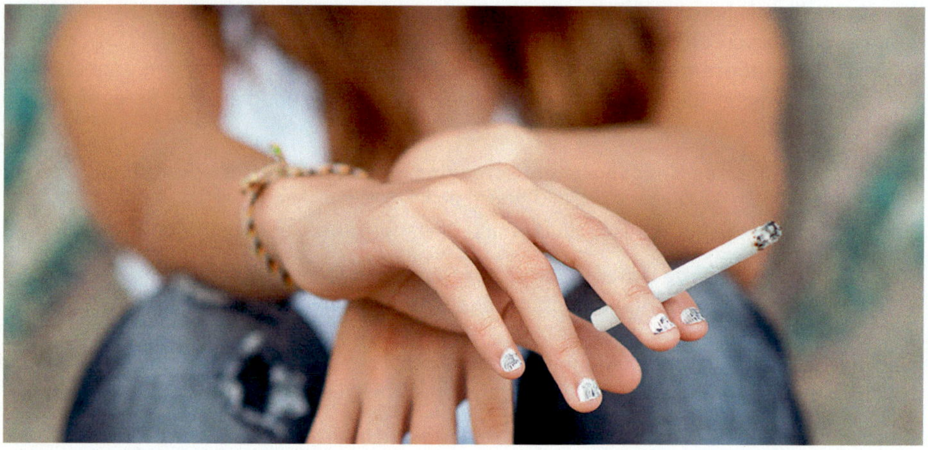

Abb. 1 Gesundheitsgefährdendem Verhalten soll vorgebeugt werden.

Die **klinisch-körperliche Untersuchung** durch den Arzt umfasst
- die Erhebung der Körpermaße,
- verfrühte oder verzögerte Pubertätsentwicklung,
- Störungen des Wachstums und der körperlichen Entwicklung,
- arterielle Hypertonie,
- Erkrankungen der Hals-, Brust- und Bauchorgane (z. B. Struma) und
- Auffälligkeiten des Skelettsystems.

01720	**Jugendgesundheitsuntersuchung (J 1)**

Einzelne Krankenkassen bieten neben der J 1 auch die Untersuchung **J 2** für das 17. bis 18. Lebensjahr an. Es handelt sich hierbei wie bei der U 10 und der U 11 um eine Leistung im Rahmen eines Sondervertrages einiger Krankenkassen mit der KBV, die der Arzt mit einer Pauschale vergütet bekommt.

BEISPIELE

Die 13-jährige Carla Jansen sucht zur Jugendgesundheitsuntersuchung ihren Kinder- und Jugendarzt Dr. Schwarz auf. Er untersucht sie. Kurative, d. h. zu behandelnde, Befunde erhebt er nicht. Am nächsten Tag fragt die Mutter von Carla telefonisch bei Dr. Schwarz nach den Untersuchungsergebnissen.

1. Behandlungstag	01720 (J 1)

Da ausschließlich präventive Maßnahmen durchgeführt werden, fällt keine pädiatrische Versichertenpauschale an.

AOK	LKK	BKK	IKK	VdAK	AEV	Knappschaft

[redacted] geb. am

[redacted] Datum

Geschlecht weiblich ☐ männlich ☐

Anamnese

Bekannte Gesundheitsstörungen	*ja*	*nein*
1. chronische Erkrankung	☐	☐
2. körperliche Behinderung	☐	☐
3. seelische Störung	☐	☐
Impfstatus und Jodprophylaxe	*ja*	*nein*
4. Impfschutz vollständig	☐	☐
5. Jodprophylaxe wird durchgeführt	☐	☐
Familie	*ja*	*nein*
6. besondere Familiensituation	☐	☐
7. Hinweis auf familiäre Hypercholesterinämie	☐	☐
Schulische Entwicklung	*ja*	*nein*
8. Schulleistungsprobleme	☐	☐
9. Besuch einer weiterführenden Schule	☐	☐
Gesundheitsverhalten	*ja*	*nein*
10. regelmäßige Medikamenteneinnahme ohne ärztliche Verordnung	☐	☐
11. Rauchen	☐	☐
12. Alkoholkonsum	☐	☐

falls ja, wie häufig: selten ☐ mehrmals/Woche ☐ täglich ☐

	ja	*nein*
13. Drogenkonsum	☐	☐

falls ja, wie häufig: selten ☐ mehrmals/Woche ☐ täglich ☐

Motorik/Visuomotorik	*ja*	*nein*
14. motorische/visuomotorische Auffälligkeiten	☐	☐
Seelische Entwicklung/Verhalten	*ja*	*nein*
15. dissoziales Verhalten	☐	☐
16. Eßstörungen	☐	☐
17. affektive Störung	☐	☐
Pubertätsentwicklung	*ja*	*nein*
18. Knaben: Stimmbruch	☐	☐
19. Mädchen: Thelarche	☐	☐
Menarche	☐	☐
20. Sexualkontakte	☐	☐

Paul Albrechts Verlag, 22950 Lütjensee

Jugendgesundheitsuntersuchung

Teil a (mit der Abrechnung der KV zuleiten)

Körperliche Untersuchung

21. Größe (cm) ☐☐☐ 22. Gewicht (kg) ☐☐☐

Blutdruck

23. RR-Werte ☐ *normal* ☐ *kontrollbedürftig*

Labor

24. Gesamtcholesterin* ☐☐☐ mg/dl
*(*nur bei familiärer Hypercholesterinämie)*

Tanner-Stadien

25. Knaben ☐ G ☐ PH
26. Mädchen ☐ B ☐ PH
(nach: TANNER)

Befunde	*ja*	*nein*
Hals/Thorax/Bauchorgane		
27. Struma	☐	☐
Skelettsystem		
28. Fehlhaltung (Matthiaß-Haltungstest): Grad I ☐ Grad II	☐	☐
29. Skoliose – auffälliger Vorbeugetest	☐	☐
30. Bewegungseinschränkung der Hüfte	☐	☐
Sonstige		

31. ______
32. ______
33. ______

Zahl der Arztkontakte in den letzten 12 Monaten ☐

Veranlaßte Maßnahmen

wegen: *(bitte Ziffern 1 - 33 eintragen!)*

Weitere Diagnostik ☐ ☐ ☐

Weitere Beratung ☐ ☐ ☐

Überweisung ☐ ☐ ☐

Impfung veranlaßt ☐ *ja* ☐ *nein*

MUSTER

Arztstempel

Version 2.0

Abb. 1 Formular Jugendgesundheitsuntersuchung

1.3 Präventionsuntersuchungen bei Erwachsenen (EBM)

Bestimmungen über die Früherkennungsuntersuchungen bei Erwachsenen finden sich in der **Richtlinie des Gemeinsamen Bundesausschusses über die Früherkennung von Krebserkrankungen (Krebsfrüherkennungs-Richtlinie/KFE-RL)**. Die dort genannten Maßnahmen dienen bei Frauen der Früherkennung von Krebserkrankungen des Genitales und der Brust, bei Männern der Früherkennung von Krebserkrankungen der Prostata und des äußeren Genitales und bei Frauen und Männern der Früherkennung von Krebserkrankungen der Haut sowie des Rektums und des übrigen Dickdarms.

Lebensalter	Häufigkeit	Untersuchung	GOP
Frauen ab vollendetem 20. Lebensjahr (Lj.)	jedes Kalenderjahr	Krebsfrüherkennungsuntersuchung	01730
Frauen und Männer ab vollendetem 35. Lj.	jedes zweite Kalenderjahr	Hautkrebsfrüherkennungsuntersuchung	01745
Frauen und Männer ab vollendetem 35. Lj.	jedes zweite Kalenderjahr	Gesundheitsuntersuchung	01732
Männer ab vollendetem 45. Lj.	jedes Kalenderjahr	Krebsfrüherkennungsuntersuchung	01731
Frauen ab vollendetem 50. Lj.	jedes zweite Kalenderjahr	Mammografie-Screening	01750
Frauen und Männer vom vollendeten 50. bis zum vollendeten 55. Lj.	jedes Kalenderjahr	Ausgabe und Weiterleitung eines Stuhlprobenentnahmesystems	01737
Frauen und Männer ab vollendetem 55. Lj.	zweimal im Abstand von 10 Jahren	Früherkennungskoloskopie	01741
Alternativ für Frauen und Männer ab vollendetem 55. Lj., wenn keine Früherkennungskoloskopie stattgefunden hat	jedes zweite Kalenderjahr	Ausgabe und Weiterleitung eines Stuhlprobenentnahmesystems	01737

1.3.1 Krebsfrüherkennungsuntersuchung bei der Frau (EBM)

Ab dem vollendeten 20. Lebensjahr hat jede gesetzlich versicherte Frau einmal im Kalenderjahr Anspruch auf eine Krebsfrüherkennungsuntersuchung des Genitales mit gezielter Anamnese. Dazu gehören:

- Spiegeleinstellung der Portio
- Entnahme von Untersuchungsmaterial von der Portio-Oberfläche und aus dem Zervikalkanal, in der Regel mit Hilfe von Spatel (Portio-Oberfläche) und Bürste (Zervikalkanal)
- Fixierung des Untersuchungsmaterials für die zytologische Untersuchung
- bimanuelle gynäkologische Untersuchung

Portio Teil der Gebärmutter, der in die Scheide hineinragt

Zervikalkanal Gebärmutterhalskanal

zytologische Untersuchung Zelluntersuchung

Ab dem vollendeten 30. Lebensjahr kommt zusätzlich einmal im Kalenderjahr das Abtasten der Brustdrüsen und der regionären Lymphknoten einschließlich der Anleitung zur regelmäßigen Selbstuntersuchung hinzu.

Ab dem vollendeten 50. Lebensjahr erfolgt zusätzlich einmal im Kalenderjahr die digitale Untersuchung des Rektums.

01730	**Untersuchung zur Früherkennung von Krebserkrankungen bei der Frau gemäß Abschnitt B. I. der Krebsfrüherkennungs-Richtlinien**

Die GOP ist von Fachärzten der Frauenheilkunde sowie von Hausärzten abrechenbar, die nachweisen können, dass sie diese Leistung bereits vor dem 31.12.2002 abgerechnet haben oder über eine mindestens einjährige gynäkologische Weiterbildung verfügen.

Die Untersuchung wird auf dem Formular **Muster 39 Krebsfrüherkennung – Frauen** dokumentiert. Dieser Dokumentationsbogen ist dreiteilig: Der Gynäkologe schickt den Portio- und Zervixabstrich zusammen mit dem gesamten Bogen zur Auswertung in ein zytologisches Labor.

- **Teil a** des Dokumentationsbogens (DIN A5) ist der Überweisungsschein zur präventiven zytologischen Untersuchung und dient dem Zytologen zur Abrechnung seiner erbrachten Leistungen. Er rechnet online mit der KV ab und muss Muster 39a ein Jahr lang aufbewahren.

- Auf **Teil b** (DIN A4) trägt der Zytologe seine erbrachten Leistungen und Befunde ein und schickt ihn an den Gynäkologen zurück, der das Formular fünf Jahre aufbewahren muss. Der Gynäkologe rechnet online mit der KV ab.
- **Teil c** war ursprünglich für die KV bestimmt und ist entfallen.
- **Teil d** verbleibt beim Zytologen. Die Aufbewahrungsfrist beträgt zehn Jahre. Sie gilt auch für die zytologischen Präparate.

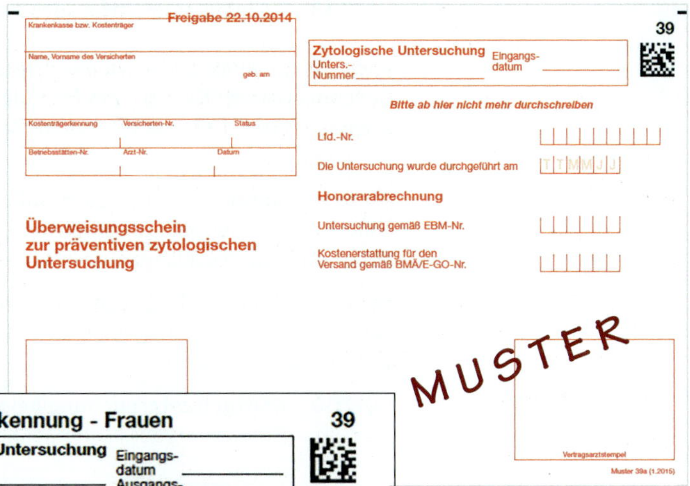
Freigabe 22.10.2014
Krankenkasse bzw. Kostenträger
Name, Vorname des Versicherten
geb. am
Kostenträgerkennung | Versicherten-Nr. | Status
Betriebsstätten-Nr. | Arzt-Nr. | Datum
Zytologische Untersuchung
Unters.-Nummer
Eingangsdatum
39
Bitte ab hier nicht mehr durchschreiben
Lfd.-Nr.
Die Untersuchung wurde durchgeführt am T T M M J J
Honorarabrechnung
Untersuchung gemäß EBM-Nr.
Kostenerstattung für den Versand gemäß BMÄ/E-GO-Nr.
Überweisungsschein zur präventiven zytologischen Untersuchung
MUSTER
Vertragsarztstempel
Muster 39a (1.2015)

Abb. 1 Überweisungsschein zur präventiven zytologischen Untersuchung (Muster 39a)

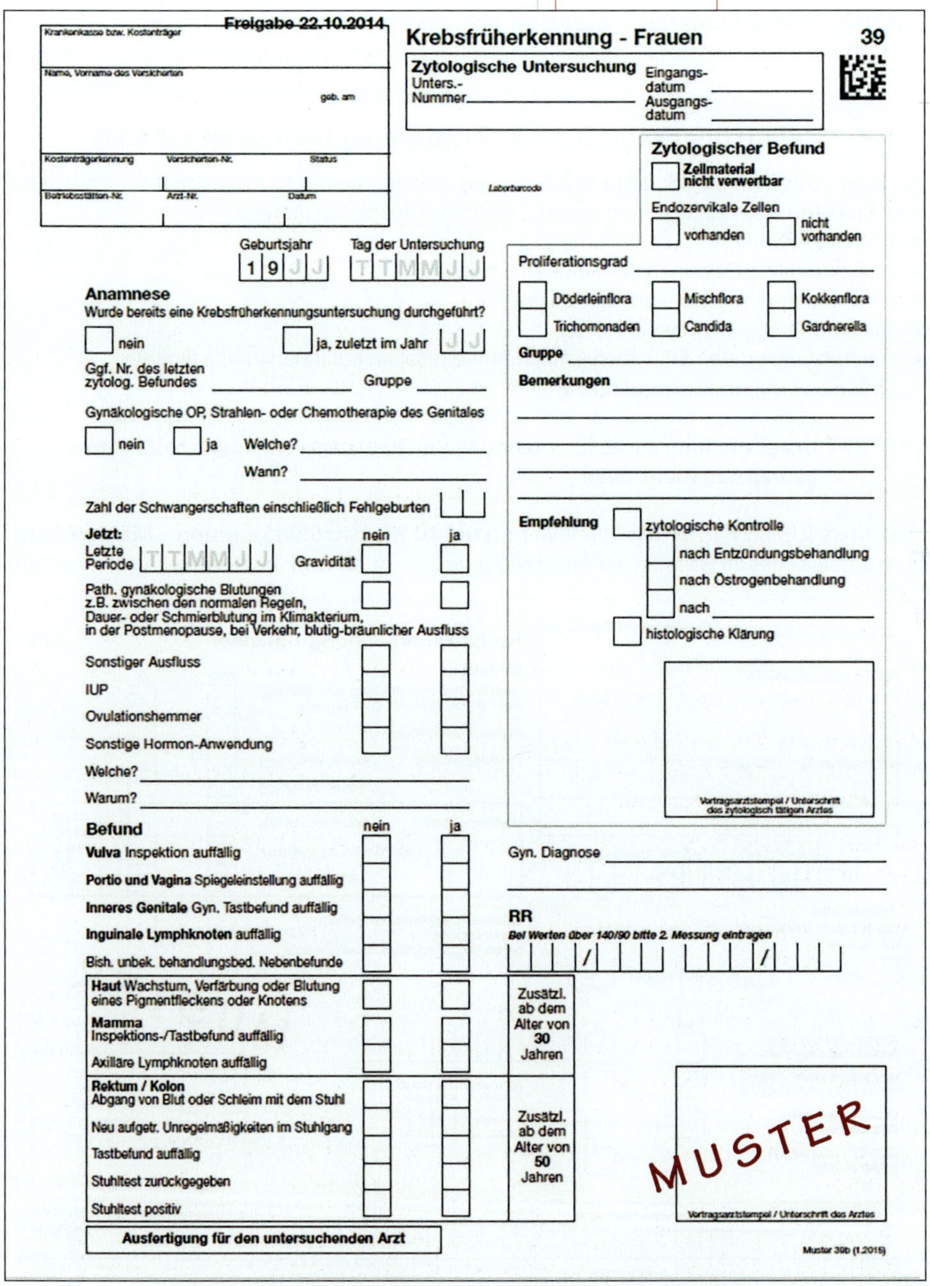
Freigabe 22.10.2014
Krankenkasse bzw. Kostenträger
Name, Vorname des Versicherten
geb. am
Kostenträgerkennung | Versicherten-Nr. | Status
Betriebsstätten-Nr. | Arzt-Nr. | Datum
Krebsfrüherkennung - Frauen 39
Zytologische Untersuchung
Unters.-Nummer
Eingangsdatum
Ausgangsdatum
Laborbarcode
Geburtsjahr 1 9 J J
Tag der Untersuchung T T M M J J
Anamnese
Wurde bereits eine Krebsfrüherkennungsuntersuchung durchgeführt?
nein
ja, zuletzt im Jahr J J
Ggf. Nr. des letzten zytolog. Befundes
Gruppe
Gynäkologische OP, Strahlen- oder Chemotherapie des Genitales
nein
ja
Welche?
Wann?
Zahl der Schwangerschaften einschließlich Fehlgeburten
Jetzt: nein ja
Letzte Periode T T M M J J
Gravidität
Path. gynäkologische Blutungen z.B. zwischen den normalen Regeln, Dauer- oder Schmierblutung im Klimakterium, in der Postmenopause, bei Verkehr, blutig-bräunlicher Ausfluss
Sonstiger Ausfluss
IUP
Ovulationshemmer
Sonstige Hormon-Anwendung
Welche?
Warum?
Befund nein ja
Vulva Inspektion auffällig
Portio und Vagina Spiegeleinstellung auffällig
Inneres Genitale Gyn. Tastbefund auffällig
Inguinale Lymphknoten auffällig
Bish. unbek. behandlungsbed. Nebenbefunde
Haut Wachstum, Verfärbung oder Blutung eines Pigmentfleckens oder Knotens
Mamma Inspektions-/Tastbefund auffällig
Axilläre Lymphknoten auffällig
Zusätzl. ab dem Alter von 30 Jahren
Rektum / Kolon Abgang von Blut oder Schleim mit dem Stuhl
Neu aufgetr. Unregelmäßigkeiten im Stuhlgang
Tastbefund auffällig
Stuhltest zurückgegeben
Stuhltest positiv
Zusätzl. ab dem Alter von 50 Jahren
Ausfertigung für den untersuchenden Arzt
Zytologischer Befund
Zellmaterial nicht verwertbar
Endozervikale Zellen
vorhanden
nicht vorhanden
Proliferationsgrad
Döderleinflora
Mischflora
Kokkenflora
Trichomonaden
Candida
Gardnerella
Gruppe
Bemerkungen
Empfehlung
zytologische Kontrolle
nach Entzündungsbehandlung
nach Östrogenbehandlung
nach
histologische Klärung
Vertragsarztstempel / Unterschrift des zytologisch tätigen Arztes
Gyn. Diagnose
RR
Bei Werten über 140/90 bitte 2. Messung eintragen
MUSTER
Vertragsarztstempel / Unterschrift des Arztes
Muster 39b (1.2015)

Abb. 2 Formular zur Krebsfrüherkennungsuntersuchung – Frauen (Muster 39b)

01733	**Zytologische Untersuchung gemäß den Krebsfrüherkennungs-Richtlinien**

Wenn der Gynäkologe die zytologische Untersuchung selbst durchführt, benötigt er hierfür die Genehmigung der KV. Teil a des Formulars (→ S. 227, Abb. 1) wird in diesem Fall weggeworfen. Auch in diesem Fall sind die zytologischen Befunde und Präparate zehn Jahre lang aufzubewahren.

Ab dem vollendeten 50. Lebensjahr haben Frauen außerdem alle zwei Jahre bis zum vollendeten 70. Lebensjahr Anspruch auf Leistungen im Rahmen des Programms zur Früherkennung von Krebserkrankungen der Brust (Mammografie-Screening).

Hat der Arzt hierfür die Genehmigung der KV, kann er das **Mammografie-Screening** innerhalb des Präventionsprogramms zur Früherkennung von Brustkrebs durchführen und mit der GOP 01750 abrechnen:

01750	**Röntgenuntersuchung beider Mammae in zwei Ebenen** (...) im Rahmen des Programms zur Früherkennung von Brustkrebs durch Mammografie-Screening

1.3.2 Krebsfrüherkennungsuntersuchung beim Mann (EBM)

Ab dem vollendeten 45. Lebensjahr haben Männer einmal im Kalenderjahr Anspruch auf eine Krebsfrüherkennungsuntersuchung, die folgende Inhalte umfasst:
- gezielte Anamnese
- Inspektion und Palpation des äußeren Genitales
- Abtasten der Prostata vom Rektum aus
- Palpation regionärer Lymphknoten
- Ab dem vollendeten 50. Lebensjahr kommt einmal im Kalenderjahr die digitale Untersuchung des Rektums hinzu.

01731	**Untersuchung zur Früherkennung von Krebserkrankungen beim Mann, gemäß den Richtlinien**

Die Untersuchung wird mittels Formular **Muster 40 Krebsfrüherkennung – Männer** dokumentiert, welches im Rahmen der Aufbewahrungspflicht für fünf Jahre in der Praxis verbleibt.

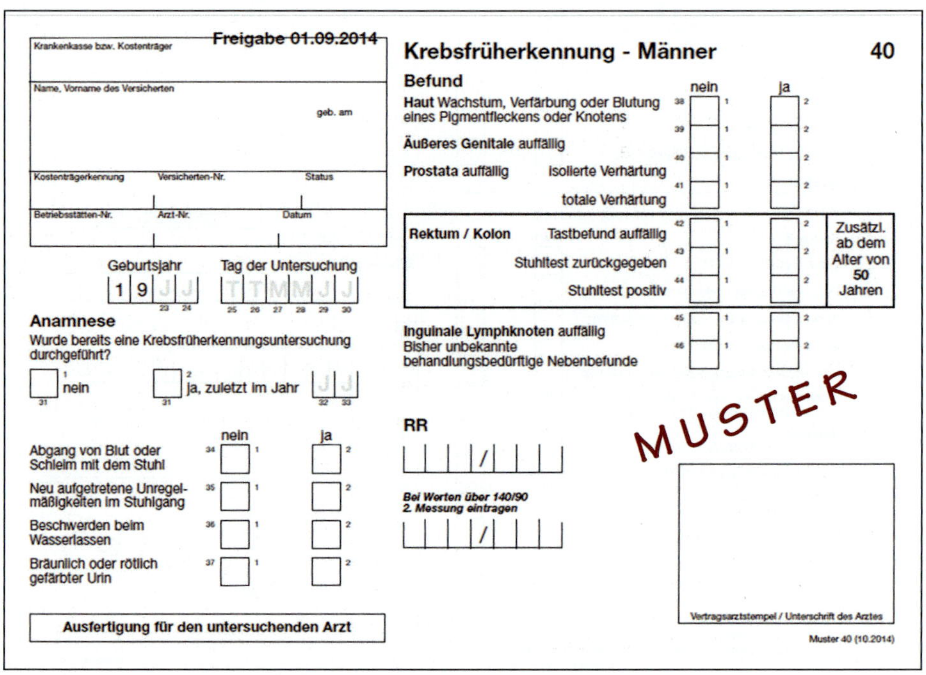
Freigabe 01.09.2014
Krankenkasse bzw. Kostenträger
Name, Vorname des Versicherten
geb. am
Kostenträgerkennung | Versicherten-Nr. | Status
Betriebsstätten-Nr. | Arzt-Nr. | Datum

Krebsfrüherkennung - Männer 40

Geburtsjahr 1 9 J J
Tag der Untersuchung T T M M J J

Anamnese
Wurde bereits eine Krebsfrüherkennungsuntersuchung durchgeführt?
nein / ja, zuletzt im Jahr J J

	nein	ja
Abgang von Blut oder Schleim mit dem Stuhl		
Neu aufgetretene Unregelmäßigkeiten im Stuhlgang		
Beschwerden beim Wasserlassen		
Bräunlich oder rötlich gefärbter Urin		

Befund

	nein	ja
Haut Wachstum, Verfärbung oder Blutung eines Pigmentfleckens oder Knotens		
Äußeres Genitale auffällig		
Prostata auffällig — isolierte Verhärtung		
totale Verhärtung		
Rektum / Kolon — Tastbefund auffällig		
Stuhltest zurückgegeben		
Stuhltest positiv		
Inguinale Lymphknoten auffällig		
Bisher unbekannte behandlungsbedürftige Nebenbefunde		

Zusätzl. ab dem Alter von 50 Jahren

RR
Bei Werten über 140/90 2. Messung eintragen

MUSTER

Ausfertigung für den untersuchenden Arzt
Vertragsarztstempel / Unterschrift des Arztes
Muster 40 (10.2014)

Abb. 1 Formular zur Krebsfrüherkennungsuntersuchung - Männer (Muster 40)

1.3.3 Krebsfrüherkennungsuntersuchung bei Frauen und Männern (EBM)

Neben den genannten geschlechtsspezifischen Früherkennungsuntersuchungen haben Männer und Frauen gleichermaßen Anspruch auf weitere Krebsfrüherkennungsuntersuchungen: Untersuchung auf okkultes Blut im Stuhl, Vorsorgekoloskopie und Hautkrebs-Screening.

Früherkennung des kolorektalen Karzinoms (EBM)

Untersuchung auf okkultes Blut im Stuhl

Zwischen dem vollendeten 50. und 55. Lebensjahr haben Frauen und Männer in jedem Kalenderjahr Anspruch auf eine Untersuchung auf okkultes Blut im Stuhl, seit Oktober 2016 durch einen qualitativen immunologischen Test.

01737	**Ausgabe und Weiterleitung eines Stuhlprobenentnahmesystems ... inkl. Beratung**

Der Stuhltest kann im Rahmen der Krebsfrüherkennungsuntersuchung oder bei der Gesundheitsuntersuchung von Patienten ab 50 Jahren ausgegeben werden. Die Auswertung des Tests erfolgt nicht in der Praxis, sondern im Labor durch Ärzte, die eine Abrechnungsgenehmigung für Leistungen des EBM-Abschnitts 32.3 haben.
Ein auffälliger Befund wird anschließend mit einer Koloskopie abgeklärt, wobei die Koloskopie nach einem positiven Stuhltest elektronisch vom durchführenden Arzt zu dokumentieren ist.

Beratung und Untersuchung zur Früherkennung des kolorektalen Karzinoms

Die Krebsfrüherkennungs-Richtlinien sehen vor, dass der Arzt seine männlichen und weiblichen Patienten frühzeitig nach Vollendung des 50. Lebensjahres einmalig über das Gesamtprogramm zur Früherkennung des kolorektalen Karzinoms eingehend informiert und berät. Diese erste Beratung kann er jedoch nicht gesondert berechnen, da sie mit der Versicherten- bzw. Grundpauschale abgegolten ist.

Ab dem Alter von 55 Jahren sollten die Versicherten möglichst bald eine weitere Beratung erhalten. Diese Beratung ist einmal im Leben des Patienten abrechnungsfähig.

01740	**Beratung zur Früherkennung des kolorektalen Karzinoms**

Obligater Leistungsinhalt:
- Beratung über die Teilnahme und Motivation zur Teilnahme am Programm zur Früherkennung des kolorektalen Karzinoms
- Information über Inhalt, Ziel und Zweck des Programms, Häufigkeit und Krankheitsbild, Effektivität und Wirksamkeit der Früherkennungsmaßnahmen
- Information über Nachteile, Risiken und Vorgehensweise bei einem positiven Befund
- möglichst frühzeitig nach Vollendung des 55. Lebensjahres

Ab dem vollendeten 55. Lebensjahr haben Frauen und Männer Anspruch auf eine präventive Koloskopie. Frühestens zehn Jahre nach der Erstuntersuchung kann diese Koloskopie wiederholt werden. Die Untersuchungsergebnisse werden über die Praxis-EDV dokumentiert. Für die betreffenden Datensätze gilt eine Aufbewahrungspflicht von zehn Jahren.

01741	**Koloskopischer Komplex gemäß den Krebsfrüherkennungs-Richtlinien**

Die Erlaubnis zur Durchführung der präventiven Koloskopie erteilt die KV.

MERKE

Entscheidet sich der Patient mit 55 Jahren für die Durchführung der **präventiven Koloskopie**, dann entfällt der **Test auf okkultes Blut** im Stuhl als Vorsorgeuntersuchung für die nächsten zehn Jahre.
Verzichtet der Patient dagegen auf die präventive Koloskopie, wird der Test auf verborgenes Blut im Stuhl nur noch jedes zweite Kalenderjahr von der Krankenkasse bezahlt.

Früherkennungsuntersuchung auf Hautkrebs (EBM)

Ab dem vollendeten 35. Lebensjahr haben die gesetzlich Krankenversicherten jedes zweite Kalenderjahr Anspruch auf eine Früherkennungsuntersuchung auf Hautkrebs.
Haus- oder Hautärzte können diese Untersuchung mit der **GOP 01745** abrechnen. Findet diese Untersuchung zusammen mit einer Gesundheitsuntersuchung durch den Hausarzt statt, dann kann sie der Hausarzt auch mit dem Zuschlag **GOP 01746** (Zuschlag zur Gesundheitsuntersuchung nach GOP 01732 für die Früherkennungsuntersuchung auf Hautkrebs) berechnen. Die Dokumentation der Untersuchung zur GOP 01745 erfolgt über die Praxis-EDV.

01745	Früherkennungsuntersuchung auf Hautkrebs

Obligater Leistungsinhalt:
- Anamnese
- visuelle Ganzkörperinspektion der gesamten Haut einschließlich des behaarten Kopfes sowie aller Intertrigines
- Befundmitteilung einschließlich diesbezüglicher Beratung
- Dokumentation gemäß Abschnitt D. II. der Krebsfrüherkennungs-Richtlinien

Intertrigines
Hautfalten in Achsel, Leiste, Gesäß und Kniekehle

1.3.4 Gesundheitsuntersuchung (EBM)

Ab dem vollendeten 35. Lebensjahr haben gesetzlich versicherte Männer und Frauen nach den **Richtlinien über die Gesundheitsuntersuchung zur Früherkennung von Krankheiten („Gesundheitsuntersuchungs-Richtlinien")** in jedem zweiten Kalenderjahr Anspruch auf eine Gesundheitsuntersuchung, die der Früherkennung von Herz-Kreislauf-Erkrankungen und Nierenerkrankungen sowie des Diabetes mellitus dient. Sie beinhaltet die folgenden **obligaten** Leistungen:
- Anamnese: Erhebung der Eigen-, Familien- und Sozialanamnese, insbesondere Erfassung des Risikoprofils
- klinische Untersuchung: Untersuchung zur Erhebung des Ganzkörperstatus
- Laboruntersuchungen: Gesamtcholesterin im Blut, Glukose im Blut, Harnstreifentest auf Eiweiß, Glukose, Erythrozyten und/oder Hämoglobin, Leukozyten und Nitrit
- Abschlussberatung über das Ergebnis der Untersuchung und ggf. einer Risikobelastung

Allgemeinmediziner, Internisten und Ärzte ohne Gebietsbezeichnung können die Untersuchung durchführen und abrechnen. Sie dokumentieren die Untersuchung mit dem **Berichtsvordruck Gesundheitsuntersuchung (Muster 30)**. Die Aufbewahrungspflicht beträgt fünf Jahre.

Das Muster 30 ist in der Vordruckmustersammlung der KBV enthalten: www.kbv.de → Service → Formulare

01732	Untersuchung zur Früherkennung von Krankheiten, gemäß den Gesundheitsuntersuchungs-Richtlinien

Die **Laborpauschalen 32880** (Harnteststreifenuntersuchung auf Glukose, Eiweiß, Erythrozyten, Leukozyten, Nitrit), **32881** (Glukose im Blut) und **32882** (Gesamtcholesterin im Serum) sind nicht in der GOP 01732 enthalten und sind zusätzlich berechnungsfähig, wenn diese Untersuchungen im eigenen Labor erfolgen.

BEISPIELE

1) Richard Kuhn (55 Jahre) kommt termingerecht in die Sprechstunde seines Hausarztes und wünscht die Durchführung aller für ihn in Frage kommenden Präventionsuntersuchungen. Der Hausarzt führt die Gesundheitsuntersuchung mit Hautkrebsfrüherkennung, Krebsfrüherkennung, einen Test auf okkultes Blut im Stuhl und die Beratung zur präventiven Koloskopie durch. Die Laboruntersuchungen erfolgen mit Ausnahme der Auswertung des Stuhltests im praxiseigenen Labor.

1. Behandlungstag	01732, 32880, 32881, 32882, 01746, 01731, 01740

Es kann auch die GOP 01740 abgerechnet werden, weil Herr Kuhn 55 Jahre alt ist.

2) Teresa Barrios (48 Jahre) erscheint zur Krebsfrüherkennung bei ihrem Frauenarzt. Obwohl sie völlig gesund ist und keine Beschwerden hat, wünscht sie außerdem einen Test auf okkultes Blut im Stuhl.

1. Behandlungstag	01730

Da Frau Barrios noch nicht 50 Jahre alt oder älter ist, kann der Test auf okkultes Blut im Stuhl nicht zulasten ihrer Krankenkasse berechnet werden. Wenn sie die Untersuchung dennoch wünscht, gilt dies als Individuelle Gesundheitsleistung und muss privat vergütet werden.

Individuelle Gesundheitsleistungen
→ LF 11, S. 239

3) Der 53-jährige Michael Krüger sucht termingerecht die Sprechstunde seines Urologen auf, um die Krebsfrüherkennungsuntersuchung durchführen zu lassen. Dabei klagt er über Brennen beim Wasserlassen seit zwei Tagen; außerdem hat er den Stuhltest zur Untersuchung auf okkultes Blut im Stuhl dabei. Der Arzt untersucht ihn und beauftragt die Untersuchung des Urins mittels Teststreifen und Sediment sowie die Auswertung des Stuhltests.

1. Behandlungstag	26211, 01731, 01737, 32030, 32031

Da auch eine kurative Behandlung notwendig ist, kann der Urologe zusätzlich zur Früherkennungs-GOP auch seine Grundpauschale sowie die Laborpauschalen für die beauftragten Laborwerte abrechnen.

AUFGABEN

1 Was bedeutet der Begriff Prävention bzw. Präventionsleistung? Worauf müssen Sie bei der Abrechnung hinsichtlich der Versicherten- bzw. Grundpauschale bei Präventionsleistungen achten?

2 Veronika Wöller (AOK-versichert) kommt mit ihrer dreijährigen Tochter in die Praxis ihres Kinderarztes und fragt nach den in nächster Zeit anstehenden Vorsorgeuntersuchungen und Impfungen. Erklären Sie ihr, wann sie für welche Leistung kommen sollte.

3 Die in der 20. Schwangerschaftswoche schwangere Ilka Gazic (versichert bei der TK) kommt zum ersten Mal in diesem Quartal zur regulären Mutterschaftsvorsorgeuntersuchung. Nennen Sie die Leistungen, die der Arzt bei ihr erbringen wird, und rechnen Sie diese ab.

4 Geben Sie an, ab welchem Geburtstag gesetzlich versicherte **a** Frauen und **b** Männer einen Anspruch auf eine Krebsfrüherkennungsuntersuchung haben.

5 Geben Sie an, ab welchem Geburtstag gesetzlich Versicherte Anspruch auf eine Gesundheitsuntersuchung haben.

6 Eckard Ratter ist 58 Jahre alt und gesetzlich versichert. Welche Früherkennungsuntersuchungen kann er in den nächsten drei Jahren in Anspruch nehmen?

2 Abrechnung von Präventionsleistungen bei Privatpatienten (GOÄ)

Während bei gesetzlich Versicherten die Ausgestaltung präventiver Maßnahmen durch die Richtlinien des Bundesausschusses der Ärzte und Krankenkassen geregelt ist, gibt es für Privatpatienten **keine offiziellen Vorgaben**. Zwar gelten die Richtlinien des G-BA nicht für privat Versicherte, dennoch kann sich der privatärztlich tätige Arzt in Bezug auf die Leistungsinhalte daran orientieren. Es gibt außerdem für privat Versicherte keine offiziellen Formulare. Die Praxis kann aber z. B. selbst einen individuellen Dokumentationsbogen für die Gesundheitsuntersuchung erstellen.

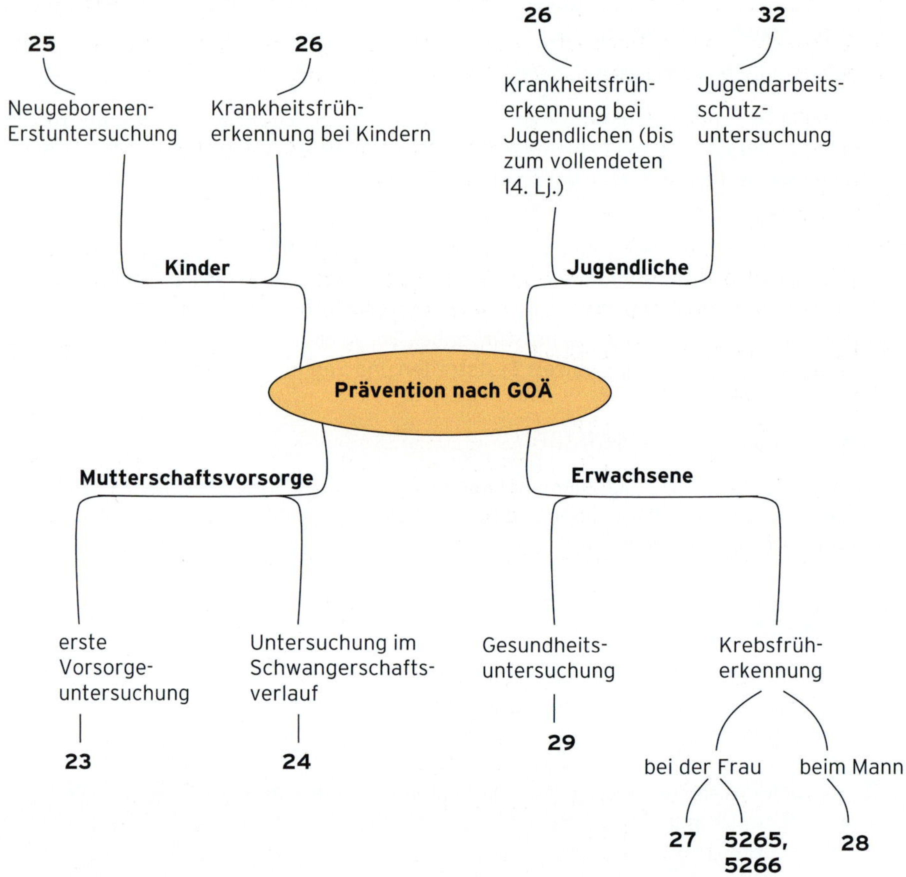

2.1 Mutterschaftsvorsorge (GOÄ)

Der privatärztlich abrechnende Arzt kann sich innerhalb der 40 Wochen einer Regelschwangerschaft an die Untersuchungsintervalle halten, die die Mutterschafts-Richtlinie vorsieht. Er darf aber auch individuelle Abstände zwischen den einzelnen Untersuchungen festlegen.

Die GOÄ sieht die **Untersuchungsziffern 23 und 24** für die Mutterschaftsvorsorge vor. In diesen sind Beratungen und Untersuchungen bereits enthalten, sodass Beratungen nach Ziffer 1 oder 3 bzw. Untersuchungen nach Ziffer 5, 7 oder 8 nicht zusätzlich berechnet werden können. Diese sind nur berechenbar, wenn in der Schwangerschaft Komplikationen auftreten. Ebenso ist mit der Hämoglobinbestimmung in Ziffer 23 die Erstellung des Blutbilds (Ziffer 3550) in der Vorsorgeziffer enthalten.

23	**Erste Vorsorgeuntersuchung in der Schwangerschaft mit Bestimmung des Geburtstermins - einschließlich Anamnese und Anlegen des Mutterpasses sowie Beratung der Schwangeren über die Mutterschaftsvorsorge, einschließlich Hämoglobinbestimmung**			
	1fach	2,3fach	3,5fach	1,2fach
300 Punkte	17,49 €	40,22 €	61,20 €	20,98 €

24	**Untersuchung im Schwangerschaftsverlauf - einschließlich Beratung und Bewertung der Befunde, gegebenenfalls auch im Hinblick auf Schwangerschaftsrisiken**			
	1fach	2,3fach	3,5fach	1,2fach
200 Punkte	11,66 €	26,81 €	40,80 €	13,99 €

Ziffer 24 kann bei jeder Mutterschaftsvorsorgeuntersuchung abgerechnet werden, die im Verlauf der Schwangerschaft nach der ersten Untersuchung nach Ziffer 23 stattfindet.

Der Arzt kann über diese Untersuchungsziffern hinaus zusätzlich alle weiteren Leistungen, wie z. B. **Sonografien**, weitere **Laboruntersuchungen** und **Kardiotokografien** abrechnen.

Kardiotokografien
Messungen und Aufzeichnungen der kindlichen Herzfrequenz und der mütterlichen Wehentätigkeit

BEISPIEL

Ricarda Russ kommt im Rahmen der Mutterschaftsvorsorge als Privatpatientin in der 38. Schwangerschaftswoche zu ihrem Gynäkologen, der verschiedene Untersuchungen vornimmt oder beauftragt. Er rechnet folgende Ziffern ab:

Datum	GOÄ-Nr.	Leistung	Steigerungssatz	Betrag in €
04. April	24	Schwangerschaftsuntersuchung	2,3	26,81
	1002	Externe kardiotokografische Untersuchung (CTG)	1,8	20,98
	415	Ultraschalluntersuchung im Rahmen der Mutterschaftsvorsorge	2,3	40,22
	401	Zuschlag für Ziffer 415 bei zusätzlicher Anwendung des Duplex-Verfahrens	1,0	23,31
	3511	Teststreifenuntersuchung auf pH (Vaginalsekret)	1,15	3,35
	298	Abstrichentnahme zur mikrobiologischen Untersuchung	2,3	5,36
	4539	aufwendige Anzüchtung, je Nährmedium	1,15	16,76
	3511	Urinuntersuchung mit Teststreifen	1,15	3,35
	3531	Urinsediment	1,15	4,69
	3517	Hämoglobinbestimmung	1,15	4,69

Duplex-Verfahren
Ultraschalltechnik mit gleichzeitiger Darstellung von Herz oder Blutgefäßen und der, meist farbkodierten, Strömungsgeschwindigkeit des Blutes

2.2 Präventionsuntersuchungen bei Kindern und Jugendlichen (GOÄ)

2.2.1 Früherkennung von Krankheiten bei Kindern und Jugendlichen (GOÄ)

Kinder

Für privat versicherte Kinder gelten keine festen Untersuchungsintervalle, wie sie die Kinder-Richtlinien des G-BA vorgeben.
Die GOÄ sieht für Früherkennungsuntersuchungen bei Kindern die **Ziffern 25 und 26** vor.

25	**Neugeborenen-Erstuntersuchung - ggf. einschließlich Beratung der Bezugsperson(en)**			
	1fach	2,3fach	3,5fach	1,2fach
200 Punkte	11,66 €	26,81 €	40,80 €	13,99 €

26	**Untersuchung zur Früherkennung von Krankheiten bei einem Kind bis zum vollendeten 14. Lebensjahr (Erhebung der Anamnese, Feststellung der Körpermaße, Untersuchung von Nervensystem, Sinnesorganen, Skelettsystem, Haut, Brust-, Bauch- und Geschlechtsorganen) - ggf. einschließlich Beratung der Bezugsperson(en)**			
	1fach	2,3fach	3,5fach	1,2fach
450 Punkte	26,23 €	60,33 €	91,80 €	31,48 €

Neben den Ziffern 25 und 26 sind zusätzlich keine weiteren Beratungs-/Untersuchungsziffern abrechenbar.
Die Leistung nach Ziffer 26 ist ab dem vollendeten 2. Lebensjahr bis zum vollendeten 14. Lebensjahr nur einmal je Kalenderjahr abrechnungsfähig.
Bis zum 2. Lebensjahr ist es empfehlenswert, wenn der Kinderarzt die **Untersuchungsintervalle der | Kinder-Richtlinien** übernimmt. Daneben kann er aber jederzeit zusätzliche Untersuchungen, die nicht Teil der Leistung nach Ziffer 26 sind, abrechnen, z. B. Hüftgelenksonografie, Hörtests, Vojta-Test, Impfungen.

Kinder-Richtlinien
→ LF 11, S. 221 f.

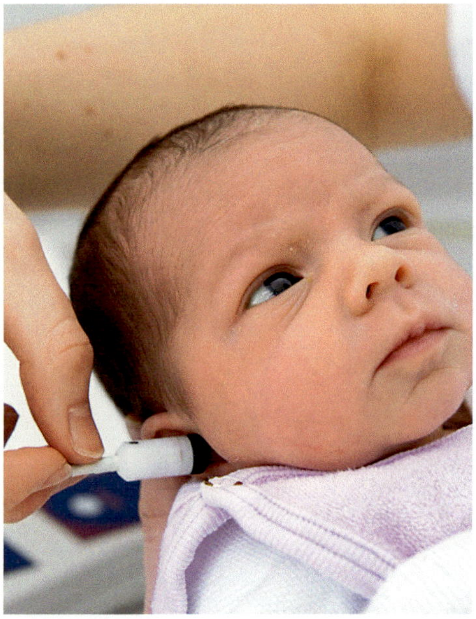

Abb. 1 Neugeborenen-Hörscreening

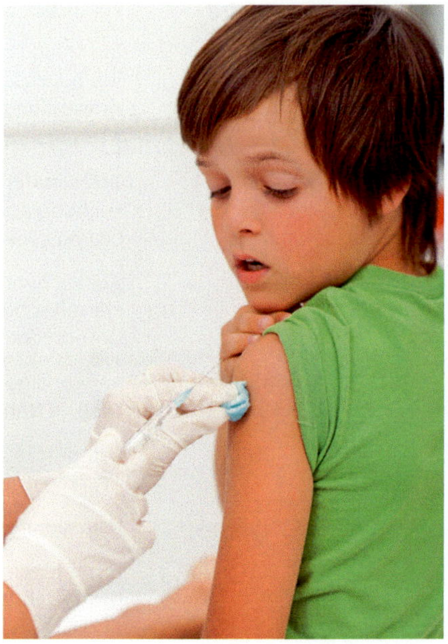

Abb. 2 Impfung

Für ärztliche Leistungen vom 05.05.13 bis 22.05.13
erlaube ich mir, **140,76 €** zu berechnen.

Diagnosen:
Rachitisprophylaxe; V.a. cutanes Lipom; Meteorismus
Ausschluss Stenose des Anus und des Rektums; Ausschluss Hüftdysplasie
Ausschluss Strabismus; Ausschluss motorische Entwicklungsstörungen
Ausschluss von Entwicklungsstörungen; Nasenventilationsbehinderung

Datum	GOÄ-Nr.	Leistungsbeschreibung	Gebühr	Faktor	Betrag in €
05.05.13	1	Beratung, auch telefonisch	4,66	2,300	10,72
22.05.13	26	Früherkennungsuntersuch. Kind	26,23	2,300	60,33
	413	Hüftgelenksonografie Kind	16,32	2,300	37,54
	11	rektale Untersuchung	3,50	2,300	8,04
	714	Neurokinesiolog. Diagn. n. Vojta	10,49	2,300	24,13
				EUR	140,76
				Rechnungsendbetrag EUR	140,76

Abb. 1 Liquidationsausschnitt für die dritte Untersuchung („U 3“)

Jugendliche

Mit Vollendung des 14. Lebensjahres ist die Ziffer 26 nicht mehr berechenbar. Der Arzt kann jedoch dem Jugendlichen eine Untersuchung empfehlen, die mit der Jugendgesundheitsuntersuchung der GKV vergleichbar ist.

Jugendgesundheitsuntersuchung der GKV
→ LF 11, S. 224

2.3 Präventionsuntersuchungen bei Erwachsenen (GOÄ)

2.3.1 Krebsfrüherkennungsuntersuchungen

Untersuchungen zur Krebsfrüherkennung werden bei Privatpatienten mit den **Ziffern 27 (Krebsfrüherkennung bei der Frau)** und **28 (Krebsfrüherkennung beim Mann)** abgerechnet. Anders als bei den Früherkennungsuntersuchungen der GKV gibt es hier keine Altersbegrenzungen und keine verbindlichen Dokumentationsvordrucke. Auch der Leistungsumfang dieser Früherkennungsuntersuchungen weicht von dem der GKV ab.

27	**Untersuchung einer Frau zur Früherkennung von Krebserkrankungen der Brust, des Genitales, des Rektums und der Haut – einschließlich Erhebung der Anamnese, Abstrichentnahme zur zytologischen Untersuchung, Untersuchung auf Blut im Stuhl und Urinuntersuchung auf Eiweiß, Zucker und Erythrozyten, einschließlich Beratung**			
	1fach	2,3fach	3,5fach	1,2fach
320 Punkte	18,65 €	42,90 €	65,28 €	22,38 €

28	**Untersuchung eines Mannes zur Früherkennung von Krebserkrankungen des Rektums, der Prostata, des äußeren Genitales und der Haut – einschließlich Erhebung der Anamnese, Urinuntersuchung auf Eiweiß, Zucker und Erythrozyten sowie Untersuchung auf Blut im Stuhl, einschließlich Beratung**			
	1fach	2,3fach	3,5fach	1,2fach
280 Punkte	16,32 €	37,54 €	57,12 €	19,58 €

Für beide Ziffern gilt: Die Materialien für die Untersuchungen wie Stuhlbriefchen und Urinteststreifen kann der Arzt nicht gesondert abrechnen. Ebenso können keine weiteren Beratungen oder Untersuchungen nach den Ziffern 1, 3, 5, 6, 7 oder 8 berechnet werden.

Neben diesen Krebsfrüherkennungsuntersuchungen können auch **Mammografieuntersuchungen** zur Brustkrebsfrüherkennung durchgeführt und abgerechnet werden. Hierfür stehen die Ziffern 5265 und 5266 zur Verfügung.

5265	**Mammografie einer Seite, in einer Ebene**			
	1fach	1,8fach	2,5fach	1,0fach
300 Punkte	17,49 €	31,48 €	43,72 €	17,49 €

5266	**Mammografie einer Seite, in zwei Ebenen**			
	1fach	1,8fach	2,5fach	1,0fach
450 Punkte	26,23 €	47,21 €	65,57 €	26,23 €

Beide Ziffern werden für jede Brust einzeln abgerechnet.

2.3.2 Gesundheitsuntersuchung

29	**Gesundheitsuntersuchung zur Früherkennung von Krankheiten bei einem Erwachsenen – einschließlich Untersuchung zur Erhebung des vollständigen Status (Ganzkörperstatus), Erörterung des individuellen Risikoprofils und verhaltensmedizinisch orientierter Beratung**			
	1fach	2,3fach	3,5fach	1,2fach
440 Punkte	25,65 €	58,99 €	89,76 €	30,78 €

HINWEIS

Wenngleich auch für Ziffer 29 **keine Altersbeschränkung** gilt, erkennen manche privaten Krankenversicherungen diese Untersuchungen erst für Patienten ab dem vollendeten 35. Lebensjahr an.

Die Leistungslegende zur Ziffer 29 enthält keine Laborleistungen, es können daher alle im Rahmen der Gesundheitsuntersuchung notwendigen Laborleistungen zusätzlich abgerechnet werden. Diese sind z. B. Untersuchungen zu Gesamtcholesterin und Glukose im Blut sowie Urinuntersuchungen auf Eiweiß, Glukose, Erythrozyten, Leukozyten und Nitrit.
Außerdem können z. B. EKGs, Ultraschalluntersuchungen, Lungenfunktionsprüfungen sowie weitere Laboruntersuchungen erforderlich sein, die ebenfalls zusätzlich berechnet werden.
Führt der Arzt im zeitlichen Zusammenhang mit der Gesundheitsuntersuchung auch eine Krebsfrüherkennungsuntersuchung durch, dann können beide Leistungen nebeneinander berechnet werden. Allerdings ist es nicht möglich, Leistungen, die in beiden Untersuchungen enthalten sind, z. B. Stuhlbriefchen, doppelt zu berechnen.

Neben der Gesundheitsuntersuchung nach Ziffer 29 sind die Leistungen nach den Ziffern 1, 3, 5, 6, 7 und/oder 8 nicht berechnungsfähig.

AUFGABEN

1 Rechnen Sie ab: Die in der 20. Schwangerschaftswoche schwangere Nadja Timm (privat versichert) kommt erneut zur regulären Mutterschaftsvorsorgeuntersuchung. Der Arzt untersucht sie, führt eine Ultraschalluntersuchung und eine Urinuntersuchung mit Teststreifen durch. Zusätzlich führt er eine venöse Blutentnahme zur Bestimmung des HbA_{1c} und des Serum-Kreatinins durch. Er berät die Patientin noch 15 Minuten in Bezug auf den drohenden Schwangerschaftsdiabetes.

2 Stefan Haverbeck (37 Jahre) kommt mit seinem siebenjährigen Sohn Dennis in die Praxis seines Hausarztes. Beide lassen alle für sie in Frage kommenden Früherkennungsuntersuchungen durchführen. Sie sind Privatpatienten. Welche Untersuchungen führt der Arzt durch? Rechnen Sie beide getrennt ab.

Gesundheitsuntersuchung

Alter: unter 35 ❑ / 35-39 ❑ / 40-44 ❑ / 45-49 ❑ / 50-54 ❑ / 55-59 ❑ / 60-64 ❑ / 65-69 ❑ / 70-74 ❑ / älter ❑

Geschlecht: **weiblich ❑** **männlich ❑**

Krebsfüherkennung: **ja ❑**

Anamnese:
Wurde bereits eine Gesundheitsuntersuchung durchgeführt: **ja ❑**

Vorbestehende Krankheiten:

	In der Eigenanamnese	**in der Familienanamnese**
Hypertonie	❑	❑
Koronare Herzkrankheit	❑	❑
Sonst. Art. Verschlußkrankheit	❑	❑
Diabetes mellitus	❑	❑
Nierenkrankheiten	❑	❑
Lungenerkrankung	❑	❑

Persönliche Risikofaktoren
Nikotinabusus ❑ / Adipositas ❑ / dauerhafte emotionale Belastungsfaktoren ❑ / Alkoholabusus ❑ / Bewegungsmangel ❑

Befunde
Krankhafte Veränderungen (ohne interkurrente Befunde)

Brustkorb (Inspektion) ❑ / Bewegungsapparat ❑ / Herzauskultation ❑ / Haut ❑ / Lungenauskultation ❑ / Sinnesorgane ❑ / Abdomenpalpation ❑ /

Nervensystem ❑ / Fußpulse ❑ / Psyche ❑ / Karotisauskultation ❑

Blutdruck
bis 140/90 mmHg ❑ / bis 180/105 mmHg ❑ / bis 160/95 mmHg ❑ / über 180/105 mmHg ❑

Labor
Gesamtcholesterin
Bis 200 mg/dl ❑ / 201 bis 220 mg/dl ❑ / 221 bis 250 mg/dl ❑ / 251 bis 300 mg/dl ❑ / über 300 mg/dl ❑

Bestimmung des HDL/LDL - Cholesterin veranlaßt ? **ja ❑**
Glukosewerte auffällig ? **ja ❑**

Harn
Eiweiß Positiv ❑ / Ery/Hb positiv ❑ / Leukozyten positiv ❑ / Glukose positiv ❑ / Nitrit positiv ❑

Neue Diagnose / Verdachtsdiagnose

____

Behandlungsbedürftig? **Ja ❑**

Wurden Maßnahmen veranlaßt ? **ja ❑**

____

Name des Patienten/in :

Datum ______________ **Unterschrift (Arzt)**______________

Abb. 1 Beispiel für einen Dokumentationsbogen Gesundheitsuntersuchung

3 Untersuchungen nach dem Jugendarbeitsschutzgesetz

Das Jugendarbeitsschutzgesetz finden Sie unter www.gesetze-im-internet.de/jarbschg

Im **Jugendarbeitsschutzgesetz (JArbSchG)** sieht der Gesetzgeber vor, dass jeder Jugendliche unter 18 Jahren beim Übergang in das Berufsleben ärztlich untersucht werden muss. Der § 32 JArbSchG besagt, dass

»ein Jugendlicher, der in das Berufsleben eintritt, nur beschäftigt werden darf, wenn
1. er innerhalb der letzten vierzehn Monate von einem Arzt untersucht worden ist (Erstuntersuchung) und
2. dem Arbeitgeber eine von diesem Arzt ausgestellte Bescheinigung vorlegt.«

Neben der Erstuntersuchung sind eine erste Nachuntersuchung und ggf. weitere Nachuntersuchungen möglich.

Der Jugendliche erhält den **Berechtigungsschein** für die **Jugendarbeitsschutzuntersuchung**, den er in die Praxis mitbringt, z. B. beim Einwohnermeldeamt seines Wohnortes (regionale Unterschiede). Auf diesem Berechtigungsschein trägt der Arzt die Untersuchungsergebnisse ein und rechnet mit diesem Schein seine Leistungen ab. Er bekommt sie unabhängig vom Krankenversichertenstatus des Jugendlichen vom betreffenden **Kostenträger**, der zuständigen staatlichen Stelle, z. B. dem Gewerbeaufsichtsamt oder dem Landesamt für Arbeitsschutz, erstattet. Der Kostenträger kann in den einzelnen KV-Bereichen unterschiedlich sein. Ebenso gibt es keine einheitliche **Abrechnung der Kosten**: Beispielsweise kann in Thüringen die ärztliche Leistung zur Jugendarbeitsschutzuntersuchung grundsätzlich nur nach GOÄ abgerechnet werden. Sie wird immer mit dem 1fachen Satz der GOÄ berechnet, da öffentliche Leistungs-/Kostenträger (nach § 11 GOÄ) nur so vergüten. Dies trifft auch auf alle anderen Untersuchungen, die im Zusammenhang mit dieser Untersuchung anfallen können, zu.

32	**Untersuchung nach §§ 32 bis 35 und 42 des Jugendarbeitsschutzgesetzes (eingehende, das gewöhnliche Maß übersteigende Untersuchung – einschließlich einfacher Seh-, Hör- und Farbsinnprüfung; Urinuntersuchung auf Eiweiß, Zucker und Erythrozyten; Beratung der Jugendlichen; schriftliche gutachtliche Äußerung; Mitteilung für die Personensorgeberechtigten; Bescheinigung für den Arbeitgeber)**			
	1fach	2,3fach	3,5fach	1,2fach
440 Punkte	23,31 €	53,62 €	81,60 €	27,98 €

Andere KV-Bereiche, z. B. die KV Hessen und die KV Bayern, haben für die Erstuntersuchung sowie für die erste Nachuntersuchung und weitere Nachuntersuchungen eigene fünfstellige Abrechnungsnummern, die sich jedoch in der Höhe der Vergütung an der GOÄ-Ziffer 32 orientieren. Die Abrechnung erfolgt dementsprechend über die zuständige KV. Informieren Sie sich über die Bestimmungen Ihrer regionalen KV.

BEISPIEL

Jugendarbeitsschutzuntersuchungen im Bereich der KV Hessen:

Abrechnungsnummer	Art der Jugendschutzuntersuchung	Betrag in €
91951	Erstuntersuchung (einmal im Behandlungsfall)	23,31
91952	Nachuntersuchung (einmal im Behandlungsfall)	23,31
91953	weitere Nachuntersuchung (einmal im Behandlungsfall)	23,31
91954	außerordentliche Nachuntersuchung (auch mehr als einmal im Behandlungsfall)	23,31

4 Individuelle Gesundheitsleistungen (IGeL)

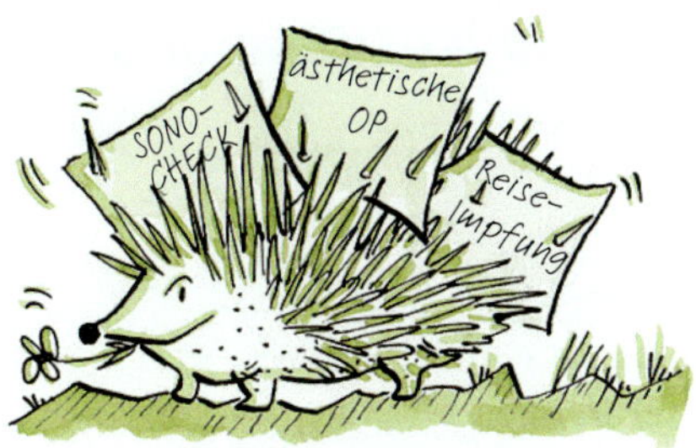
SONO-CHECK
ästhetische OP
Reise-impfung

Private Inanspruchnahme Individueller GesundheitsLeistungen

Nach den Bestimmungen im SGB V sind der Leistungsanspruch der gesetzlich Versicherten und die Leistungspflicht des Vertragsarztes auf Leistungen begrenzt, die erbracht werden, um eine Krankheit zu erkennen und zu heilen, um Beschwerden zu lindern oder eine Verschlimmerung zu vermeiden. Sie müssen ausreichend und zweckmäßig sein und dürfen das Maß des Notwendigen nicht übersteigen. Außerhalb des so definierten Leistungskataloges der GKV kann ein Vertragsarzt jedoch auch weitere Leistungen anbieten, die dann nicht von der Krankenkasse erstattet werden, sondern privat zu liquidieren sind. Diese weiteren Leistungen nennt man IGeL.

HINWEIS

Der Leistungskatalog der GKV ist für die **Pflichtleistungen** bei allen Kassen identisch. Es bestehen jedoch Unterschiede in den **Ermessensleistungen** der Kassen. So kann eine Leistung, die ein Patient der einen Kasse erstattet bekommt, für einen Patienten einer anderen Kasse eine IGeL sein.

MERKE

IGeL steht für **I**ndividuelle **Ge**sundheits**l**eistungen und beinhaltet z. B. Leistungen der Vorsorge- und Servicemedizin, die vom Leistungskatalog der gesetzlichen Krankenkassen nicht erfasst werden.

Die KBV hat einen Katalog aus derzeit 69 **Individuellen Gesundheitsleistungen** erstellt, die zehn Bereichen zugeordnet werden. Viele Patienten wünschen z. B. ergänzende Leistungen im Bereich der **Prävention** oder der **alternativen Heilmethoden**, die vom Gesetzgeber als nicht medizinisch notwendig betrachtet werden. Zu diesen IGeL zählen z. B. vorbeugende Impfungen für Auslandsreisen, Bestimmung des prostataspezifischen Antigens, Zusatzdiagnostik in der Schwangerschaft, Serviceleistungen wie Einstellungs- und Sporttauglichkeitsuntersuchungen oder medizinisch-kosmetische Leistungen. IGeL dienen also der individuellen medizinischen Versorgung über den Standard der vertragsärztlichen Leistung hinaus.

Informationen über aktuelle IGeL erhalten Sie bei den zuständigen KVen und unter www.e-bis.de → IGeL.online

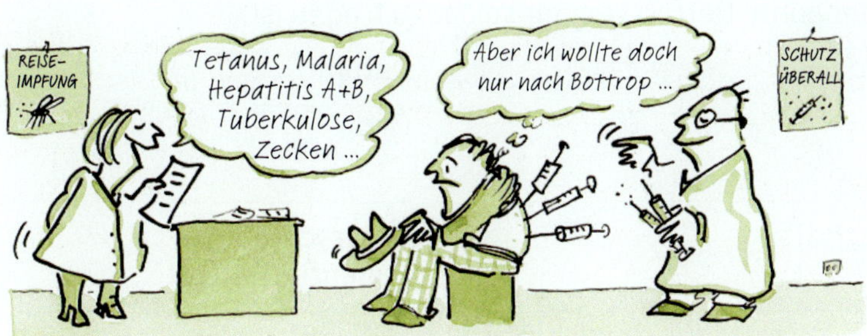
REISE-IMPFUNG
Tetanus, Malaria, Hepatitis A+B, Tuberkulose, Zecken ...
Aber ich wollte doch nur nach Bottrop ...
SCHUTZ ÜBERALL

Die KVen informieren über sinnvolle und qualitativ gute Leistungen, die Ärzte ihren Patienten anbieten können. Die Erbringung solcher Leistungen ist jedoch an **Voraussetzungen** geknüpft:

- Der Arzt darf seine Patienten über Broschüren und Aushänge in seiner Praxis informieren.
- Die Informationen über die Vorteile von IGeL müssen objektiv und sachlich richtig sein.
- Nach eingehendem Arzt-Patient-Gespräch muss sich der Patient selbst für IGeL entscheiden.

Wünscht der Patient nach der Aufklärung über Kosten und Nutzen der Leistung die betreffende IGeL, muss ein schriftlicher Vertrag, eine **Patientenerklärung**, zwischen Arzt und Patient darüber geschlossen werden, der die Leistung und die voraussichtlichen Kosten nennt und so späteren Streitigkeiten über die Abrechnung der Leistung vorbeugt.

PATIENTENERKLÄRUNG
INKL. DER ERFORDERLICHEN HONORARVEREINBARUNG

Name und Vorname der Patientin/des Patienten,
Anschrift

____

____

____

Ich wünsche, durch die/den behandelnde(n) Ärztin/Arzt die folgenden Leistungen gemäß GOÄ in Anspruch zu nehmen:
Angabe der Einzelleistungen nach GOÄ-Ziffern, Eurobeträge

____

____

____

Ich vereinbare hierfür ein Honorar über voraussichtlich Euro

____

Es ist mir bekannt, dass die Krankenkasse, bei der ich versichert bin, eine im Sinne des Gesetzes ausreichende Behandlung gewährt und vertraglich sichergestellt hat. Ich wünsche dennoch die oben aufgeführten Leistungen.

Ich weiß, dass die Behandlung nicht erstattungsfähig ist und dass der oben genannte Betrag von mir selbst zu tragen ist.

Datum:	Datum:
Ort:	Ort:
________________	________________
Unterschrift Ärztin/Arzt	Unterschrift Patientin/Patient

Abb. 1 Beispiel für einen Vordruck einer IGeL-Patientenerklärung

Die Individuelle Gesundheitsleistung wird dann **nach GOÄ** (bzw. analoger Anwendung der GOÄ) abgerechnet. Die Gebühren orientieren sich am einfachen GOÄ-Satz, können aber auch mit höheren Steigerungssätzen berechnet werden. Nicht für jede dieser Leistungen gibt es eine unmittelbare GOÄ-Ziffer (z. B. für „Reisemedizinische Untersuchung" oder für „Großer Gesundheits-Check"), sondern die Abrechnung orientiert sich an den gängigen Leistungen.

	Umfassende ambulante Vorsorgeuntersuchung („General-Check“)		
GOÄ-Ziffer Punkte	**Legende**	**1fach-Satz**	**2,3fach-Satz**
29 440 Punkte	Gesundheitsuntersuchung zur Früherkennung von Krankheiten bei einem Erwachsenen	25,65€	58,99€
651 253 Punkte	Ruhe-EKG	14,75€	26,54€
605 242 Punkte	Ruhespirografische Untersuchung	14,11€	25,39€
605a 140 Punkte	Darstellung der Flussvolumenkurve	8,16€	14,69€
5137 450 Punkte	Brustorganübersicht (Röntgen)	26,23€	47,21€
	Laborleistungen		

Bei der Wahl von IGeL ist zu beachten, dass bestimmte Leistungen in **kurativer** Behandlung Pflichtleistungen der GKV sind, als **präventive** Leistung aber als IGeL zählen und privat abgerechnet werden müssen.

BEISPIEL

Eine osteodensitometrische Untersuchung zur Früherkennung von Osteoporose wird nur dann von der gesetzlichen Krankenkasse übernommen, wenn die Patientin bereits eine Fraktur ohne nachweisbares adäquates Trauma erlitten hat.

Osteodensitometrie
röntgenologische Knochendichtemessung

Beispiele für IGeL

Früherkennungs-IGeL
- zusätzliche jährliche Gesundheitsuntersuchung („Intervall-Check“)
- sonografischer Check-up der inneren Organe („Sono-Check“)
- Untersuchung zur Früherkennung des Prostata-Karzinoms mittels Bestimmung des prostataspezifischen Antigens (PSA) und ggf. transrektaler Sonografie
- Augeninnendruckmessung zur Glaukom-Früherkennung

Freizeit-Urlaub-Sport-IGeL
- reisemedizinische Impfungen

Kosmetische IGeL
- ästhetische Operationen (z. B. Facelifting, Brustkorrektur, Fettabsaugung)

Psychotherapie-IGeL
- Stressbewältigungstraining

Service-IGeL
- ärztliche Untersuchungen und Bescheinigungen außerhalb der kassenärztlichen Pflichten auf Wunsch des Patienten (z. B. bei Reiserücktritt)

Labor-IGeL
- Blutgruppenbestimmung auf Wunsch
- anlassbezogener Labor-Teiltest auf Patientenwunsch (z. B. HIV-Test)
- Zusatzdiagnostik in der Schwangerschaft auf Wunsch der Schwangeren

AUFGABEN

1 Was wird unter IGeL verstanden? Geben Sie Beispiele.

2 Was ist vor der Erbringung von IGeL zu beachten?

3 Wie werden IGeL abgerechnet?

Abkürzungsverzeichnis

ad man. med.	ad manum medici (lat. = zu Händen des Arztes)
ad us. prop.	ad usum proprium (lat. = zum eigenen Gebrauch)
ÄK	Ärztekammer
AMG	Arzneimittelgesetz
APK	Arzt-Patienten-Kontakt
AOK	Allgemeine Ortskrankenkassen
AU	Arbeitsunfähigkeit
BA	Bundesagentur für Arbeit
BÄK	Bundesärztekammer
BÄO	Bundesärzteordnung
BBS	Bundesbehandlungsschein
BEG	Bundesentschädigungsgesetz
BG	Berufsgenossenschaft
BGB	Bürgerliches Gesetzbuch
BGW	Berufsgenossenschaft für Gesundheitsdienst und Wohlfahrtspflege
BKK	Betriebskrankenkasse
BKS	Blutkörperchensenkungsgeschwindigkeit
BMÄ	Bewertungsmaßstab – Ärzte
BMV-Ä	Bundesmantelvertrag für Ärzte
BPOL	Bundespolizei
BSG	Blutkörperchen-senkungsgeschwindigkeit
BSNR	Betriebsstättennummer
BtMVV	Betäubungsmittelverschreibungsverordnung
BSeuG	Bundesseuchengesetz
BVFG	Bundesvertriebenenflüchtlingsgesetz
BVG	Bundesversorgungsgesetz
CRP	C-reaktives Protein
CT	Computertomografie
DAK	Deutsche Angestellten-Krankenkasse
DMP	Disease-Management-Programm
DT	Diphtherie- und Tetanus (Impfung)
EBM	Einheitlicher Bewertungsmaßstab für die ärztlichen Leistungen
EDV	Elektronische Datenverarbeitung
EEG	Elektroenzephalografie
E-GO	Ersatzkassen-Gebührenordnung
eGK	elektronische Gesundheitskarte
EKG	Elektrokardiografie
EKV	Arzt-/Ersatzkassenvertrag
FAMK	Freie Arzt- und Medizinkasse
GKV	Gesetzliche Krankenversicherung
GMG	Gesundheitssystem-modernisierungsgesetz
GOÄ	Gebührenordnung für Ärzte
GOT	Glutamat-Oxalacetat-Transaminase
GPT	Glutamat-Pyruvat-Transaminase
GRG	Gesundheitsreformgesetz
GSG	Gesundheits-Strukturgesetz
GV	Gesamtvertrag
HAH	Hämagglutinationshemmungstest
HDL-Cholesterin	high-density-Lipoprotein-Cholesterin
HEK	Hanseatische Krankenkasse
HIV	human immunodeficiency virus (Menschliches Immunschwächevirus)
HKK	Handelskrankenkasse
HVM	Honorarverteilungsmaßstab
i. a.	intraarteriell
i. c.	intracutan
i. m.	intramuskulär
i. v.	intravenös
ICD	International Classification of Diseases and Related Health Problems
IGeL	Individuelle Gesundheitsleistung
IKK	Innungskrankenkassen
IUP	Intrauterinpessar
JArbSchG	Jugendarbeitsschutzgesetz
KäV	Kassenärztliche Versorgung
KBV	Kassenärztliche Bundesvereinigung
KKH	Kaufmännische Krankenkasse
Kn	Knappschaftsversicherung
KOV	Kriegsopferversorgung
KV	Kassenärztliche Vereinigung
KVB	Krankenversorgung der Bundesbahnbeamten
KVEG	Krankenversicherungskostenergänzungsgesetz
KVK	Abkürzung für die frühere Krankenversichertenkarte
KVKG	Krankenversicherungs-kostendämpfungsgesetz
KVLG	Gesetz über die Krankenvers. der Landwirte
LÄK	Landesärztekammer
LANR	lebenslange Arztnummer
LDL-Cholesterin	low-density-Lipoprotein-Cholesterin
LKK	Landwirtschaftliche Krankenkasse
MDK	Medizinischer Dienst der Krankenversicherung
MFA	Medizinische Fachangestellte
MRT	Magnetfeldresonanztomografie
MTA	Medizinisch-technische Assistentin
MTLA	Medizinisch-technische Laboratoriums-Assistentin
MTRA	Medizinisch-technische Radiologie-Assistentin
MVZ	Medizinisches Versorgungszentrum
Mu-Vo	Mutterschaftsvorsorge
MuSchG	Mutterschutzgesetz
N 1	Normpackung für kurze Anwendung
N 2	Normpackung für die Behandlung einer mittleren Verlaufsdauer
N 3	Normpackung für Dauertherapie
NAV	Verband der niedergelassenen Ärzte
NBSNR	Nebenbetriebsstätten-nummer
o. B.	ohne Befund
p. c.	pro communitate (für die Allgemeinheit) = für den Sprechstundenbedarf
p. o.	per os (durch den Mund)
PBeaKK	Postbeamtenkrankenkasse
PC	Personal Computer
pH	potentia hydrogenii (Wasserstoffkonzentration)
PKV	Private Krankenversicherung
PTA	Pharmazeutisch-technische Assistentin
PTT	Partielle Thromboplastinzeit
PVS	privatärztliche Verrechnungsstelle
RF	Rheumafaktor
rh–	Rhesusfaktor negativ
Rh+	Rhesusfaktor positiv
RöV	Röntgenverordnung
Rp.	recipe (nimm! Rezept)
RR	(Blutdruckmessung nach) Riva-Rocci
RVO	Reichsversicherungsordnung
s. c.	subcutan
SGB	Sozialgesetzbuch
SSB	Sprechstundenbedarf
StGB	Strafgesetzbuch
STIKO	Ständige Impfkommission
SVA	Zwischenstaatliches Sozialversicherungsabkommen
TSH	Thyreoidea stimulierendes Hormon
TK	Techniker Krankenkasse
TPZ	Thromboplastinzeit
UV	Unfallversicherung
UVV	Unfallverhütungsvorschriften
V. a.	Verdacht auf
VdEK	Verband der Ersatzkassen
WHO	World Health Organization (Weltgesundheitsorganisation)

Interessensverbände

DAG	Deutsche Angestellten-Gewerkschaft (Sitz Hamburg)
ver.di	Vereinte Dienstleistungsgewerkschaft (Sitz Berlin)
VMF	Verband Medizinischer Fachberufe e. V. (Sitz Dortmund)

Stichwortverzeichnis

Die in diesem Buch aufgeführten Gebührenordnungspositionen (EBM) sind unter „GOP" aufgelistet, die aufgeführten GOÄ-Ziffern unter „Ziffer", die Ziffern der UV-GOÄ unter „UV-GOÄ-Ziffer".

H

I

J

Bildquellenverzeichnis

Titelfoto: Krüper, W., Bielefeld, **S. 8/1:** Krüper, W., Bielefeld, **S. 8/2:** Welz, N., Berlin, **S. 10/1:** zweiband.media, Berlin, **S. 12/1:** BVMed-Bilderpool, www.bvmed.de, **S. 12/2:** BVMed-Bilderpool, www.bvmed.de, **S. 13/1:** zweiband.media, Berlin, **S. 13/2:** Kassenärztliche Bundesvereinigung, Berlin, **S. 14/1:** zweiband.media, Berlin, **S. 15/1:** zweiband.media, Berlin, **S. 17/1:** Welz, N., Berlin, **S. 19/1:** Welz, N., Berlin, **S. 21/1:** zweiband.media, Berlin, **S. 23/1:** zweiband.media, Berlin, **S. 26/1:** Krüper, W., Bielefeld, **S. 26/2:** zweiband.media, Berlin, **S. 28/1:** zweiband.media, Berlin, **S. 28/2:** CBB, **S. 28/3:** CBB, **S. 30/1:** CompuGroup Medical Deutschland AG, GB Arztsysteme, Koblenz, **S. 34/1:** Kassenärztliche Bundesvereinigung, Berlin, **S. 34/2:** Kassenärztliche Bundesvereinigung, Berlin, **S. 35/1:** Kassenärztliche Bundesvereinigung, Berlin, **S. 36/1:** zweiband.media, Berlin, **S. 36/2:** Welz, N., Berlin, **S. 36/3:** zweiband.media, Berlin, **S. 38/1:** Mair, J., München, **S. 41/1:** zweiband.media, Berlin, **S. 45/1:** Europäische Kommission, Brüssel, **S. 46/1:** Kassenärztliche Bundesvereinigung, Berlin, **S. 46/2:** Kassenärztliche Bundesvereinigung, Berlin, **S. 48/1:** Fotolia/ Simon Kraus, **S. 48/2:** Fotolia/ Markus Schieder, **S. 49/1:** Welz, N., Berlin, **S. 52/1:** zweiband.media, Berlin, **S. 53/1:** Mair, J., München, **S. 53/2:** Mair, J., München, **S. 56/1:** Welz, N., Berlin, **S. 58/1:** Project Photos, **S. 58/2:** Welz, N., Berlin, **S. 62/1:** Welz, N., Berlin, **S. 65/1:** Welz, N., Berlin, **S. 68/1:** CBB, **S. 68/2:** Welz, N., Berlin, **S. 69/1:** zweiband.media, Berlin, **S. 70/1:** Welz, N., Berlin, **S. 70/2:** zweiband.media, Berlin, **S. 74/1:** Welz, N., Berlin, **S. 74/2:** Welz, N., Berlin, **S. 75/1:** Welz, N., Berlin, **S. 76/1:** Welz, N., Berlin, **S. 78/1:** Deutscher Ärzte-Verlag, Köln, **S. 78/2:** Mair, J., München, **S. 78/3:** Mair, J., München, **S. 79/1:** CBB, **S. 83/1:** CBB, **S. 83/2:** CBB, **S. 83/3:** CBB, **S. 84/1:** Welz, N., Berlin, **S. 85/1:** CBB, **S. 86/1:** CBB, **S. 87/1:** Welz, N., Berlin, **S. 90/1:** Welz, N., Berlin, **S. 95/1:** Welz, N., Berlin, **S. 96/1:** Fotolia/ bittedankeschön, **S. 97/1:** CBB, **S. 98/1:** Welz, N., Berlin, **S. 102/1:** Krüper, W., Bielefeld, **S. 102/2:** Welz, N., Berlin, **S. 103/1:** Groger, Dr. U., Bielefeld, **S. 105/1:** Welz, N., Berlin, **S. 106/1:** Welz, N., Berlin, **S. 110/1:** Krüper, W., Bielefeld, **S. 110/2:** zweiband.media, Berlin, **S. 112/1:** Welz, N., Berlin, **S. 114/1:** Kassenärztliche Bundesvereinigung, Berlin, **S. 115/1:** Kassenärztliche Bundesvereinigung, Berlin, **S. 116/1:** Kassenärztliche Bundesvereinigung, Berlin, **S. 117/1:** Welz, N., Berlin, **S. 120/1:** Kassenärztliche Bundesvereinigung, Berlin, **S. 122/1:** Kassenärztliche Bundesvereinigung, Berlin, **S. 122/2:** Kassenärztliche Bundesvereinigung, Berlin, **S. 123/1:** Kassenärztliche Bundesvereinigung, Berlin, **S. 124/1:** Welz, N., Berlin, **S. 127/1:** Welz, N., Berlin, **S. 128/1:** zweiband.media, Berlin, **S. 129/1:** Welz, N., Berlin, **S. 131/1:** Welz, N., Berlin, **S. 133/1:** Welz, N., Berlin, **S. 134/1:** Welz, N., Berlin, **S. 138/1:** Krüper, W., Bielefeld, **S. 138/2:** zweiband.media, Berlin, **S. 141/1:** Welz, N., Berlin, **S. 142/1:** zweiband.media, Berlin, **S. 144/1:** Welz, N., Berlin, **S. 145/1:** Kassenärztliche Bundesvereinigung, Berlin, **S. 146/1:** Kassenärztliche Bundesvereinigung, Berlin, **S. 148/1:** Kassenärztliche Bundesvereinigung, Berlin, **S. 149/1:** zweiband.media, Berlin, **S. 149/2:** Welz, N., Berlin, **S. 154/1:** Krüper, W., Bielefeld, **S. 154/2:** Welz, N., Berlin, **S. 155/1:** Welz, N., Berlin, **S. 155/2:** zweiband.media, Berlin, **S. 157/1:** Welz, N., Berlin, **S. 157/2:** Kassenärztliche Bundesvereinigung, Berlin, **S. 158/1:** Kassenärztliche Bundesvereinigung, Berlin, **S. 158/2:** Bundesinstitut für Arzneimittel und Medizinprodukte, Bonn, **S. 162/1:** Krüper, W., Bielefeld, **S. 162/2:** zweiband.media, Berlin, **S. 163/1:** Welz, N., Berlin, **S. 164/1:** Welz, N., Berlin, **S. 165/1:** Kassenärztliche Bundesvereinigung, Berlin, **S. 166/1:** zweiband.media, Berlin, **S. 166/2:** Kassenärztliche Bundesvereinigung, Berlin, **S. 167/1:** Schiefer, S., Berlin, **S. 167/2:** A. MENARINI Diagnostics Deutschland, Division der BERLIN-CHEMIE AG, **S. 167/3:** Streuber, D., Berlin, **S. 169/1:** Krüper, W., Bielefeld, **S. 169/2:** Welz, N., Berlin, **S. 170/1:** Welz, N., Berlin, **S. 175/1:** Welz, N., Berlin, **S. 175/2:** Welz, N., Berlin, **S. 176/1:** Fotolia/ Alexander Raths, **S. 176/2:** Krüper, W., Bielefeld, **S. 178/1:** Welz, N., Berlin, **S. 182/1:** Krüper, W., Bielefeld, **S. 182/2:** zweiband.media, Berlin, **S. 183/1:** Welz, N., Berlin, **S. 185/1:** arteria photography, Kassel, **S. 185/2:** arteria photography, Kassel, **S. 186/1:** Welz, N., Berlin, **S. 187/1:** www.aok-gesundheitspartner.de, **S. 187/2:** zweiband.media, Berlin, **S. 189/1:** zweiband.media, Berlin, **S. 190/1:** Welz, N., Berlin, **S. 191/1:** Welz, N., Berlin, **S. 192/1:** Krüper, W., Bielefeld, **S. 193/1:** Wikipedia/ Yutaka Tsutsumi, M.D., **S. 193/2:** Welz, N., Berlin, **S. 198/1:** Krüper, W., Bielefeld, **S. 198/2:** zweiband.media, Berlin, **S. 200/1:** Welz, N., Berlin, **S. 203/1:** Welz, N., Berlin, **S. 204/1:** zweiband.media, Berlin, **S. 208/1:** zweiband.media, Berlin, **S. 209/1:** zweiband.media, Berlin, **S. 210/1:** Deutsche Gesetzliche Unfallversicherung e.V. (DGUV), Berlin, **S. 211/1:** Deutsche Gesetzliche Unfallversicherung e.V. (DGUV), Berlin, **S. 214/1:** Welz, N., Berlin, **S. 218/1:** Krüper, W., Bielefeld, **S. 218/2:** zweiband.media, Berlin, **S. 219/1:** Gemeinsamer Bundesausschuss (G-BA), Berlin, **S. 219/2:** istockphoto/ Henrik5000, **S. 221/1:** Shutterstock/ PeJo, **S. 221/2:** Welz, N., Berlin, **S. 222/1:** Gemeinsamer Bundesausschuss (G-BA), Berlin, **S. 222/2:** Gemeinsamer Bundesausschuss (G-BA), Berlin, **S. 224/1:** Shutterstock/ prudkov, **S. 227/1:** Kassenärztliche Bundesvereinigung, Berlin, **S. 227/2:** Kassenärztliche Bundesvereinigung, Berlin, **S. 228/1:** Kassenärztliche Bundesvereinigung, Berlin, **S. 232/1:** zweiband.media, Berlin, **S. 234/1:** Krüper, W., Bielefeld, **S. 234/2:** Shutterstock/ Ilike, **S. 239/1:** Welz, N., Berlin, **S. 239/2:** Welz, N., Berlin

In einigen Fällen war es uns nicht möglich, die Rechteinhaber zu ermitteln. Selbstverständlich werden wir berechtigte Ansprüche im üblichen Rahmen vergüten.